Thyroid Nodules Diagnosis and Management

甲状腺结节
临床诊断与患者管理

U0377001

主　　编　[美] Hossein Gharib

丛书主编　[美] Leonid Poretsky

主　　译　李南林　张　帆

副 主 译　殷素鹏　孙乙曾　赵华栋　杨玉庆

译　　者　(按姓氏笔画排序)

朱俊萍　汤　谧　严存晔　杨泽宇

李　瑶　张明坤　陈虹丹　邵　聪

明　静　易子楒　胡文钰　侯少东

袁钰泉　莫红彪　莫琳龙　殷廷杰

黄美玲　鲁登伟　潘　彬

世界图书出版公司

西安　北京　广州　上海

图书在版编目 (CIP) 数据

甲状腺结节：临床诊断与患者管理 /（美）侯赛因·加里布 (Hossein Gharib) 主编；李南林，张帆主译 . —西安：世界图书出版西安有限公司，2022.4
书名原文：Thyroid Nodules: Diagnosis and Management
ISBN 978-7-5192-9305-5

Ⅰ . ①甲… Ⅱ . ①侯… ②李…③张 Ⅲ . ①结节性甲状腺肿—诊疗 Ⅳ . ① R581.3

中国版本图书馆 CIP 数据核字 (2022) 第 056876 号

First published in English under the title
Thyroid Nodules: Diagnosis and Management
edited by Hossein Gharib, edition: 1
Copyright © Springer International Publishing AG, 2018
This edition has been translated and published under licence from
Springer Nature Switzerland AG.
Springer Nature Switzerland AG takes no responsibility and shall not be made liable
for the accuracy of the translation.

书 名	甲状腺结节 临床诊断与患者管理
	JIAZHUANGXIANJIEJIE LINCHUANG ZHENDUAN YU HUANZHE GUANLI
主 编	[美] Hossein Gharib
丛书主编	[美] Leonid Poretsky
主 译	李南林 张 帆
责任编辑	杨 莉
助理编辑	刘 倩
封面设计	蒲 一
出版发行	**世界图书出版西安有限公司**
地 址	西安市锦业路 1 号都市之门 C 座
邮 编	710065
电 话	029-87214941 029-87233647（市场营销部）
	029-87234767（总编室）
网 址	http://www.wpcxa.com
邮 箱	xast@wpcxa.com
经 销	新华书店
印 刷	西安雁展印务有限公司
开 本	787mm×1092mm 1/16
印 张	15.75
字 数	240 千字
版次印次	2022 年 4 月第 1 版 2022 年 4 月第 1 次印刷
版权登记	25-2022-033
国际书号	ISBN 978-7-5192-9305-5
定 价	138.00 元

医学投稿 xastyx@163.com ‖ 029-87279745 029-87284035
（如有印装错误，请寄回本公司更换）

谨将本书

献给我们这些

深深热爱这门学科的人；

也献给那些

我们治疗的甲状腺结节患者；

以及

我的同事和年轻的医生们。

致 谢

Acknowledgments

感谢本书的所有贡献者，他们是我的朋友和同事，感谢他们撰写的章节、提供的专业知识并按时提交稿件。这些经验丰富的学者无私奉献自己的时间和专业知识，只是为了提高人们对甲状腺结节患者的关注。

此外还要特别感谢 Springer 出版公司的两位编辑：一位是 Kristopher Spring 先生，两年前是他率先提出了这本书的想法；另一位是 Mariah Gumpert 女士，她连续、定期的电子邮件促使我们能如期完成出版任务，正是有了他们的支持、帮助和建议，该书才能够顺利出版。

主译简介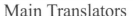

Main Translators

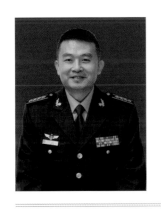

李南林 医学博士，副教授，硕士研究生导师。空军军医大学西京医院甲状腺乳腺血管外科副主任医师。

主要社会任职： 中国抗癌协会乳腺癌专业委员会委员，中国临床肿瘤学会（CSCO）乳腺癌专家委员会委员，中国临床肿瘤学会（CSCO）患者教育专家委员会委员，中国医药教育学会乳腺疾病专业委员会常委。陕西省抗癌协会乳腺癌专业委员会常委、秘书，陕西省保健协会乳腺疾病专业委员会常委，陕西省抗癌协会抗癌药物专业委员会常委，陕西省抗癌协会肿瘤综合治疗专业委员会委员。

研究方向： 主要研究方向为乳腺癌内分泌及分子靶向治疗的耐药性研究。长期从事甲状腺乳腺外科临床工作，擅长乳腺癌和甲状腺癌的个体化、规范化治疗。

科研与学术成果： 承担国家自然科学基金和省部级基金多项，2008年被评为空军军医大学"精品课程教员"。2009年4月成为空军军医大学首批"青年英才支持计划"资助对象。2014年荣立个人三等功一次。以第一作者和通讯作者发表SCI论文21篇，获得国家专利13项；主（参）编专著12部。

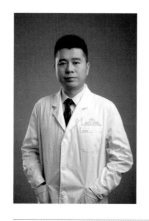

张 帆 医学博士，主任医师，教授，博士研究生导师。中国科学院大学重庆医院（重庆市人民医院）乳腺甲状腺外科主任。

主要社会任职： 中国抗癌协会康复会专家指导委员会副主任委员，中国研究型医院学会甲状腺疾病青年专委会副主任委员，中国研究型医院学会乳腺专业委员会常务委员，中国抗癌协会甲状腺癌专委会委员，中国医师协会甲状腺外科医师委员会委员，中国研究型医院学会甲状腺疾病专委会委员，中国医促会甲状腺疾病学会委员，中国医师协会乳腺外科医师委员会委员，中国医药教育协会乳腺疾病专委会委员，中国医疗保健国际交流促进会甲状腺疾病防治分会委员。重庆市医师协会甲状腺外科专委会主任委员，重庆市医学会微创外科学分会副主任委员，重庆市医学会微创外科分会乳腺甲状腺学组组长，重庆市医学会外科学专委会委员，重庆市抗癌协会甲状腺癌专委会副主任委员。

研究方向： 主要研究方向为精准甲状腺、乳腺外科。擅长甲状腺癌和乳腺癌根治性手术，乳腺癌保留乳房和乳房重建术，在区域范围内率先开展肾脏衰竭后继发性甲状旁腺功能亢进症的手术治疗。

科研与学术成果： 主持国家自然科学基金、国家行业专项课题子课题、重庆市自然科学基金、重庆市科卫联合医学科研项目等课题 10 余项。以第一作者或通讯作者发表论文 40 余篇，其中 SCI 论文 18 篇。以第一申报人获批国家发明专利 2 项和实用新型专利 6 项。任《中华乳腺病杂志》《中国普外基础与临床》《中国普通外科杂志》《局解手术学杂志》编委。

译 序

Foreword

　　近年来，随着甲状腺结节和甲状腺癌发病率的爆发式增长，对甲状腺结节患者的评估、治疗和管理已经成为我们甲状腺外科医生每天最主要的工作。然而，这项工作也常常具有一定的挑战性，如何准确鉴别甲状腺结节的良恶性，选择何种治疗手段，如何把握手术指征，以及采取何种手术策略等，都是我们经常面临的问题。如果没有扎实全面的专科知识和丰富的临床经验，我们很难为每一位甲状腺结节患者提供最准确的评估，以及规范的治疗措施和管理策略。

　　随着甲状腺外科的逐步专科化以及治疗理念和技术的不断进步，关于甲状腺结节或甲状腺癌诊疗的规范化问题也越来越受到重视。近年来，国内外发布了大量相关诊治指南，出版了相关专业书籍，有力地推动了甲状腺疾病的规范化诊治。

　　《甲状腺结节：临床诊断与患者管理》一书的主编是来自梅奥诊所的甲状腺疾病资深专家 Hossein Gharib 博士。本书主要从流行病学特征，实验室和临床评估，治疗方式，以及管理策略等方面较为全面深入地讲解了甲状腺结节的诊断、治疗和随访。书中各章节不仅参考了相关重要临床指南，还引用了大量临床和基础研究成果，针对一些诊疗理念和技术既回顾了历史渊源，也讲述了前沿进展，同时对于一些目前有争议的学术观点进行了充分讨论。希望这本书能够给更多的甲状腺外科医生、内分泌科医生、核医学科医生、儿科医生和全科医生带来帮助，并进一步推动国内甲状腺结节诊疗的规范化。

学术争鸣，见仁见智，对于书中讨论的一些目前学术界尚存争议的焦点问题，我们力求忠于原著，准确传递作者观点，不代表译者立场。此外，由于译者水平有限，加之语言差异可能带来的理解偏差，翻译过程中难免会存在一些问题或差错，恳请广大读者批评指正。

张　帆　李南林

2022 年 3 月

丛书主编序

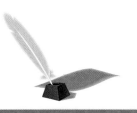

Foreword

　　甲状腺结节的评估是内分泌科医生临床上最常见的问题，也是最具挑战性的问题，尤其是在确定结节良恶性以及不同性质肿瘤的患者管理方面。

　　尽管评估甲状腺结节的分子标记物检测已经应用于临床，但确定恶性可能性、手术范围（需要手术切除时）和术后监测最终还是要由临床医生做决定，而不是某个特定的检测结果。因此，一名经验丰富的甲状腺专家的意见是非常宝贵的。

　　本书主编 Hossein Gharib 博士是世界最著名的甲状腺疾病专家，他集合了一些具有丰富的甲状腺结节治疗经验的国际知名医生撰写了这本《甲状腺结节：临床诊断与患者管理》。本书内容是在最新的甲状腺基础知识和临床研究基础上，解决甲状腺结节的诊断和治疗方面的问题。这是一本重要的工具书，有助于临床医生更好地管理甲状腺结节患者。

Leonid Poretsky，MD
New York, NY, USA

郑重声明

  本书提供了相关主题准确及权威的信息。由于医学是不断更新并拓展的领域，因此相关实践操作、治疗方法及药物都有可能会改变，建议读者审查相关主题的最新信息，包括产品的制造商、建议剂量、配方、方法和疗程、不良反应及相关措施。作者、编辑、出版者或经销商不对书中的错误或疏漏以及应用其中信息产生的任何后果负责，关于出版物的内容不作任何明确或暗示的保证。作者、编辑、出版者和经销商不承担由本出版物所造成的任何人身或财产损害责任。

原 序

Foreword

　　我很高兴、也很荣幸向读者们介绍这本书。本书主编为 Hossein Gharib 博士，书中探讨了甲状腺结节的临床和实验室评估以及治疗的各个方面。Hossein Gharib 博士是研究甲状腺肿的资深专家，特别是在甲状腺结节的临床与实验室评估方面具有很深的造诣。本书开篇讲述了甲状腺结节的流行病学、病史、实验室评估和临床评估；之后描述了使用放射性同位素、超声和 CT 检查进一步明确甲状腺结节的性质；对超声影像学评估可疑的以及分子标记物检查不明确的甲状腺结节，使用细针穿刺细胞学检查以确定可疑结节的良恶性；甲状腺素对良性甲状腺结节的治疗是否有效目前还存在争议，本书对此内容进行了适当的讨论；此外还讨论了甲状腺结节的手术治疗和最新的微创治疗方式，以及儿童甲状腺结节的诊断与治疗。

　　本书将为所有的内科医生，包括专科医生和初级保健医生，提供极大的帮助。目前，全世界范围内在与甲状腺疾病无关的超声、CT 和 MRI 检查中发现甲状腺结节已经非常普遍，本书有助于了解这类甲状腺结节的诊断、治疗和患者的随访管理。

Lewis E. Braverman, MD

Boston, MA, USA

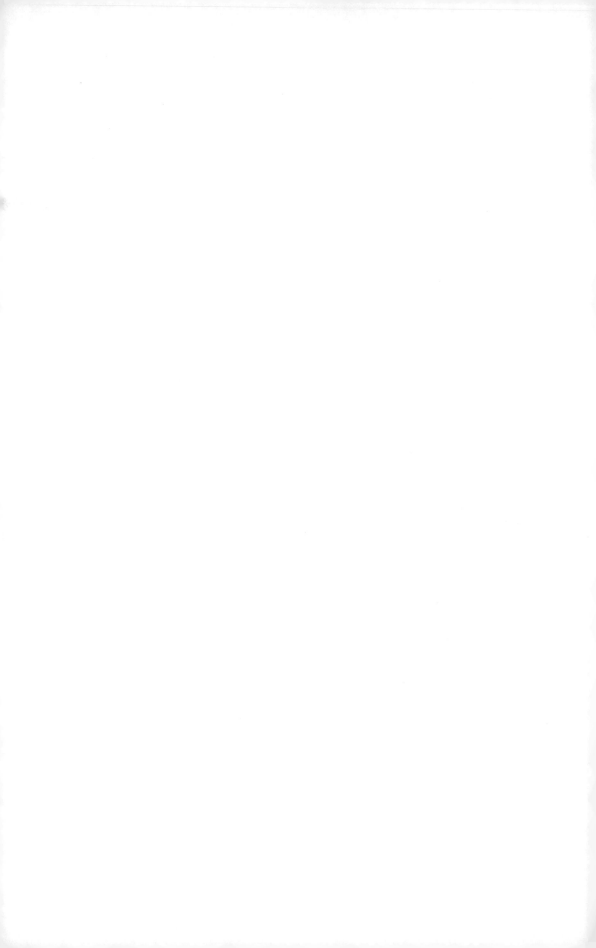

前 言

Preface

　　有足够令人信服的理由写一本关于"甲状腺结节"的书。首先，尽管已经出版了很多关于甲状腺疾病的书，但是没有一本专门针对甲状腺结节和结节性甲状腺肿；其次，甲状腺结节在临床实践中很常见，希望大家多多关注这类患者，这对内分泌科医生、内科医生、普通外科医生、耳鼻喉科医生、儿科医生、初级保健医生、放射科医生、护士和医师助理都是有帮助的；而且，随着有关甲状腺结节出版物数量的不断增多，在最近的几十年中甲状腺结节的常规诊断和治疗方法发生了相当大的变化；最后，为了为患者提供最佳的治疗，我们有必要了解分子遗传学、新的细胞学分类、超声技术和不断发展的外科手术方法等方面的新发展和新技术。

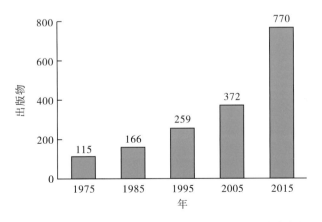

1975—2015 年 PubMed 的"甲状腺结节"相关出版物

我非常幸运地结识了一些国际知名甲状腺疾病专家，每个人都是该领域的佼佼者，因其专业知识和对该领域的贡献而被选为本书的作者，他们为甲状腺结节的诊断、评估和患者管理提供了最新的建议。尽管本书的章节长度和字数有限，但关于甲状腺结节这个主题在本书中已经得到了深入思考和详细阐述。

　　现将这本书献给探索甲状腺结节患者管理的每一个人。

Hossein Gharib, MD, MACP, MACE
Rochester, MN, USA

目 录

Contents

第 1 章
甲状腺结节的流行病学

Alan A.Parsa, Hossein Gharib

1.1 引 言

得益于影像技术的进步，甲状腺结节的检出率越来越高。流行病学研究已经揭示了可能影响结节形成的环境因素。

碘是合成甲状腺激素的关键元素，会影响甲状腺功能。据估计，全世界大约有 30% 的人存在碘缺乏，碘摄入不足可导致甲状腺肿或结节形成[1-3]。例如，在丹麦朱特兰半岛的一个长期碘摄入量低的地区，女性甲状腺肿的发病率为 12%，与之相比，在碘摄入充足的冰岛，甲状腺肿的发病率约为 2%[4]。其他研究也显示了类似的结果，低碘摄入地区甲状腺肿的发病率高于碘摄入充足地区（表 1–1）[5,6]。一种假说认为，碘缺乏可能导致体细胞突变，从而导致甲状腺肿和结节形成[7,8]。向碘缺乏地区补充碘元素对甲状腺肿和结节的消退具有积极的作用。

丹麦的一项研究——DanThy 研究，评估了丹麦强制在食盐和面包

A.A. Parsa, MD, FACE (✉)
Department of Medicine, University of Hawaii, John A. Burns School of Medicine,
Honolulu, HI, USA
e-mail: aparsa@hawaii.edu

H. Gharib, MD, MACP, MACE
Division of Endocrinology, Diabetes, Metabolism and Nutrition,
Mayo Clinic College of Medicine, Rochester, MN, USA

© Springer International Publishing AG 2018
H. Gharib (ed.), *Thyroid Nodules*, Contemporary Endocrinology,
DOI 10.1007/978-3-319-59474-3_1

中加碘前后的人群甲状腺功能变化情况[9,10]。在添加碘之前，直径 >1cm
的甲状腺结节的发病率随着年龄的增长而增加，从 40~45 岁女性的
15% 增加到 60~65 岁女性的 25%~30%[9]。在强制加碘开始 11 年后，
DanThy 研究表明：在基线时患有甲状腺结节的 618 名受试者中，有
24% 的患者的甲状腺结节消失。随访结果表明：甲状腺结节的逆转归
功于碘水平的升高[10]。佩斯科帕加诺是意大利南部一个碘缺乏的村
庄，在对这里的 1 411 名研究对象的调查中，儿童甲状腺肿的发病率为
16%，成人为 59.8%[11]。饮食中加入碘盐降低了甲状腺肿的总体发病率，
从 1995 年的 46% 下降至 2010 年的 26%（P<0.0 001）[12]。在中国的
缺碘地区也发现了类似的变化，该地区 8~10 岁的学龄期儿童甲状腺
肿的发病率在碘水平正常化前后从 18% 降至 9%[13]，因此，补充碘治
疗能纠正甲状腺疾病，该结论在其他研究中也得到了证实[14-16]。表 1-1
比较了缺碘地区与碘充足地区甲状腺肿和甲状腺结节发病率的差异，
但这种变化不是一成不变的，如果从饮食中去除碘盐，碘摄入不足时，
甲状腺肿的发病率会迅速恢复到加碘前的水平[17]。

辐射暴露与甲状腺结节和甲状腺癌的发病风险相关。Antonelli 等
在意大利 Pisa 等地评估了 50 名男性医务工作者的职业接触风险，并
将他们与未受辐射的人员进行比较。在存在职业暴露的人员中有 38%
被检测到甲状腺结节，而在同一个区域未暴露的人员中该比例只有
13%[18]。Trerotoli 等在意大利的轻度缺碘地区对 304 人的甲状腺结节发
病率及与工作相关的"最大辐射暴露风险级别"进行了评估，发现在
未受辐射暴露的男性中有 19% 发现直径 >1cm 的甲状腺结节，而受到
辐射暴露的男性根据暴露剂量的不同甲状腺结节的发病率为 4%~9%[19]。
作者由此得出结论：职业辐射暴露和碘缺乏与甲状腺结节风险增加无
关，而未受暴露组甲状腺结节数量的增加与他们明显的甲状腺疾病家

表 1-1　缺碘地区甲状腺结节和甲状腺肿的患病率

研究	受试者 人数（例）	年龄 （岁）	触诊患 病率	超声检查 患病率	国家
Wiest 等 (1998)[47]	2 441	20~72	6.9%	10.2%	爱沙尼亚
Ezzat 等 (1994)[66]	100	成年人	21%	66%	美国
Bruneton 等 (1994)[67]	1 000	成年人		34.7%	法国
Tunbridge 等 (1977)[52]	1 977	成年人	8.6%		英国

族史有关。一个类似的研究评估了 1986 年从爱沙尼亚派往切尔诺贝利的 1 247 名清理工人，他们在核电站事故发生后 3 个月开始工作。暴露后 8 年超声检测甲状腺结节发生率为 10.2%，因此得出结论，爱沙尼亚的切尔诺贝利清理工人暴露于外部辐射并未增加结节性甲状腺疾病的发生风险[20]。上述研究表明轻 – 中度辐射暴露量不会显著增加甲状腺结节的发病风险。

1954 年 3 月 1 日，Takahashi 等在马绍尔群岛比基尼环礁进行了原子弹试验，在更强的辐射暴露环境下，对 815 名相关人员进行了研究[21]。他们的目标是确定甲状腺结节的发病率是否与放射性沉降物辐射有关。调查发现在 33% 的甲状腺结节患者中，在爆炸时年龄 1~10 岁的女性癌症发病率较高（3.2%）。在 1954 年爆炸前出生的马绍尔人中甲状腺乳头状癌是最常见的恶性肿瘤（92%）。据估计 20% 的马绍尔人会因为辐射性沉降物患上甲状腺癌。朗格拉普岛和爱林纳族群落的放射性沉降物对人一生的风险估计最高为 95%，因为这些地区有最高的放射性尘埃[23]。

Suzuki 等评估了在 2011 年核电站事故中居住在日本福岛的 18 岁以下人群。当时的甲状腺结节发病率并不是非常高（300 476 人中筛查出 2 108 个），甲状腺癌的总体发病率为 37.3/10 万人[24]。人们认为出现这种高发病率的原因是使用了高度精密的超声检查技术而不是辐射暴露[24,25]。一项针对 1945 年在广岛和长崎原子弹爆炸中幸存的 4 091 人的队列研究调查进行了 55~58 年，评估[26]发现，幸存者中有 45% 被确诊为甲状腺疾病，其中甲状腺实性结节、恶性肿瘤、良性结节和囊肿的发病率分别为 15%、2%、5% 和 8%。观察到的实性结节、恶性肿瘤、良性结节和囊肿与核事故中的辐射暴露有显著的线性剂量 – 反应关系（$P<0.001$）[26]。

一项在中国浙江进行的横断面研究试图分析 2 型糖尿病与甲状腺结节的关系，观察到甲状腺结节在糖尿病患者中的发生率为 81.4%，在非糖尿病患者中为 70.7%，作者得出结论，虽然 2 型糖尿病患者中有较高的甲状腺结节发病率，但糖尿病不是甲状腺结节的危险因素[27]。与之相反，一项在土耳其进行的单中心前瞻性病例对照研究表明，51% 的糖耐量异常患者与 62% 的糖尿病患者患有甲状腺结节，而在非糖尿病患者的这一比例为 24%[28]。因此作者认为甲状腺结节的发病率与糖代谢异常有关。这两者存在差异的原因可能是：后者可能是在轻 – 中度缺碘地区进行的研究，而在我国进行研究的地区碘缺乏状况不明显。

Volzke 等在一项对 3 662 名受试者的横断面研究中评价了在无甲状腺功能异常的人群中胰岛素样生长因子 –1（IGF–1）与患甲状腺肿风险的关系[29]。与血清 IGF–1 水平在下三分位数的受试者相比，血清 IGF–1 水平在上三分位数的受试者发生甲状腺肿的概率更高［女性：OR=1.67，95%CI（1.24~2.26）；男性：OR=2.04，95% CI（1.55~2.68）］。因生长激素缺乏而接受生长激素（GH）治疗的患者的甲状腺结节发生率较高(27%)，结节发生的主要预测因素是血清 IGF–1 水平（P=0.038）[30]。患有活动性肢端肥大症（一种内源性分泌 GH 升高，随后 IGF–1 水平升高的疾病）的患者甲状腺体积增大高达 20%[31]。甲状腺体积随着肢端肥大症患者治疗至恢复正常而减小，伴随着 IGF–1 恢复正常，药物控制患者甲状腺体积缩小了 21.5%（P<0.005），手术治愈患者的甲状腺体积缩小了 24.2%（P<0.002）[31]。

一项探索甲状腺结节和子宫肌瘤关系的研究包含了 925 例女性，其中 18% 的女性同时存在甲状腺结节和子宫肌瘤，子宫肌瘤和甲状腺结节之间有显著的相关性（P=0.01），与绝经前女性关系更密切（n=445，P=0.001），提示年龄和子宫肌瘤的存在是甲状腺结节的独立危险因素[32]。此外，绝经前妇女的雌二醇（E2）水平与甲状腺结节的发病率呈负相关［P=0.024，OR=0.631；95%CI（0.424~0.940）］[32]。

一项横断面研究评估了酒精摄入与甲状腺结节之间的关系，结论是酒精摄入量的增加与较低的甲状腺肿发生率以及较低的孤立性甲状腺结节发病率相关[33]。

吸烟和甲状腺肿形成之间的联系因地区差异而不同。在碘充足的地区，如伊斯坦布尔，吸烟往往不会增大甲状腺体积或形成甲状腺结节风险[34]；而在碘缺乏地区，如哥本哈根、丹麦奥尔堡，与从不吸烟者相比，吸烟者会引发甲状腺肿［OR=2.9；95%CI（2.2~3.7）］和可触及的甲状腺肿大［OR=3.1；95%CI（1.6~5.8）］[35]。可归因于吸烟的甲状腺肿患者比例为 49%［95%CI（29%~65%）］[35]。这在另一项研究中得到了证实：吸烟者的甲状腺肿发病率为 30%，而非吸烟者的发病率为 3%[36]。

为了更好地了解吸烟、碘水平和甲状腺结节形成之间的相关性，

Vejbjerg 等[37]评估了 2000 年丹麦强制食盐加碘前后甲状腺肿的发病率。重度吸烟者和不吸烟者之间甲状腺体积的总体差异在加碘后显著降低，从 24% 降至 12%。在德国 Pomerania 进行的一项研究支持吸烟者合理增加碘摄入量可降低甲状腺肿形成的风险[38]。硫氰酸盐是碘的竞争性摄取抑制剂，它可能是烟草中导致甲状腺肿的物质[39,40]。硫氰酸盐也存在于污染的环境中，并被认为具有浓度依赖性抗甲状腺特性[40-42]。内分泌学会最近报道了环境中干扰内分泌系统的物质[43]。

1.1.1　触诊（表 1-2）

触诊作为甲状腺结节最不敏感的检查方法，检出率为 4%~7%[44-48]。当结节直径 >1cm 时，触诊比较可靠[49]。触诊有很高的假阳性率，高达 68% 的可触及结节在高分辨率超声下无法识别[47]。女性比男性的甲状腺结节更常被触及（6% *vs*.2%）。在 Vander 等进行的为期 15 年的随访研究中发现，新生儿甲状腺结节在女性中的发病率为 2%[50]，在男性中的发病率为 1%，总年发病率为 0.1%[50]。一项在斯堪的纳维亚进行的对中年女性的研究发现，可触及甲状腺结节的概率为 6.5%[51]。1977 年在英国威克汉姆进行了一项调查[52]，评估了 2 779 人（占总人口的 82%），其中有 8.6% 的人有肉眼不可见但可触及的甲状腺结节，6.9% 有可触及且明显可见的结节。女性结节发病率（5.3%）高于男性（0.8%）。

为了比较临床触诊与超声诊断孤立性甲状腺结节的准确性，Tan 等注意到大多数（89%）可触及的结节直径 >1cm，约 50% 推测为单发结节的患者在超声检查中显示为多发结节[49]。一项类似的研究评估了超声与触诊的准确性，6.9% 的结节通过触诊确诊，用高分辨率超声重新评估受试者时发现触诊漏诊率为 3.3%（超声为 10.2%）[47]。有趣的是，在临床触诊存在甲状腺结节的患者中有 68% 通过高分辨率超声检查未发现结节，而通过超声检查出来的甲状腺结节有 79% 被临床触诊检查

表 1-2　触诊与超声检查诊断甲状腺结节发病率的比较

研究	受试者人数（例）	年龄（岁）	触诊患病率	超声检查患病率	国家
Wiest 等 (1998)[47]	2 441	20~72	6.9%	10.2%	爱沙尼亚
Ezzat 等 (1994)[66]	100	成年人	21%	66%	美国
Bruneton 等 (1994)[67]	1 000	成年人		34.7%	法国
Tunbridge 等 (1977)[52]	1 977	成年人	8.6%		英国

漏诊[47]。这表明触诊方法的敏感度和特异度较低。一项通过对非地方性甲状腺肿地区的系统性回顾发现，成人甲状腺结节的触诊检出率为（4.7~51.0）/1 000人，而儿童的检出率为（2.2~14）/1 000人[53]。

儿童甲状腺结节的发病率较低，为0.05%~1.8%[54,55]。在一项对4 819名11~18岁学龄儿童进行的评估中，甲状腺结节发生率为4.6/1 000人。20年后对同样的研究对象进行重新评估时发现其数值增加到23.2/1 000人[56]，表明发病率随年龄增长而增加。虽然在儿童年龄组中甲状腺结节的发病率相当低，但必须指出的是，儿童甲状腺癌的比例高于成人。总的来说，儿童甲状腺结节的恶性肿瘤风险为18.7%~26.4%[54,60,61]。

1.1.2 超声检查（表1-2）

回顾甲状腺超声检查与尸检病理检查的准确性发现，超声的敏感度为89%，特异度为84%[62]。高分辨率超声仪（ultrasound，US）能够检测到难以触及的小至1~3mm的结节[63]。普通人群中超声检查的甲状腺结节检出率为20%~70%[64-67]，随着年龄增加发病率呈上升趋势，在70岁达到高峰（$P<0.001$），女性发病率高于男性[68]。多发结节风险为每年增加1.6%（OR=1.02；$P<0.001$）[69]，而恶性肿瘤的风险随着年龄的增长而降低[70-72]：20~30岁为22.9%，>70岁为12.6%（OR=0.972；$P<0.001$）。甲状腺结节的发病率在全世界不同的地区似乎相似，且主要决定因素是碘摄入水平[4-6]。

1.1.3 其他成像技术

计算机断层扫描（CT）、磁共振成像（MRI）、颈部螺旋CT扫描和氟代脱氧葡萄糖（FDG）正电子发射断层扫描（PET）在临床上的使用不同。由于这些设备很少专门用来评估甲状腺，因此甲状腺病变通常是偶然发现的。本书其他章节阐述了偶发的甲状腺结节，可以参考以了解与偶发甲状腺结节相关的其他成像方式。

1.1.4 尸检数据（表1-3）

尸检是确定甲状腺结节真实发病率的金标准[73]。1955年梅奥诊所的一项研究从821具尸体上切除了触诊认为正常的甲状腺，发现甲状腺结节普遍存在；12% 的甲状腺腺体有单发结节，38% 的腺体有多发性结节，36% 的腺体有大于 2cm 的结节[44]。一项对 215 具尸体的尸检报告病理检查结果显示[74]，在无甲状腺疾病人群中甲状腺结节的检出率为 33%。在希腊研究者对 160 具无已知甲状腺疾病的尸体进行了检查，有 27% 存在甲状腺结节，其中甲状腺癌的检出率为 7.7%，乳头状癌的检出率为 5.6%[75]。一项对 200 具未行甲状腺切除但患有甲状腺结节的尸检发现，临床检查提示孤立性结节的病例中有 31% 最终病理检查发现多发结节[76]。在对包含 1 020 例尸检的研究中发现，22% 的尸体发现有甲状腺肿，且在 6.2% 的甲状腺腺体中可检测到 0.5~10.5mm 的恶性肿瘤[77]。在一系列非地方性甲状腺肿地区收集的尸检报告显示，甲状腺结节的发病率为（82~650）/1 000 人[73]。这些尸检研究表明甲状腺结节在普通人群中很常见，虽然甲状腺癌也很常见，但在大多数情况下，它在生物学上处于休眠状态。

表 1-3　尸检报告中甲状腺结节或甲状腺肿的发病率

研究	受试者人数（例）	患病率	国家
Mortensen 等（1955）[44]	821	38%	美国
Furmanchuk 等（1993）[74]	215	33%	美国
Lang 等（1988）[77]	1 020	22%	美国
Mitselou 等（2002）[75]	160	27%	希腊

1.2　总　结

甲状腺结节在临床上很常见。在使用高分辨率超声检查之前，4%~7% 的人能通过触诊发现甲状腺结节。虽然触诊发病率在过去几十年没有显著变化，但使用高分辨率超声检查使得甲状腺结节的检出率增加，在普通人群中达到了 50%~70%。

甲状腺结节和甲状腺肿的发病率因纳入的不同人群而异。例如，低碘摄入量地区的甲状腺结节发病率更高，尤其是吸烟者。饮酒的人甲状腺结节的发病率往往较低。因此，在评估偶发甲状腺结节患者时，应考虑环境和病史，以避免对那些最初可能只需要补充碘的甲状腺结节患者采取过于激进的治疗措施。

参考文献

[1] Carlé A, Krejbjerg A, Laurberg P. Epidemiology of nodular goitre. Inluence of iodine intake. Best Pract Res Clin Endocrinol Metab,2014,28(4):465–479.

[2] Andersson M, de Benoist B, Rogers L. Epidemiology of iodine deiciency: salt iodisation and iodine status. Best Pract Res Clin Endocrinol Metab,2010,24(1):1–11.

[3] Pearce EN, Andersson M, Zimmermann MB. Global iodine nutrition: where do we stand in 2013? Thyroid,2013,23(5):523–528.

[4] Laurberg P, Pedersen KM, Hreidarsson A, et al. Iodine intake and the pattern of thyroid disorders: a comparative epidemiological study of thyroid abnormalities in the elderly in Iceland and in Jutland, Denmark. J Clin Endocrinol Metab,1998,83(3):765–769.

[5] Völzke H, Lüdemann J, Robinson DM, et al. The prevalence of undiagnosed thyroid disorders in a previously iodine-deicient area. Thyroid,2003,13(8):803–810.

[6] Karger S, Schötz S, Stumvoll M, et al. Impact of pregnancy on prevalence of goitre and nodular thyroid disease in women living in a region of borderline suficient iodine supply. Horm Metab Res,2010,42(2):137–142.

[7] Zimmermann MB, Boelaert K. Iodine deiciency and thyroid disorders. Lancet Diabetes Endocrinol,2015,3(4):286–295.

[8] Kopp P, Kimura ET, Aeschimann S, et al. Polyclonal and monoclonal thyroid nodules coexist within human multinodular goiters. J Clin Endocrinol Metab,1994,79(1):134–139.

[9] Laurberg P, Jørgensen T, Perrild H, et al. The Danish investigation on iodine intake and thyroid disease, DanThyr: status and perspectives. Eur J Endocrinol,2006,155(2):219–228.

[10] Krejbjerg A, Bjergved L, Pedersen IB, et al Thyroid nodules in an 11-year DanThyr follow-up study. J Clin Endocrinol Metab,2014,99(12):4749–4757.

[11] Aghini-Lombardi F, Antonangeli L, Martino E, et al. The spectrum of thyroid disorders in an iodine- deicient community: the Pescopagano survey. J Clin Endocrinol Metab, 1999, 84(2):561–566.

[12] Aghini Lombardi F, Fiore E, Tonacchera M, et al. The effect of voluntary iodine prophylaxis in a small rural community: the Pescopagano survey 15 years later. J Clin Endocrinol Metab,2013,98(3):1031–1039.

[13] Zhao J, Xu F, Zhang Q, et al. Randomized clinical trial comparing different iodine interventions in school children. Public Health Nutr,1999,2(2):173–178.

[14] Baltisberger BL, Minder CE, Bürgi H. Decrease of incidence of toxic nodular goitre in a region of Switzerland after full correction of mild iodine deiciency. Eur J Endocrinol,1995,132(5):546–549.

[15] Lamberg BA. Endemic goitre in Finland and changes during 30 years of iodine prophylaxis. Endocrinol Exp,1996,20(1):35–47.

[16] Zimmermann MB, Hess SY, Adou P, et al. Thyroid size and goiter prevalence after introduction of iodized salt: a 5-y prospective study in schoolchildren in Côte d'Ivoire. Am J Clin Nutr,2003,77(3):663–667.

[17] Zimmermann MB, Wegmüller R, Zeder C, et al. Rapid relapse of thyroid dysfunction and goiter in school-age children after discontinuation of salt iodization. Am J Clin Nutr, 2004, 79(4):642–645.

[18] Antonelli A, Silvano G, Bianchi F, et al. Risk of thyroid nodules in subjects occupationally exposed to radiation: a cross sectional study. Occup Environ Med,1995,52(8):500–504.

[19] Trerotoli P, Ciampolillo A, Marinelli G, et al. Prevalence of thyroid nodules in an occupationally radiation exposed group: a cross sectional study in an area with mild

iodine deiciency. BMC Public Health,2005,5:73.

[20] Inskip PD, Hartshorne MF, Tekkel M, et al. Thyroid nodularity and cancer among Chernobyl cleanup workers from Estonia. Radiat Res,1997,147(2):225–235.

[21] Takahashi T, Trott KR, Fujimori K, et al. An investigation into the prevalence of thyroid disease on Kwajalein Atoll, Marshall Islands. Health Phys,1997,73(1):199–213.

[22] Takahashi T, Schoemaker MJ, Trott KR, et al. The relationship of thyroid cancer with radiation exposure from nuclear weapon testing in the Marshall Islands. J Epidemiol, 2003,13(2):99–107.

[23] Simon SL, Bouville A, Land CE, et al. Radiation doses and cancer risks in the Marshall Islands associated with exposure to radioactive fallout from Bikini and Enewetak nuclear weapons tests: summary. Health Phys,2010,99(2):105–123.

[24] Suzuki S, Suzuki S, Fukushima T, et al. Comprehensive survey results of childhood thyroid ultrasound examinations in Fukushima in the first four years after the Fukushima Daiichi Nuclear Power Plant accident. Thyroid,2016,26(6):843–851.

[25] Suzuki S. Childhood and adolescent thyroid cancer in Fukushima after the Fukushima Daiichi Nuclear Power Plant accident: 5 years on. Clin Oncol (R Coll Radiol), 2016, 28(4):263–271.

[26] Imaizumi M, Usa T, Tominaga T, Neriishi K, et al. Radiation dose-response relationships for thyroid nodules and autoimmune thyroid diseases in Hiroshima and Nagasaki atomic bomb survivors 55–58 years after radiation exposure. JAMA,2006,295(9):1011–1022.

[27] Tu W, Zhang G, Yu S, et al. Observations on factors that inluence thyroid nodules in diabetic and non-diabetic patients in the Zhejiang province of China. Int J Clin Exp Med, 2015, 8(10):19332–19338.

[28] Anil C, Akkurt A, Ayturk S, et al. Impaired glucose metabolism is a risk factor for increased thyroid volume and nodule prevalence in a mild-to-moderate iodine deicient area. Metabolism,2013,62(7):970–975.

[29] Völzke H, Friedrich N, Schipf S, et al. Association between serum insulin-like growth factor-I levels and thyroid disorders in a population-based study. J Clin Endocrinol Metab, 2007, 92(10):4039–4045.

[30] Curtò L, Giovinazzo S, Alibrandi A, et al. Effects of GH replacement therapy on thyroid volume and nodule development in GH deicient adults: a retrospective cohort study. Eur J Endocrinol, 2015,172(5):543–552.

[31] Herrmann BL, Baumann H, Janssen OE, et al. Impact of disease activity on thyroid diseases in patients with acromegaly: basal evaluation and follow-up. Exp Clin Endocrinol Diabetes, 2004,112(5):225–230.

[32] Kim MH, Park YR, Lim DJ, et al. The relationship between thyroid nodules and uterine ibroids. Endocr J,2010,57(7):615–621.

[33] Knudsen N, Bülow I, Laurberg P, et al. Alcohol consumption is associated with reduced prevalence of goitre and solitary thyroid nodules. Clin Endocrinol,2001,55(1):41–46.

[34] Karatoprak C, Kartal I, Kayatas K, et al. Does smok-ing affect thyroid gland enlargement and nodule formation in iodine-suficient regions. Paris: Ann Endocrinol, 2012,73(6):542–545.

[35] Knudsen N, Bülow I, Laurberg P, et al. Association of tobacco smoking with goiter in a low-iodine-intake area. Arch Intern Med,2002,162(4):439–443.

[36] Hegedüs L, Karstrup S, Veiergang D, et al. High frequency of goitre in cigarette smokers. Clin Endocrinol,1985,22(3):287–292.

[37] Vejbjerg P, Knudsen N, Perrild H, et al. The impact of smoking on thyroid volume and function in relation to a shift towards iodine suficiency. Eur J Epidemiol, 2008,

23(6):423–429.

[38] Ittermann T, Schmidt CO, Kramer A, et al. Smoking as a risk factor for thyroid volume progression and incident goiter in a region with improved iodine supply. Eur J Endocrinol, 2008,159(6):761–766.

[39] Knudsen N, Laurberg P, Perrild H, et al. Risk factors for goiter and thyroid nodules. Thyroid, 2002,12(10):879–888.

[40] Brauer VF, Below H, Kramer A, et al. The role of thiocyanate in the etiology of goiter in an industrial metropolitan area. Eur J Endocrinol,2006,154(2):229–235.

[41] Erdogan MF. Thiocyanate overload and thyroid disease. Biofactors, 2003,19(3–4):107–111.

[42] Erdoğan MF, Erdoğan G, Sav H, et al. Endemic goiter, thiocyanate overload, and selenium status in school-age children. Biol Trace Elem Res,2001,79(2):121–130.

[43] Gore AC, Chappell VA, Fenton SE, et al. Executive summary to EDC-2: the Endocrine Society's second scientiic statement on endocrine-disrupting chemicals. Endocr Rev, 2015, 36(6):593–602.

[44] Mortensen JD, Woolner LB, Bennett WA. Gross and microscopic findings in clinically normal thyroid glands. J Clin Endocrinol Metab, 1955,15(10):1270–1280.

[45] Singer PA. Evaluation and management of the solitary thyroid nodule. Otolaryngol Clin N Am, 1996,29(4):577–591.

[46] Welker MJ, Orlov D. Thyroid nodules. Am Fam Physician,2003,67(3):559–566.

[47] Wiest PW, Hartshorne MF, Inskip PD, et al. Thyroid palpation versus high-resolution thyroid ultra-sonography in the detection of nodules. J Ultrasound Med,1998,17(8):487–496.

[48] Gharib H. Changing concepts in the diagnosis and management of thyroid nodules. Endocrinol Metab Clin N Am,1997,26(4):777–800.

[49] Tan GH, Gharib H, Reading CC. Solitary thyroid nodule. Comparison between palpation and ultrasonography. Arch Intern Med,1995,155(22):2418–2423.

[50] Vander JB, Gaston EA, Dawber TR. The signiicance of nontoxic thyroid nodules: inal report of a 15-year study of the incidence of thyroid malgnancy. Ann Intern Med, 1968, 69:537–540.

[51] Christensen SB, Ericsson UB, Janzon L, et al. The prevalence of thyroid disorders in a middle-aged female population, with special reference to the solitary thyroid nodule. Acta Chir Scand,1984,150(1):13–19.

[52] Tunbridge WM, Evered DC, Hall R, et al. The spectrum of thyroid disease in a community: the Whickham survey. Clin Endocrinol,1977,7(6):481–493.

[53] Wang C, Crapo LM. The epidemiology of thyroid disease and implications for screening. Endocrinol Metab Clin N Am,1997,26(1):189–218.

[54] Niedziela M. Pathogenesis, diagnosis and management of thyroid nodules in children. Endocr Relat Cancer,2006,13(2):427–453.

[55] Rallison ML, Dobyns BM, Keating FR Jr, et al. Thyroid nodularity in children. JAMA, 1975, 233(10):1069–1072.

[56] Rallison ML, Dobyns BM, Meikle AW, et al. Natural history of thyroid abnormalities: prevalence, incidence, and regression of thyroid diseases in adolescents and young adults. Am J Med,1991,91(4):363–370.

[57] Group, Canadian Pediatric Thyroid Nodule (CaPTN) Study. The Canadian Pediatric Thyroid Nodule Study: an evaluation of current management practices. J Pediatr Surg, 2008, 43(5):826–830.

[58] Mirshemirani A, Roshanzamir F, Tabari AK, et al. Thyroid nod-ules in childhood: a single institute experience. Iran J Pediatr,2010,20(1):91–96.

[59] Gupta A, Ly S, Castroneves LA, et al. A stan-dardized assessment of thyroid nodules in children conirms higher cancer prevalence than in adults. J Clin Endocrinol Metab, 2013, 98(8):3238–3245.

[60] Khozeimeh N, Gingalewski C. Thyroid nodules in children: a single Institution's experience. J Oncol,2011,2011:1–4.

[61] Papendieck P, Gruñeiro-Papendieck L, Venara M, et al. Differentiated thyroid cancer in children: prevalence and predictors in a large cohort with thyroid nodules followed prospectively. J Pediatr, 2015,167(1):199–201.

[62] Katz JF, Kane RA, Reyes J, et al. Thyroid nodules: sonographic-pathologic correlation. Radiology,1984,151:741–745.

[63] Scheible W, Leopold GR, Woo VL, et al. High-resolution real-time ultrasonography of thyroid nodules. Radiology,1979,133:413–417.

[64] Desser TS, Kamaya A. Ultrasound of thyroid nodules. Neuroimaging Clin N Am, 2008, 18(3):463–478.

[65] Russ G, Leboulleux S, Leenhardt L, et al. Thyroid incidentalomas: epidemiology, risk stratiication with ultrasound and workup. Eur Thyroid J,2014,3(3):154–163.

[66] Ezzat S, Sarti DA, Cain DR, et al. Thyroid incidentalomas. Prevalence by palpation and ultrasounography. Arch Intern Med,1994,154(16):1838–1840.

[67] Bruneton JN, Balu-Maestro C, Marcy PY, et al. Very high frequency (13 MHz) ultrasonographic examination of the normal neck: detection of normal lymph nodes and thy-roid nodules. J Ultrasound Med,1994,13(2):87–90.

[68] Bartolotta TV, Midiri M, Runza G, et al. Incidentally discovered thyroid nodules: incidence, and greyscale and colour Doppler pattern in an adult population screened by real-time compound spatial sonography. Radiol Med,2006,111(7):989–998.

[69] Kwong N, Medici M, Angell TE, et al. The inluence of patient age on thyroid nodule formation, multinodularity, and thyroid cancer risk. J Clin Endocrinol Metab, 2015, 100(12):4434–4440.

[70] Jiang H, Tian Y, Yan W, et al. The prevalence of thyroid nodules and an analysis of related lifestyle factors in Beijing communities. Int J Environ Res Public Health,2016,13(4):442.

[71] Kamran M, Hassan N, Ali M, et al. Frequency of thyroid incidentalomas in Karachi population. Pak J Med Sci,2014,30(4):793–797.

[72] Olusola-Bello MA, Agunloye AM, Adeyinka AO. Ultrasound prevalence and characteristics of incidental thyroid lesions in Nigerian adults. Afr J Med Med Sci, 2013, 42(2):125–130.

[73] Dean DS, Gharib H. Epidemiology of thyroid nodules. Best Pract Res Clin Endocrinol Metab, 2008,22(6):901–911.

[74] Furmanchuk AW, Roussak N, Ruchti C. Occult thyroid carcinomas in the region of Minsk, Belarus. An autopsy study of 215 patients. Histopathology,1993,23(4):319–325.

[75] Mitselou A, Vougiouklakis T, Peschos D, et al. Occult thyroid carcinoma. A study of 160 autopsy cases. The irst report for the region of Epirus-Greece. Anticancer Res, 2002, 22(1A):427–432.

[76] Hermanson L, Gargill SL, Lesses MF. The treatment of nodular goiter. J Clin Endocrinol Metab, 1952,12(1):112–129.

[77] Lang W, Borrusch H, Bauer L. Occult carcinomas of the thyroid. Evaluation of 1,020 sequen-tial autopsies. Am J Clin Pathol,1988,90(1):72–76.

第2章
甲状腺结节的病史和体格检查

Alan A. Parsa, Hossein Gharib

2.1 引 言

　　英语中 "thyroid（甲状腺）" 一词来源于拉丁语 *glandula thyreoidea*，意思是盾形腺体，是由 Thomas Warton 于 1656 年命名[1]。作为第一个被发现的内分泌腺体[2]，甲状腺从胚胎发育到死亡都具有重要功能。

　　在胚胎学上，甲状腺的发育始于胚胎发育第 4 周，人类甲状腺发生于胚胎期的腮肠和原肠，发育表现为原始咽部底部的凹陷和上皮增厚，原始咽腔底壁上皮增生形成一伸向尾侧的盲管，即甲状腺原基，称甲状舌管，此盲管沿颈部正中线下伸至气管前方憩室，并向两侧膨大，形成甲状腺左右两个腺叶[2,3]。在下降过程中，甲状舌管上段消失退化，约 50% 的人甲状腺舌管的远端仍呈锥体状（图 2-1）[5]。甲状舌管囊肿多见于先天性颈部肿块，发生率约为 7%，是指在胚胎早期甲状腺发育

A.A. Parsa, MD, FACE (✉)
Department of Medicine, University of Hawaii, John A. Burns School of Medicine,
Honolulu, HI, USA
e-mail: aparsa@hawaii.edu

H. Gharib, MD, MACP, MACE
Division of Endocrinology, Diabetes, Metabolism and Nutrition,
Mayo Clinic College of Medicine, Rochester, MN, USA

© Springer International Publishing AG 2018
H. Gharib (ed.), *Thyroid Nodules*, Contemporary Endocrinology,
DOI 10.1007/978-3-319-59474-3_2

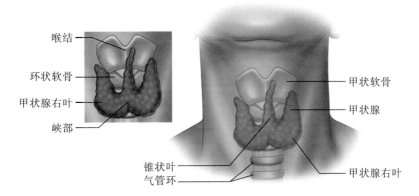

图 2-1 甲状腺位于气管环前面的甲状软骨下方，约 50% 的人有锥状叶 [5]

过程中甲状舌管退化不全或不消失而在颈部遗留形成的先天性囊肿[4,6]。

出生后甲状腺的最终解剖位置在气管前和甲状软骨的尾部，成人甲状腺左右叶由一层薄而不易触及的甲状腺组织连接在一起，称为峡部。

甲状腺结节在普通人群中很常见，并有报道称 70% 的甲状腺结节通过影像学检查发现[7,8]，7% 通过触诊发现[9-12]。甲状腺结节通常是无功能的，经常被偶然发现。环境和遗传因素使此类人群易患恶性肿瘤。为了鉴别恶性肿瘤风险，检查应包含详细的病史、体格检查和甲状腺影像学检查。

2.2 病 史

由于大多数甲状腺结节是通过查体或影像学检查偶然发现的，且其中大多数为良性结节，有些信息可以帮助确定肿瘤性质、决定随访和治疗策略。例如：一个成年患者发现甲状腺包块并伴有心悸、怕热、震颤、焦虑、腹泻等症状，这很有可能是毒性甲状腺结节（良性病变）。如果这些症状发生在一个 13 岁的儿童身上，应提高警惕，无论结节功能如何，这种情况在 17 岁以下患者中的恶性肿瘤风险为 26%[13,14]。恶性肿瘤病史中的其他危险因素包括个人病史、头颈部放射史、甲状腺癌家族史、青春期、甲状腺疾病史等[15,16]。

系统性回顾也可以提供与恶性肿瘤相关的重要信息，例如，出现吞咽困难、吞咽疼痛、声音嘶哑或者饮水时呛咳提示喉返神经受累，需要立即进行手术、放射治疗或化疗干预[17]，而咳嗽、呼吸困难、咯血和喘鸣则提示气管受到侵犯[18]。虽然侵袭性很高的甲状腺恶性肿瘤罕见，但识别这些患者仍然非常重要，因为他们的预后通常较差[19,20]。

家族史可以确定与甲状腺恶性肿瘤相关的遗传条件。这些疾病包括家族性非髓样甲状腺癌（familial nonmedullary thyroid cancer，FNMTC）[21,22]，多发性内分泌肿瘤综合征 2 型（multiple endocrine neoplasia 2，MEN2）[23]，多发性错构瘤综合征（multiple hamartoma syndrome，即 Cowden 综合征）[24]，加德纳综合征（Gardner syndrome）[25] 和家族性腺瘤（familial adenomatous polyposis，FAP）[26,27]。应根据患者的风险因素决定询问的细节。例如，如果患者没有甲状腺恶性肿瘤家族史，与 MEN2 或 FNMTC 相关的问题可相应减少。另一方面，有结肠息肉家族史的患者应询问 Gardner 综合征或 FAP，因为其对应增加的甲状腺恶性肿瘤风险，详见表 2-1。

表 2-1　与家族性疾病相关的甲状腺恶性肿瘤风险

家族性疾病	甲状腺恶性肿瘤风险	主要甲状腺癌类型
多发性内分泌肿瘤综合征 2 型	90%	髓样癌
Cowden 综合征	38%	滤泡状癌
家族性甲状腺非髓样癌	3%~15%	滤泡细胞来源
家族性腺瘤性息肉病	0.4%~12%	乳头状癌
Gardner 综合征	2%（以女性为主）	乳头状癌

2.3　体格检查

据我们所知，目前还没有研究比较不同触诊技术识别甲状腺结构性疾病的效果。触诊技术通常是通过阅读或以前的训练而逐步获得的。无论使用哪种方法，体格检查都有 3 个关键要素：颈部解剖学知识，技能的训练与考核，以及检查方法的舒适度。

2.3.1　解剖学

正常成人甲状腺位于甲状软骨下方第二和第四气管环的前面。甲状腺腺体在胸骨舌骨肌和胸骨甲状腺肌（也称为带状肌）的后方，颈内静脉、颈动脉和气管之间，由气管前筋膜包绕（图 2-2）。气管前筋膜内是甲状腺、气管和食管。该腺体血管丰富，可直接分泌激素进入循环系统[28]。喉返神经和喉上神经外支支配声带，有 4 个甲状旁腺通常位于甲状腺后方，手术对其造成的损伤是甲状腺切除术的主要并发症[29]。

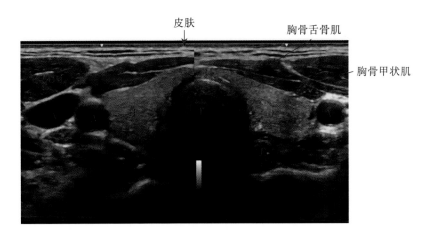

图 2-2 甲状腺超声图像（T：气管；R：右甲状腺叶；L：左甲状腺叶；I：甲状腺峡部；A：颈动脉；SCM：胸锁乳突肌；E：食管；V：颈静脉）

甲状腺有两叶，中间由峡部连接。平均厚度 <20mm，上下长度差异明显，为 40~60mm。成人甲状腺的平均重量为 15~30g。因为月经和怀孕的关系，女性的甲状腺略重。甲状腺肿大的定义为前 / 后或横径超过 20mm 或实质向前延伸至颈动脉。

2.3.2 视 诊

视诊通常对甲状腺肿大更有意义。

视诊时头部稍微向上倾斜，这样可以更好地暴露颈部以及显露胸骨后的腺体。视诊时应观察并记录甲状腺的大小、形状、质地、活动性和可见的结节等。如果胸骨切迹上有疤痕（被称为项链疤痕），提示可能曾做过甲状腺或甲状旁腺手术。应从患者的正面和侧面观察腺体。通过灯光投射的阴影可以放大甲状腺边界和轮廓。嘱患者做吞咽动作可引起腺体向头部运动以确认其位置。

2.3.3 触 诊

甲状腺有两种不同的触诊方法，分别从患者的前面或后面进行检查。在查体之前告知患者在触诊甲状腺时他 / 她可能会出现窒息感。如果不能忍受触诊，可用超声检查代替物理检查。

触诊时首先应用指腹定位甲状腺峡部，即使它通常难以触及。首先触诊甲状软骨（即常说的喉结）。手指应向下滑动以找到环状软骨并标记，这是甲状腺峡部上缘的典型位置。嘱患者吞咽使峡部在手指下发生向头侧的移动，确认其结构。如果感觉不到，说明甲状腺可能更低或峡部可能摸不到。确定峡部位置后，手指应向侧面滑动触诊胸锁乳突肌（sterno-cleidomastoid muscle，SCM），沿气管轮廓楔入胸锁乳突肌后方，甲状腺就被固定在手指和气管之间。通过手指就能感觉到吞咽引起的甲状腺向上移动。如果所感受到的结构不移动，它可能是淋巴结、固定的甲状腺癌、突出的颈部肌肉或者其他颈部结构。记录双侧叶是否对称、大小和任何散在的结节。

一些甲状腺无法触及，原因是左甲状腺素治疗导致的萎缩、手术切除、胸骨后甲状腺或先天的小腺体。检查甲状腺的同时应同时记录有无颈部淋巴结肿大，应沿着颈链触诊颈部淋巴结，并检查中线，以确定是否存在可能的未退化的甲状舌管（发生率约为7%）。

2.4　结　论

完整的甲状腺检查包括详细询问病史、甲状腺触诊、适当的影像学和实验室检查。本书其他章节描述的甲状腺超声检查非常有用，可以补充甲状腺触诊，并提供甲状腺恶性肿瘤风险的信息。了解甲状腺解剖学知识和毗邻的颈部结构对做好体格检查也很重要。虽然目前报道了很多不同的甲状腺触诊技术，但尚未进行任何研究来比较这些技术的准确性或有效性。建议采用检查者熟悉且让患者感到舒适的技术进行甲状腺检查。

参考文献

[1] Lydiatt DD, Bucher GS. Historical vignettes of the thyroid gland. Clin Anat,2011,24(1):1–9.

[2] Kratzsch J, Pulzer F. Thyroid gland development and defects. Best Pract Res Clin Endocrinol Metab, 2008,22(1):57–75.

[3] Trueba SS, Augé J, Mattei G, et al. PAX8, TITF1, and FOXE1 gene expression patterns during human development: new insights into human thyroid development and thyroid dysgenesis-associated malformations. J Clin Endocrinol Metab,2005,90(1):455–462.

[4] Kurt A, Ortug C, Aydar Y, et al. An incidence study on thyroglossal duct cysts in adults. Saudi Med J,2007,28(4):593–597.

[5] Kim DW, Jung SL, Baek JH, et al. The prevalence and features of thyroid pyramidal lobe, accessory thyroid, and ectopic thyroid as assessed by computed tomography: a multicenter study. Thyroid,2013,23(1):84–91.

[6] Ewing CA, Kornblut A, Greeley C, et al. Presentations of thyroglossal duct cysts in adults. Eur Arch Otorhinolaryngol,1999,256(3):136–138.

[7] Bartolotta TV, Midiri M, Runza G, et al. Incidentally discovered thyroid nodules: incidence, and greyscale and colour Doppler pattern in an adult population screened by real-time compound spatial sonography. Radiol Med, 2006,111(7):989–998.

[8] Russ G, Leboulleux S, Leenhardt L, et al. Thyroid incidentalomas: epidemiology, risk stratiication with ultrasound and workup. Eur Thyroid J,2014,3(3):154–163.

[9] Vander JB, Gaston EA, Dawber TR. The signiicance of nontoxic thyroid nodules: inal report of a 15-year study of the incidence of thyroid malignancy. Ann Intern Med, 1968, 69:537–540.

[10] Tunbridge WM, Evered DC, Hall R, et al. The spectrum of thyroid disease in a community: the Whickham survey. Clin Endocrinol,1977,7(6):481–493.

[11] Ezzat S, Sarti DA, Cain DR, et al. Thyroid incidentalomas. Prevalence by palpation and ultrasonography. Arch Int Med,1994,154(16):1838–1840.

[12] Hegedus L. Clinical practice: the thyroid nodule. N Engl J Med,2004, 351(17):1764–1771.

[13] Rallison ML, Dobyns BM, Keating FR, et al. Thyroid nodularity in children. JAMA, 1975, 233:1060–1072.

[14] Niedziela M. Pathogenesis, diagnosis and management of thyroid nodules in children. Endocr Relat Cancer,2006,13:427–453.

[15] Smith-Bindman R, Lebda P, Feldstein VA, et al. Risk of thyroid cancer based on thyroid ultrasound imaging characteristics: results of a population based study. JAMA Intern Med,2013,173(19):1788–1796.

[16] Campanella P, Ianni F, Rota CA, et al. Quantiication of cancer risk of each clinical and ultrasonographic suspicious feature of thyroid nodules: a systematic review and meta-analysis. Eur J Endocrinol,2014,170(5):R203–211.

[17] Kay-Rivest E, Mitmaker E, Payne RJ, et al. Preoperative vocal cord paralysis and its association with malignant thyroid disease and other pathological features. J Otolaryngol Head Neck Surg,2015,44(1):35.

[18] Avenia N, Vannucci J, Monacelli M, et al. Thyroid cancer invading the airway: diagnosis and management. Int J Surg, 2016,28(Supp 1):S75–78.

[19] Chiacchio S, Lorenzoni A, Boni G, et al. Anaplastic thyroid cancer: prevalence, diagnosis and treatment. Minerva Endocrinol,2008,33(4):341–357.

[20] Cabanillas ME, McFadden DG, Durante C. Thyroid cancer. Lancet, 2016, 388 (10061): 2783–2195.

[21] Fallah M, Pukkala E, Tryggvadottir L, et al. Risk of thyroid cancer in irst-degree relatives of patients with nonmedullary thyroid cancer by histology type and age at diagnosis: a joint study from ive Nordic countries. J Med Genet,2013,50:373–382.

[22] Mazeh H, Sippel RS. Familial nonmedullary thyroid carcinoma. Thyroid, 2013,23:1049–1056.

[23] BAJ P, Ponder MA, Coffey R, et al. Risk estimation and screening in families of patients with medullary thyroid carcinoma. Lancet,1988,1:397–401.

[24] Bubien V, Bonnet F, Brouste V, et al. High cumulative risks of cancer in patients with PTEN hamartoma tumour syndrome. J Med Genet,2013,50:255–563.

[25] Half E, Bercovich D, Rozen P. Famillial adenomatous polyposis. Orphanet J Rare Dis, 2009, 4:22.

[26] Steinhagen E, Guillem JG, Chang G, et al. The prevalence of thyroid cancer and benign

disease in patients with familial adenomatous polyposis may be higher than previously recognized. Clin Colorectal Cancer,2012,11:304–308.

[27] Herraiz M, Barbesino G, Faquin W, et al. Prevalence of thyroid cancer in familial adenomatous polyposis syndrome and the role of screening ultrasound examinations. Clin Gastroenterol Hepatol,2007,5:367–373.

[28] Sarı S, Erbil Y, Sümer A, et al. Evaluation of recurrent laryngeal nerve monitoring in thyroid surgery. Int J Surg,2010,8(6):474–478.

[29] Hone RW, Tikka T, Kaleva AI, et al. Analysis of the incidence and factors predictive of inadvertent parathyroidectomy during thyroid surgery. J Laryngol Otol,2016,130(7):669–673.

第 3 章
甲状腺结节的实验室检查

Alan A. Parsa, Hossein Gharib

3.1 引 言

　　我们可以直接使用实验室检查了解甲状腺的生理功能，评价甲状腺结节。甲状腺结节患者的甲状腺功能通常是正常的，但了解甲状腺的功能仍然是必须的，因为它会决定进一步的检查和治疗。

　　甲状腺激素的分泌受下丘脑—腺垂体—甲状腺轴的调节，引起甲状腺激素、甲状腺素（T_4）和三碘甲状腺原氨酸（T_3）分泌的级联事件始于下丘脑，下丘脑室旁核（paraventricular nucleus，PVN）分泌促甲状腺激素释放激素（thyroid-releasing hormone，TRH）[1-3]。TRH 经下丘脑传导至垂体前叶的垂体门脉系统。

　　TRH 刺激垂体前叶的促甲状腺激素细胞产生分泌促甲状腺激素（thyroid-stimulating hormone，TSH），TSH 刺激甲状腺腺体分泌 T_4 和 T_3[4]。TSH 以一种不分性别的昼夜节律在分泌，夜间达到峰值，白天达

A.A. Parsa, MD, FACE (✉)
Department of Medicine, University of Hawaii, John A. Burns School of Medicine,
Honolulu, HI, USA
e-mail: aparsa@hawaii.edu

H. Gharib, MD, MACP, MACE
Division of Endocrinology, Diabetes, Metabolism & Nutrition,
Mayo Clinic College of Medicine, Rochester, MN, USA

© Springer International Publishing AG 2018
H. Gharib (ed.), *Thyroid Nodules*, Contemporary Endocrinology,
DOI 10.1007/978-3-319-59474-3_3

到最低点水平[5,6]。在血液循环中，TSH 的作用是和甲状腺上皮细胞表面 TSH 受体（TSH-R）结合，同时这种受体还存在于其他器官（例如大脑、心脏、肾脏、脂肪组织和骨骼）[5,6]中。一旦结合，就能生产碘依赖的 T_4 和 T_3[9]（图 3-1）。

甲状腺有两种不同的细胞。滤泡细胞产生 T_4 和 T_3，而滤泡旁细胞（C 细胞）产生降钙素。T_4 和 T_3 对许多生理功能至关重要，包括心血管系统、生长发育、体温调节、营养吸收、肝脏代谢和体液平衡等[10]。虽然 T_4 仅在甲状腺中产生，但大部分 T_3（约 80%；甲状腺激素的生物活性形式）

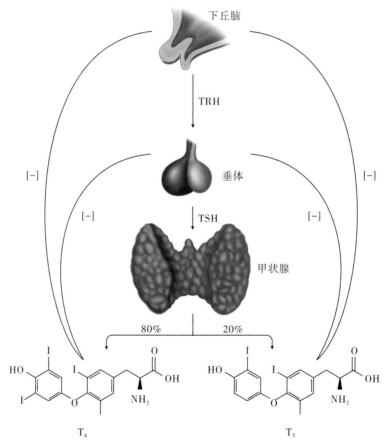

图 3-1　促甲状腺激素释放激素 (TRH) 由下丘脑分泌，刺激促甲状腺激素 (TSH) 分泌；促甲状腺激素由垂体分泌，刺激甲状腺激素分泌。甲状腺分泌甲状腺素 (T_4) 和三碘甲状腺原氨酸 (T_3) 的比例分别约为 80% 和 20%。所有循环中的 T_4 都是在甲状腺中产生的，而大部分 T_3 是在外周产生的。T_4 和 T_3 通过负反馈系统抑制 TRH 和 TSH 的进一步分泌，防止这些激素的过度产生和分泌，从而维持动态平衡

是由甲状腺外组织通过 T_4 的脱碘作用产生的 [11-13]。血清 T_4 和 T_3 浓度以负反馈的方式调节 TRH 和 TSH 的分泌，维持循环激素的动态平衡。

降钙素通过直接抑制破骨细胞的骨吸收来帮助降低升高的循环血清钙水平，并抑制肠钙吸收和肾小管钙重吸收 [15]。

3.2 实验室检查

3.2.1 TSH

甲状腺激素是基础代谢率的主要决定因素 [16]。为了维持平衡，TSH 刺激 T_4 和 T_3 在正常个体中以最小的波动保证稳定分泌 [17,18]。这种稳定状态被称为"调定点" [19,20]，并被认为是遗传相关的 [21,22]。虽然在个体内部是稳定的，但在个体之间有很大的差异，每个健康的人都有自己的调定点 [17]。因此在实验室检查中 TSH 参考范围很广（表 3-1）。因此，应保持"个性化" TSH 目标浓度以达到最佳代谢要求 [23]。

当评估甲状腺结节时，血清 TSH 能敏感、准确地检测甲状腺功能，应在初诊时就进行检测 [24]。最初的放射免疫测定（radioimmunoassay，RIA）方法无法检测出更低的 TSH 下限从而诊断甲状腺功能亢进，因此被新的"超敏感"免疫分析方法（immuno-metric assay，IMA）替代 [25-27]，IMA 能够检测到 0.01~0.02mIU/L 的 TSH 水平。该方法能够检测甲亢状态，目前在大多数实验室广泛应用 [28]。

非甲状腺相关的疾病和药物可以不同程度地影响 TSH 水平，其中一些药物包括糖皮质激素、生长抑素和能抑制 TSH 分泌的多巴胺受体激动剂，都可能引起甲状腺素水平的改变 [29,30]。表 3-2 列出了一些影响促甲状腺激素测定的药物清单 [29-32]。不同的身体状况如怀孕也可能

表 3-1　甲状腺功能检查的参考范围

项目	年龄	参考范围
TSH	成人	0.4~4.0mIU/dL
总 T_4	≥ 20 岁	58~160nmol/L（4.5~11.7μg/dL）
总 T_3	≥ 20 岁	0.9~2.8nmol/L（80~200ng/dL）
游离 T_4	≥ 20 岁	10~23pmol/L（0.9~1.7ng/dL）
游离 T_3	>1 岁	3.5~6.5pmol/L（2.8~4.4pg/mL）

注：特定的实验室也有年龄限制

表 3-2　可抑制促甲状腺激素 (TSH) 的药物 [30-33,67,68]

药物	对 TSH 的影响
糖皮质激素	抑制 TSH，无论是否导致临床中枢性甲状腺功能减退
多巴胺 / 溴隐亭	
生长激素抑制素	
维 A 酸	
苯丙胺	
二甲双胍	降低 TSH>2.5mIU/L 者的 TSH 水平
美替拉酮	导致 TSH 升高，但对 T_3 或 T_4 水平无影响
胺碘酮	TSH 可升高至正常水平的 2.7 倍，并伴随 T_4 升高和 T_3 轻微下降

通过人绒毛膜促性腺激素（human chorionic gonadotropin，HCG）影响孕早期 TSH 水平，在怀孕后期恢复正常 [33-35]。因此，在评估 TSH 水平时，应考虑正在使用的影响 TSH 水平的药物和特殊生理状态。

TSH 的正常范围也是一个有争议的话题。虽然许多实验室给出的参考范围为 0.5~5.0mUI/L，人口统计学研究表明 TSH 水平可受种族、碘摄入量、性别和体重指数的影响 [36]。美国国家健康和营养检查调查（National Health and Nutrition Examination Survey，NHANES）Ⅲ是一项以人口学为基础的大规模研究，其显示，非洲裔美国人的血清 TSH 正常上限（3.6mIU/L）低于墨西哥裔美国人（4.2mIU/L）[36]，20~29 岁人群的正常上限（3.5mIU/L）低于 80 岁以上的人群（7.5mIU/L）[37]。NHANES Ⅲ研究表明 95% 的没有甲状腺疾病自身病史或家族史的美国人，其血清 TSH 浓度的正常范围为 0.45~4.12mIU/L [36]。另外，美国国家科学院临床生物化学协会（National Academy of Clinical Biochemistry，NACB）规定的 TSH 正常上限值约为 2.5mIU/L，TSH 在 2.5~4mIU/L 范围内的人可能患有早期自身免疫性甲状腺疾病，这些人应该接受治疗，并通过超声检查进一步确定甲状腺的情况 [24,38]。一些机构使用较低的血清 TSH 上限，因为它将更好地识别早期甲状腺功能减退患者 [39]，同时有人认为目前的上限值虽然会忽视潜在的早期疾病，但这些疾病不处理也不会对健康产生不良后果，因此没有理由调整目前的上限值 [40]。而基于年龄的 TSH 参考范围是理想的，如果没有基于年龄的 TSH 参考范围，美国甲状腺协会（American Thyroid Association，ATA）、美国临床内分泌学家协会（American Association of Clinical Endocrinologist，AACE）推荐使用的正常 TSH 参考范围是 0.4~4.0mIU/L[40]，如表 3–1 所示。

就甲状腺结节性疾病而言，TSH 在正常参考值范围内则不需要进一步的实验室检查，但需要超声检查，随后 FNA 可以对可疑结节的性质进行进一步的鉴定。当初始 TSH 升高或降低时，需要进一步检查以区分显性疾病［游离 T_4（FT_4）高于或低于正常范围］和亚临床疾病（FT_4 在正常范围内），可通过测量血清 FT_4 或某些情况下检测血清 T_3 浓度来实现。

3.2.2　T_4 与 T_3

在循环系统中，T_4 和 T_3 主要与甲状腺结合球蛋白（thyroxine-binding globulin，TBG；60%~75%）、甲状腺转运蛋白（15%~30%）、人血白蛋白（约 10%）结合[43]。这些蛋白质使得激素在体内分布均匀[44,45]，缓冲甲状腺激素突然增多或减少对组织的冲击[46,47]，并能通过在特定部位增加或降低对甲状腺激素的亲和力来满足不同组织的需求[48]。而 T_4 在血清中的浓度高于 T_3 约 10 倍[10]，绝大多数 T_4 是与蛋白相结合的，只有 0.02% 的 T_4 以游离形式存在于循环系统，而约 0.2% 的 T_3 以游离形式存在。理论上，检测循环系统中总 T_4（TT_4）（游离 + 结合的 T_4）和总 T_3（TT_3）（游离 + 结合 T_3）要容易得多，因为其浓度更高，通常在纳摩尔水平，而游离 T_4 和游离 T_3 的浓度要低得多，只有皮摩尔水平（表 3–1）[49–51]。TT_4 和 TT_3 采用液相色谱 – 串联质谱分析法（LC-MS/MS）测定有相当高的准确度和特异度[52]，但由于结合蛋白浓度的干扰因素，作为独立的检测并不可靠[53]。报告值可能高于或低于参考范围从而错误地认为有甲状腺疾病。不同药物因素和病理生理状态导致 TBG 水平过高或过低的情况见表 3–3。由于这个原因，如果检测 TT_4，检测应包括 TBG 水平或预估的结合蛋白指数，以说明可能的结合蛋白的影响[54-56]。因此，TT_4 检测现在很少使用了。

因为只有游离或非结合激素能调节细胞的生物活动，游离激素水平比总激素水平更能反映生物学效应[57]。但是，FT_4 和 FT_3 的精确检测目前在现代测试方法中存在技术上的困难，因为他们在血清中的浓度非常低。现在有两种方法可以测量游离激素水平（表 3–4）：直接法（即平衡透析超滤法），将游离激素与蛋白质结合激素物理分离[58,59]；估算法（即

表 3-3　可能改变甲状腺激素结合蛋白，导致总甲状腺素（TT$_4$）和总三碘甲状腺原氨酸（TT$_3$）测量不可靠的情况 [30,54,61]

不同情况	TBG 增加	TBG 减少
药物	雌激素	雄激素
	他莫西酚	合成类固醇
	米托坦	糖皮质激素
	吗啡	烟酸
	烟酸	锂
		苯妥英
		普萘洛尔
病理生理条件	妊娠	甲状腺功能亢进
	甲状腺功能减退	危重疾病
	急 / 慢性肝病	败血症
	肾上腺功能障碍	肾病综合征
	艾滋病	糖尿病酮症酸中毒
		慢性酒精中毒
		肢端肥大症
		库欣综合征
家族性状况	TBG 过量	家族性 TBG 缺乏症

TBG：甲状腺结合球蛋白

表 3-4　不同实验室目前使用的测定游离甲状腺素 (FT$_4$) 和游离三碘甲状腺原氨酸 (FT$_3$) 的方法

估算法检测 FT$_4$/FT$_3$
·双试指标法：
–TBG 免疫分析
– 甲状腺激素结合率 / "摄取" 试验
– 各向同性指数法
·游离激素免疫测定法：
– 两步标记激素 / 返滴定 FT$_4$ 和 FT$_3$ 的方法
– 一步标记激素类似物 FT$_4$ 和 FT$_3$ 的方法
– 标记抗体 FT$_4$ 和 FT$_3$ 的方法
直接法检测 FT$_4$/FT$_3$
·平衡透析
·超滤
·凝胶吸附

双试验指标法，游离甲状腺激素免疫测定法），在通过灵敏的免疫测定法测量游离激素水平之前，将游离激素与蛋白质结合的激素物理分离，或定量分析之前从标本中提取出的一部分游离激素 [60-62]。虽然这两种方

法都没有问题，且在广泛使用，但是直接法可能受到内源性结合蛋白抑制剂、稀释度和温度[63,64]的影响导致结果偏高或降低，而估算法是蛋白质依赖的，如果结合蛋白存在明显的异常，容易被高估或低估[61,60,65]。表 3-5 中提到的药物也会影响 FT_4 的测量[66-68]。因此，没有某个单一的测试方法在所有临床情况得到普遍的验证。目前，实验室使用自动免疫分析法检测 FT_4 和 FT_3 浓度。当免疫分析报告中 FT_4 与 TSH 不一致时，可以使用游离激素检测法。

在门诊中，当评估甲状腺结节患者时，FT_4 比 TT_4 更常见，因为 TT_4 受结合蛋白影响比较大（表 3-3）。因此，当 TSH 降低，提示甲状腺功能亢进，应随后进行 FT_4 测量，如果 FT_4 升高，说明甲状腺功能亢进。与甲状腺结节相关的疾病，诊断可能包括甲状腺高功能腺瘤、毒性结节性甲状腺肿或甲亢合并非功能性结节。放射性同位素扫描和吸收曲线将有助于以上疾病的鉴别[69]。

表 3-5　可以改变甲状腺功能正常患者游离甲状腺素（FT_4）测定的药物[67-69]

情况	药物
增加 FT_4	胺碘酮
	水杨酸盐 (>2g/d)
	NSAID
	生物素
降低 FT_4	苯妥英
	卡马西平

FT_4：游离甲状腺素；NSAID：非甾体抗炎药

3.2.3　甲状腺过氧化物酶（TPO）抗体

TSH 升高提示甲状腺功能减退，FT_4 可区分显性（高 TSH/ 低 FT_4）和亚临床甲状腺功能减退（高 TSH/ 正常 FT_4）。甲状腺过氧化物酶抗体（thyroid peroxidase antibody，TPOAb）是一种自身免疫性抗体，主要针对表达在甲状腺细胞顶面的甲状腺过氧化物酶（一种球状糖蛋白），它能够与该球状糖蛋白的免疫优势区域结合。TPOAb 有助于识别自身免疫介导的疾病，很少与甲状腺恶性肿瘤相关[70]。因此，TPOAb 应该在怀疑患有自身免疫性甲状腺疾病（桥本甲状腺炎）的受试者中进行检测，特别是在患有结节性甲状腺肿的情况下，但不能帮助其确定良恶性[71]。其数值越高，表明疾病越活跃，病变范围越广。

桥本甲状腺炎（Hashimoto thyroiditis，HT）与甲状腺乳头状癌（papillary thyroid cancer，PTC）之间的关系一直是一个争论不休的话题[72-79]。值得注意的是，同时患有 HT 和 PTC 的患者似乎疾病更具侵袭性，但没有一致的报道[80,81]。一种理论认为 HT 和 PTC 的联系是因为在 HT 患者中发现致癌基因（例如：*RET/PTC*）的高表达[82,84]，这些患者同时患有 PTC[85]。而最近的研究表明，他们之间没有直接的联系，因此，我们建议不要对所有的甲状腺结节患者进行常规的 HT 筛查，除非有证据表明同时患有自身免疫性甲状腺疾病。

一些报告显示，在没有自身免疫性疾病的情况下，较高的 TSH 水平与甲状腺结节恶性肿瘤风险增加相关[88,89]。然而，应该注意的是，血清 TSH 往往随着年龄的增长而增加[36,37,91]，3%~16% 的 60 岁以上的人 TSH 升高而 FT_4 正常（亚临床甲状腺功能减退）[92]。一项美国人口研究表明：80 岁以上没有甲状腺疾病的人的正常 TSH 上限为 7.5mIU/L[37]。因此，在老年人中，当需要确定恶性肿瘤的风险时需要更多的信息（例如超声检查），必要时考虑组织活检。需要强调的是，儿童人群中 TSH 升高会增加甲状腺恶性肿瘤的风险，同时由于儿童甲状腺结节的恶性风险本来就比较高[93]，因此当发现甲状腺结节患儿 TSH 升高时应随即进行穿刺活检[94]。

3.2.4　甲状腺球蛋白（Tg）

血清甲状腺球蛋白（thyroglobulin，Tg）是一种由甲状腺滤泡细胞产生的二聚体蛋白，许多中心用自动 IMA 方法进行测量（尽管较老的同位素 RIA 仍然在使用）并与碘摄入量和甲状腺体积相关[95]，而不是与结节的性质或功能相关。虽然 Tg 是甲状腺切除术后分化型甲状腺癌患者的有用标记物，但在评估结节的恶性风险时没有诊断价值，因此不应在甲状腺结节的常规评估中进行检测。

3.2.5　降钙素（Ct）

血清降钙素（calcitonin，Ct）是一种由 32 个氨基酸组成的线性多肽激素，由甲状腺滤泡旁细胞（又名 C 细胞）分泌，作用是对升高的血钙水平作出响应，是甲状腺髓样癌（medullary thyroid carcinoma，MTC）的重要生物学标志物，与肿瘤负荷相关[96]。在 3%~10% 的甲状腺恶性肿瘤中发现 MTC 升高。研究显示 Ct 在 MTC 常规筛查中的价值尚未得到证实[97,98]。例如，一项通过测量 Ct 对 10 800 多名结节性甲状腺疾病患者进行 MTC 筛查的研究发现[99]，MTC 的患病率为 0.4%。另一项针对 5 817 名受试者的筛查研究得出了类似的结果，MTC 的患病率为 0.3%[100]。五肽胃泌素（一种合成多肽）刺激试验在这些研究中被用来提高诊断的特异性，但该药物目前在大多数国家都不可及。这些研究提示，虽然他们在疾病的早期阶段检测到了 MTC，但他们也检测到了 C 细胞增生（C-cell hyperplasia，CCH），这是一种家族性 MTC 的癌前病变，但在散发的 MTC 患者中不会发生这种恶性转化[100,101]。在一项针对 57 名非甲状腺恶性肿瘤受试者的研究中，发现 CCH 的患病率高达 50%[102]。因此，CCH 的检出增加了假阳性的风险，将导致不必要的甲状腺切除术。Ct 也会在各种非甲状腺疾病中升高（例如肺的神经内分泌肿瘤、肾衰竭、高胃泌素血症、饮酒、吸烟[103,104] 等），如果检查 Ct 水平，应排除以上情况。

虽然一份报告表明常规 Ct 筛查可能具有成本 – 效益优势[105]，但是无论是美国临床内分泌学家协会（AACE）、意大利内分泌协会（Associazione Medici Endocrinologi，AME）[106]，还是美国甲状腺协会（ATA）[71] 都不建议对甲状腺结节患者进行常规 Ct 筛查。但另一方面，欧洲专家小组（European Panel of Expert，EPE）[107] 建议对所有甲状腺结节患者进行 Ct 检测，但他们未能完全说明五肽胃泌素刺激试验的作用及如何解读其结果。我们倾向于对有 MTC 风险的患者进行选择性 Ct 检查，例如有 MTC、MEN2 和嗜铬细胞瘤阳性家族史的患者，或者 FNA 提示 MTC 的患者。

3.3 结 论

TRH 由下丘脑分泌，刺激垂体前叶分泌 TSH，维持正常人血清 TSH 浓度稳定。TSH 激活甲状腺滤泡细胞产生和分泌甲状腺激素，主要是 T_4 和少量 T_3。T_4 与载体蛋白紧密结合，起到缓冲作用，使激素在整个身体分布均匀。许多条件会影响实验室检测的 TT_4/TT_3 水平（表 3-3）。FT_4 和 FT_3 是有生物活性的激素。然而，由于它们的血清浓度很低，FT_4 和 FT_3 的检测一直很困难。

在甲状腺结节患者中，TSH 是首选的初始检查，因为其稳定、灵敏和有效。而 TSH 参考范围可能因年龄和种族而不同，目前 ATA 和 AACE 建议的参考范围是 0.4~4.0mIU/L[41,42]。若血清 TSH 降低，FT_4 可协助鉴别显性或亚临床甲状腺功能亢进。其他检查如甲状腺超声和放射性碘扫描应用于评估自主性高功能腺瘤或毒性结节性甲状腺肿。TSH 升高提示甲状腺功能减退，如果怀疑存在自身免疫性疾病，应检查 FT_4 和 TPOAb。应该注意，血清 TSH 可以随着年龄增加而上升，而患有甲状腺结节的年轻人的 TSH 升高，应高度怀疑恶性肿瘤。

血清降钙素常规检测可发现未知的 MTC。尽管五肽胃泌素诱导的 Ct 检测值更可靠，很少有假阳性，但这在美国和其他大多数国家都没有使用。最新的指南不建议对所有发现甲状腺结节的患者进行 Ct 检测。

参考文献

[1] Lechan RM, Segerson TP. Pro-TRH gene expression and precursor peptides in rat brain. Observations by hybridization analysis and immunocytochemistry. Ann N Y Acad Sci, 1989, 553:29–59.

[2] Merchenthaler I, Liposits Z. Mapping of thyrotropin-releasing hormone (TRH) neuronal systems of rat forebrain projecting to the median eminence and the OVLT. Immunocytochemistry combined with retrograde labeling at the light and electron microscopic levels. Acta Biol Hung,1994,45(2–3):361–374.

[3] Ishikawa K, Taniguchi Y, Inoue K, et al. Immunocytochemical delinea-tion of thyrotrophic area: origin of thyrotropin-releasing hormone in the median eminence. Neuroendocrinology, 1988,47(5):384–388.

[4] Perez-Castro C, Renner U, Haedo MR, et al. Cellular and molecular speciicity of pituitary gland physiology. Physiol Rev,2012,92(1):1–38.

[5] Lucke C, Hehrmann R, von Mayersbach K, et al. Studies on circadian variations of plasma TSH, thyroxine and triiodothyronine in man. Acta Endocrinol,1977,86(1):81–88.

[6] Weeke J, Gundersen HJ. Circadian and 30 minutes variations in serum TSH and thyroid hor-mones in normal subjects. Acta Endocrinol,1978,89(4):659–672.

[7] de Lloyd A, Bursell J, Gregory JW, et al. TSH receptor activation and body composition. J Endocrinol, 2010,204(1):13–20.

[8] Zaidi M, Davies TF, Zallone A, et al. Thyroid-stimulating hormone, thyroid hormones, and bone loss. Curr Osteoporos Rep,2009,7(2):47–52.

[9] Miot F, Dupuy C, Dumont J, et al. Chapter 2 Thyroid hormone synthesis and secretion [Updated 2015 Sept 2]// Chrousos G, Dungan K, et al. De Groot LJ. Endotext [Internet]. South Dartmouth: MDText.com,Inc., 2000.

[10] Ortiga-Carvalho TM, Chiamolera MI, Pazos-Moura CC, et al. Hypothalamus- pituitary-thyroid axis. Compr Physiol,2016,6(3):1387–1428.

[11] Mortoglou A, Candiloros H. The serum triiodothyronine to thyroxine (T_3/T_4) ratio in vari-ous thyroid disorders and after Levothyroxine replacement therapy. Hormones (Athens), 2004, 3(2):120–126.

[12] Gereben B, Zavacki AM, Ribich S, et al. Cellular and molecular basis of deiodinase-regulated thyroid hormone signaling. Endocr Rev,2008,29(7):898–938.

[13] Marsili A, Zavacki AM, Harney JW, et al. Physiological role and regulation of iodothyronine deiodinases: a 2011 update. J Endocrinol Investig,2011,34(5):395–407.

[14] Mundy GR, Guise TA. Hormonal control of calcium homeostasis. Clin Chem,1999,45(8 pt 2):1347–1352.

[15] Cote GJ, Grubbs EG, Hofmann MC. Thyroid C-cell biology and oncogenic transformation. Recent Results Cancer Res,2015,204:1–39.

[16] Kim B. Thyroid hormone as a determinant of energy expenditure and the basal metabolic rate. Thyroid,2008,18(2):141–144.

[17] Andersen S, Pedersen KM, Bruun NH, et al. Narrow individual variations in serum T(4) and T(3) in normal subjects: a clue to the understanding of subclinical thyroid disease. J Clin Endocrinol Metab,2002,87(3):1068–1072.

[18] Benhadi N, Fliers E, Visser TJ, et al. Pilot study on the assessment of the setpoint of the hypothalamus-pituitary-thyroid axis in healthy volunteers. Eur J Endocrinol, 2010, 162(2):323–329.

[19] Leow MK, Goede SL. The homeostatic set point of the hypothalamus-pituitary-thyroid axis—maximum curvature theory for personalized euthyroid targets. Theor Biol Med Model,2014,11:35.

[20] Goede SL, Leow MK, Smit JW, et al. A novel minimal mathematical model of the hypothalamus-pituitary-thyroid axis validated for individualized clinical applications. Math Biosci, 2014,249:1–7.

[21] Panicker V, Wilson SG, Spector TD, et al. Genetic loci linked to pituitary-thyroid axis set points: a genome-wide scan of a large twin cohort. J Clin Endocrinol Metab, 2008, 93(9):3519–3523.

[22] Panicker V, Wilson SG, Spector TD, et al. Heritability of serum TSH, free T4 and free T3 concentrations: a study of a large UK twin cohort. Clin Endocrinol,2008,68(4):652–659.

[23] Goede SL, Leow MK, Smit JW, et al. Hypothalamus-pituitary-thyroid feedback control: implications of mathematical modeling and consequences for thyrotropin (TSH) and free thyroxine (FT4) reference ranges. Bull Math Biol,2014,76(6):1270–1287.

[24] Baloch Z, Carayon P, Conte-Devolx B, et al. Laboratory medicine practice guidelines. Laboratory support for the diagnosis and monitoring of thyroid disease. Thyroid, 2003, 13(1):3–126.

[25] Utiger R. Radioimmunoassay of human plasma thyrotropin. J Clin Invest, 1965,44:1277–1286.

[26] Spencer CA, Nicoloff JT. Improved radioimmunoassay for human TSH. Clin Chim Acta, 1980, 108(3):415–424.

[27] Evans M, Croxson MS, Wilson TM, et al. The screening of patients with sus-pected thyrotoxicosis using a sensitive TSH radioimmunoassay. Clin Endocrinol, 1985, 22(4):445–451.

[28] Spencer CA, Takeuchi M, Kazarosyan M, et al. Interlaboratory/intermethod differences in functional sensitivity of immunometric assays of thyrotropin (TSH) and impact on reliability of measurement of subnormal concentrations of TSH. Clin Chem, 1995, 41(3):367–374.

[29] Haugen BR. Drugs that suppress TSH or cause central hypothyroidism. Best Pract Res Clin Endocrinol Metab,2009,23(6):793–800.

[30] Samuels MH. Effects of metyrapone administration on thyrotropin secretion in healthy subjects—a clinical research center study. J Clin Endocrinol Metab, 2000,85(9):3049–3052.

[31] Karimifar M, Aminorroaya A, Amini M, et al. Effect of metformin on thyroid stimulating hormone and thyroid volume in patients with prediabetes: a randomized placebo-controlled clinical trial. J Res Med Sci,2014,19(11):1019–1026.

[32] Taurog A. The mechanism of action of the thioureylene antithyroid drugs. Endocrinology, 1976, 98(4):1031–1046.

[33] Yalamanchi S, Cooper DS. Thyroid disorders in pregnancy. Curr Opin Obstet Gynecol, 2015, 27(6):406–415.

[34] Korevaar TI, Medici M, de Rijke YB, et al. Ethnic differences in maternal thyroid parameters during pregnancy: the Generation R study. J Clin Endocrinol Metab, 2013, 98(9):3678–3686.

[35] Yim CH. Update on the management of thyroid disease during pregnancy. Endocrinol Metab (Seoul),2016,31(3):386–391.

[36] Hollowell JG, Staehling NW, Flanders WD, et al. Serum TSH, T(4), and thyroid antibodies in the United States population (1988 to 1994): National Health and Nutrition Examination Survey (NHANES III). J Clin Endocrinol Metab,2002,87(2):489–499.

[37] Surks MI, Hollowell JG. Age-speciic distribution of serum thyrotropin and antithyroid anti-bodies in the US population: implications for the prevalence of subclinical hypothyroidism. J Clin Endocrinol Metab,2007,92(12):4575–4582.

[38] Kratzsch J, Fiedler GM, Leichtle A, et al. New reference intervals for thyrotropin and thyroid hormones based on National Academy of Clinical Biochemistry criteria and regular ultrasonography of the thyroid. Clin Chem,2005,51(8):1480–1486.

[39] Wartofsky L, Dickey RA. The evidence for a narrower thyrotropin reference range is compel-ling. J Clin Endocrinol Metab,2005,90(9):5483–5488.

[40] Surks MI, Goswami G, Daniels GH. The thyrotropin reference range should remain unchanged. J Clin Endocrinol Metab,2005,90(9):5489–5496.

[41] Jonklaas J, Bianco AC, Bauer AJ, et al. Guidelines for the treatment of hypothyroidism: prepared by the American thyroid association task force on thyroid hormone replacement. Thyroid, 2014, 24(12):1670–1751.

[42] Garber JR, Cobin RH, Gharib H, et al. Clinical practice guidelines for hypothyroidism in adults: cosponsored by the American Association of Clinical Endocrinologists and the American Thyroid Association. Endocr Pract,2012,18(6):988–1028.

[43] Oppenheimer JH. Role of plasma proteins in the binding, distribution and metabolism of the thyroid hormones. N Engl J Med,1968,278(21):1153–1162.

[44] Mendel CM, Weisiger RA, Jones AL, et al. Thyroid hormone-binding proteins inplasma facilitate uniform distribution of thyroxine within tissues: a perfused rat liver study. Endocrinology, 1987, 120(5):1742–1749.

[45] Schussler GC. The thyroxine-binding proteins. Thyroid,2000,10(2):141–149.

[46] Schreiber G. The evolutionary and integrative roles of transthyretin in thyroid hormone homeostasis. J Endocrinol,2002,175(1):61–73.

[47] Pappa T, Ferrara AM, Refetoff S. Inherited defects of thyroxine-binding proteins. Best Pract Res Clin Endocrinol Metab,2015,29(5):735–747.

[48] Janssen OE, Golcher HM, Grasberger H, et al. Characterization of T(4)-binding globulin cleaved by human leukocyte elastase. J Clin Endocrinol Metab,2000,87(3):1217–1222.

[49] Klee GG. Clinical usage recommendations and analytic performance goals for total and free triiodothyronine measurements. Clin Chem,1996,42(1):155–159.

[50] Steele BW, Wang E, Palmer-Toy DE, et al. Total long-termwithin-laboratory precision of cortisol, ferritin, thyroxine, free thyroxine, and thyroid-stimulating hormone assays based on a College of American Pathologists fresh frozen serum study: do available methods meet medical needs for precision. Arch Pathol Lab Med,2005,129(3):318–322.

[51] Van Uytfanghe K, Stöckl D, Ross HA, et al. Use of frozen sera for FT4 standardization: investigation by equilibrium dialysis combined with isotope dilution-mass spectrom-etry and immunoassay. Clin Chem,2006,52(9):1817–1821.

[52] Soukhova N, Soldin OP, Soldin SJ. Isotope dilution tandem mass spectrometric method for T4/T3. Clin Chim Acta,2004,343(1–2):185–190.

[53] Bartalena L, Bogazzi F, Brogioni S, et al. Measurement of serum free thyroid hormone concentrations: an essential tool for the diagnosis of thyroiddysfunction. Horm Res, 1996, 45(3–5):142–147.

[54] Howorth PJ, Maclagan NF. Clinical application of serum-total-thyroxine estimation, resin uptake, and free-thyroxine index. Lancet, 1969,1(7588):224–228.

[55] Rosenfeld L. "Free thyroxine index". A reliable substitute for "free" thyroxine concentration. Am J Clin Pathol,1974,61(1):118–121.

[56] Glinoer D, Fernandez-Deville M, Ermans AM. Use of direct thyroxine-binding globulin mea-surement in the evaluation of thyroid function. J Endocrinol Investig,1978,1(4):329–335.

[57] Bartalena L, Robbins J. Thyroid hormone transport proteins. Clin Lab Med, 1993, 13(3):583–598.

[58] van Deventer HE, Mendu DR, Remaley AT, et al. Inverse log-linear relationship between thyroid-stimulating hormone and free thyroxine measured by direct analog immunoassay and tandem mass spectrometry. Clin Chem,2011,57(1):122–127.

[59] Chopra IJ, Taing P, Mikus L. Direct determination of free triiodothyronine (T3) in undiluted serum by equilibrium dialysis/radioimmunoassay (RIA). Thyroid, 1996, 6(4):255–259.

[60] Stockigt JR. Free thyroid hormone measurement. A critical appraisal. Endocrinol Metab Clin N Am,2001,30(2):265–289.

[61] Nelson JC, Weiss RM, Wilcox RB. Underestimates of serum free thyroxine (T$_4$) concentrations by free T4 immunoassays. J Clin Endocrinol Metab, 1994, 79(1):76–79.

[62] Clarke W, Schiel JE, Moser A, et al. Analysis of free hormone fractions by an ultrafast immunoextraction/displacement immunoassay: studies using free thyroxine as a model sys-tem. Anal Chem,2005,77(6):1859–1866.

[63] Toldy E, Locsei Z, Szabolcs I, et al. Protein interference in thyroid assays: an in vitro study with in vivo consequences. Clin Chim Acta,2005,352(1–2):93–104.

[64] Nelson JC, Weiss RM. The effect of serum dilution on free thyroxine (T4) concen-tration in the low T4 syndrome of nonthyroidal illness. J Clin Endocrinol Metab, 1985, 61(2):239–246.

[65] Zucchelli GC, Pilo A, Chiesa MR, et al. Systematic differences between commercial immunoassays for free thyroxine and free triiodothyronine in an external quality assessment program. Clin Chem,1994,40(10):1956–1961.

[66] Dong BJ. How medications affect thyroid function. West J Med,2000,172(2):102–106.

[67] Narayana SK, Woods DR, Boos CJ. Management of amiodarone-related thyroid problems. Ther Adv Endocrinol Metab,2011,2(3):115–126.

[68] Kwok JS, Chan IH, Chan MH. Biotin interference on TSH and free thyroid hormone mea-surement. Pathology,2012,44(3):278–280.

[69] Meier DA, Kaplan MM. Radioiodine uptake and thyroid scintiscanning. Endocrinol Metab Clin N Am,2001,30(2):291–313.

[70] Jung SJ, Kim DW. Ultrasonographic and cytopathological features of an inlammatory pseudonodule in the thyroid gland. Diagn Cytopathol, 2016,44(9):725–730.

[71] Haugen BR, Alexander EK, Bible KC, et al. American thyroid association management guidelines for adult patients with thyroid nodules and differentiated thyroid cancer: the

American thyroid association guidelines task force on thyroid nodules and differentiated thyroid cancer. Thyroid,2016,26(1):1–133.

[72] Okani CO, Otene B, Nyaga T, et al. Report of a case of papillary thyroid carcinoma in association with Hashimoto's thyroiditis. Niger Med J, 2015, 56(6):433–435.

[73] Keskin M, Savas-Erdeve S, Aycan Z. Co-existence of thyroid nodule and thyroid cancer in children and adolescents with Hashimoto thyroiditis: a single-center study. Horm Res Paediatr, 2016, 85(3):181–187.

[74] Dong LQ, Sun XM, Xiang CF, et al. Hashimoto's thyroiditis and papillary carcinoma in an adolescent girl: a case report. Mol Clin Oncol,2016,5(1):129–131.

[75] Repplinger D, Bargren A, Zhang YW, et al. Is Hashimoto's thyroiditis a risk factor for papillary thyroid cancer? J Surg Res,2008,150(1):49–52.

[76] Noureldine SI, Tufano RP. Association of Hashimoto's thyroiditis and thyroid cancer. Curr Opin Oncol,2015,27(1):21–25.

[77] Jankovic B, Le KT, Hershman JM. Clinical review: Hashimoto's thyroiditis and papillary thyroid carcinoma: is there a correlation. J Clin Endocrinol Metab,2013,98(2):474–482.

[78] Girardi FM, Barra MB, Zettler CG. Papillary thyroid carcinoma: does the association with Hashimoto's thyroiditis affect the clinicopathological characteristics of the disease? Braz J Otorhinolaryngol,2015,81(3):283–287.

[79] Bozec A, Lassalle S, Hofman V, et al. The thyroid gland: a crossroad in inlammation-induced carcinoma? An ongoing debate with new therapeutic potential. Curr Med Chem, 2010, 17(30):3449–3461.

[80] Zhu F, Shen YB, Li FQ, et al. The effects of hashimoto thyroiditis on lymph node metastases in unifocal and multifocal papillary thyroid carcinoma: a retrospective Chinese cohort study. Medicine (Baltimore),2016,95(6):e2674.

[81] Konturek A, Barczyński M, Nowak W, et al. Risk of lymph node metastases in multifocal papillary thyroid cancer associated with Hashimoto's thyroiditis. Langenbeck's Arch Surg, 2014,399(2):229–236.

[82] Rhoden KJ, Unger K, Salvatore G, et al. RET/papillary thyroid cancer rearrange-ment in nonneoplastic thyrocytes: follicular cells of Hashimoto's thyroiditis share low-level recombination events with a subset of papillary carcinoma. J Clin Endocrinol Metab, 2006, 91(6):2414–2423.

[83] Ahn D, Heo SJ, Park JH, et al. Clinical relationship between Hashimoto's thyroiditis and papillary thyroid cancer. Acta Oncol,2011,50(8):1228–1234.

[84] Wirtschafter A, Schmidt R, Rosen D, et al. Expression of the RET/PTC fusion gene as a marker for papillary carcinoma in Hashimoto's thyroiditis. Laryngoscope, 1997, 107(1):95–100.

[85] Romei C, Ciampi R, Elisei R. A comprehensive overview of the role of the RET proto-oncogene in thyroid carcinoma. Nat Rev Endocrinol,2016,12(4):192–202.

[86] Nikiforov YE. RET/PTC rearrangement—a link between Hashimoto's thyroiditis and thyroid cancer … or not. J Clin Endocrinol Metab,2006,91(6):2040–2042.

[87] Arif S, Blanes A, Diaz-Cano SJ. Hashimoto's thyroiditis shares features with early papillary thyroid carcinoma. Histopathology,2002,41(4):357–362.

[88] Boelaert K, Horacek J, Holder RL, et al. Serum thyrotropin concentration as a novel predictor of malignancy in thyroid nodules investigated by fine-needle aspiration. J Clin Endocrinol Metab,2006,91(11):4295–4301.

[89] Polyzos SA, Kita M, Efstathiadou Z, et al. Serum thyrotropin concentration as a biochemical predictor of thyroid malignancy in patients presenting with thyroid nodules. J Cancer Res Clin Oncol,2008,134(9):953–960.

[90] Haymart MR, Repplinger DJ, Leverson GE, et al. Higher serum thyroid stimulating

hormone level in thyroid nodule patients is associated with greater risks of differentiated thyroid cancer and advanced tumor stage. J Clin Endocrinol Metab,2008,93(3):809–814.

[91] Surks MI, Boucai L. Age- and race-based serum thyrotropin reference limits. J Clin Endocrinol Metab,2010,95(2):496–502.

[92] Biondi B, Cooper DS. The clinical signiicance of subclinical thyroid dysfunction. Endocr Rev, 2007, 29(1):76–131.

[93] Mussa A, Salerno MC, Bona G, et al. Serum thyrotropin concentration in children with isolated thyroid nodules. J Pediatr,2013,163(5):1465–1470.

[94] Niedziela M. Pathogenesis, diagnosis and management of thyroid nodules in children. Endocr Relat Cancer,2006,13:427–453.

[95] Hegedüs L, Bonnema SJ, Bennedbaek FN. Management of simple nodular goiter: current status and future perspectives. Endocr Rev,2003,24(1):102–132.

[96] Griebeler ML, Gharib H, Thompson GB. Medullary thyroid carcinoma. Endocr Pract, 2013, 19(4):703–711.

[97] Gülben K, Berberoğlu U, Boyabatli M. Prognostic factors for sporadic medullary thyroid carcinoma. World J Surg,2006,30(1):84–90.

[98] Kebebew E, Ituarte PH, Siperstein AE, et al. Medullary thyroid carcinoma: clinical characteristics, treatment, prognostic factors, and a comparison of staging systems. Cancer, 2000, 88(5):1139–1148.

[99] Elisei R, Bottici V, Luchetti F, et al. Impact of routine measurement of serum calcitonin on the diagnosis and outcome of medullary thyroid cancer: experience in 10,864 patients with nodular thyroid disease. J Clin Endocrinol Metab,2004,89(1):163–168.

[100] Costante G, Meringolo D, Durante C, et al. Predictive value of serum calcitonin levels for pre-operative diagnosis of medullary thyroid carcinoma in a cohort of 5817 consecutive patients with thyroid nodules. J Clin Endocrinol Metab,2007,92(2):450–455.

[101] Herrmann BL, Schmid KW, Goerges R, et al. Calcitonin screening and penta-gastrin testing: predictive value for the diagnosis of medullary carcinoma in nodular thyroid disease. Eur J Endocrinol,2010,162(6):1141–1145.

[102] Scheuba C, Kaserer K, Kotzmann H, et al. Prevalence of C-cell hyperplasia in patients with normal basal and pentagastrin-stimulated calcitonin. Thyroid,2000,10(5):413–416.

[103] Felsenfeld AJ, Levine BS. Calcitonin, the forgotten hormone: does it deserve to be forgotten. Clin Kidney,2015,8(2):180–187.

[104] d'Herbomez M, Caron P, Bauters C, et al. Reference range of serum calcitonin levels in humans: inluence of calcitonin assays, sex, age, and cigarette smoking. Eur J Endocrinol, 2007,157(6):749–755.

[105] Cheung K, Roman SA, Wang TS, et al. Calcitonin measurement in the eval-uation of thyroid nodules in the United States: a cost-effectiveness and decision analysis. J Clin Endocrinol Metab,2008,93(6):2173–2180.

[106] Gharib H, Papini E, Garber JR, et al. American Association of Clinical Endocrinologists, American College of Endocrinology, and Associazione Medici Endocrinologi medical guidelines for clinical practice for the diagnosis and management of thyroid nodules—2016 update. Endocr Pract,2016,22(5):622–639.

[107] Elisei R, Romei C. Calcitonin estimation in patients with nodular goiter and its signiicance for early detection of MTC: European comments to the guidelines of the American Thyroid Association. Thyroid Res,2013,6(1):Supp 2.

第 4 章
核医学在结节性甲状腺疾病的评价和治疗中的应用

Jolanta M. Durski，*Trond Velde Bogsrud*

真理是一个常变量。

——William J. Mayo

4.1 甲状腺结节性疾病核显像和摄取检查

4.1.1 历史回顾

碘 –131（[131]I，放射性碘）最早是在 20 世纪 30 年代后期在美国加州大学伯克利分校和麻省理工学院产生的。这些机构使用放射性碘对甲状腺功能亢进症和甲状腺癌患者进行摄碘检测和治疗[1,2]。当时由于价格昂贵，[131]I 的供应量很少，所以不得不从患者的尿液提取后重复使用。第二次世界大战后，人们开始通过核反应堆生产 [131]I，其供应量大

J.M. Durski, MD (✉)
Division of Nuclear Medicine, Department of Radiology, Mayo Clinic,
Rochester, MN 55902, USA
e-mail: Durski.Jolanta@mayo.edu

T.V. Bogsrud, MD, PhD
Radiology and Nuclear Medicine, Oslo University Hospital,
The Norwegian Radium Hospital, Oslo, Norway

© Springer International Publishing AG 2018
H. Gharib (ed.), *Thyroid Nodules*, Contemporary Endocrinology,
DOI 10.1007/978-3-319-59474-3_4

大增加。此后甲状腺放射性碘摄取检查和治疗成为常规项目。20 世纪
50 年代引入的直线扫描仪和 20 世纪 60 年代使用的伽马相机扫描使甲
状腺摄取检查和显像成为可能。在 20 世纪 60 年代中期，^{99m}Tc 高锝酸
盐和 ^{123}I 的应用代替了 ^{131}I 用于甲状腺摄取检查及显像。

多年来，甲状腺显像被常规用于甲状腺结节的评估。这个概念很简
单：几乎所有的恶性结节都是"冷结节"，而"热结节"几乎无一例外
是良性的。然而，问题是大多数良性结节也是"冷结节"，而且良性结
节远比恶性结节常见。因此，发现了"冷结节"对恶性肿瘤的阳性预测
价值很低。由于高分辨率超声（ultrasonography，US）的使用，核显像的
作用已经显著降低。超声检查成为评估甲状腺结节的首选，除非患者的
TSH 低于正常值。

4.1.2　甲状腺核素显像在甲状腺结节诊断中的应用现状

在美国，甲状腺显像仅用于患者出现甲状腺结节并且 TSH 也低于
正常水平的初步评估，如果 TSH 水平正常或升高，甲状腺显像不应作
为最初的影像学评估方法。对于多发性甲状腺结节患者，当 TSH 低于
正常时也可以考虑核素扫描[3]。最近对美国内分泌学家（美国甲状腺协
会成员，ATA）的一项调查显示，只有不到 5% 的受访者会为甲状腺结
节直径为 3cm 的临床甲功正常的甲状腺患者进行放射性核素扫描[4]。
这项调查与 16 年前发表的两项调查形成鲜明对比，这两项调查发现
23% 的 ATA 委员和 63% 的欧洲甲状腺协会（ETA）委员会给甲状腺功
能正常的甲状腺结节患者进行甲状腺核素扫描[5,6]。ETA 的比例要高得
多。因为在这些欧洲国家碘缺乏更常见。在美国以外的地区，特别是
在缺碘地区以及滤泡性腺瘤和增生性结节发病率较高的地区，甲状腺
核素显像仍用于甲状腺功能正常的甲状腺结节的评估。它有助于帮助
我们对结节进行选择性活检，避免对碘摄取增强的滤泡腺瘤的活检[7]。

甲状腺核素显像和摄取检查是否可以进行放摄性碘治疗有时无须考
虑 TSH 水平，例如，在治疗非毒性结节性甲状腺肿以减小其体积时[8]。
甲状腺核素显像可用于鉴别胸骨后甲状腺肿、其他纵隔肿瘤或异位甲
状腺组织。这通常需要单光子发射计算机断层扫描与集成计算机断层
扫描（SPECT/CT）的混合成像，以实现精确定位。

4.1.3　放射性药物

用于甲状腺核素成像、摄取检查和治疗的药物，或在核医学成像中与偶然发现的高示踪剂摄取结节，见表 4-1。

碘 -131（^{131}I）在甲状腺摄取显像和治疗中的应用

在甲状腺结节性疾病中，^{131}I 仅用于摄取检查和治疗。一小部分使用 ^{131}I 碘化钠（4~15 μCi/ 0.15~0.55MBq）的形式用于摄取检查[9]。^{131}I 用于甲状腺癌患者在甲状腺切除术后的全身成像但不应用于甲状腺结节成像[9]。与 ^{123}I 相比，^{131}I 对患者，尤其是甲状腺组织的辐射剂量要高得多，但图像质量较差。更高辐射剂量是因为其更长的半衰期 ^{131}I(8d)以及衰变过程中产生的高丰度（89%）β 射线（606keV）和高能量 γ 射线（364keV）。β 射线在 ^{131}I 治疗中非常有用（见 ^{131}I 用于治疗甲状腺结节性疾病章节）。

碘 -123（^{123}I）在甲状腺结节成像及摄取显像中的应用

以碘化钠［（^{123}I）NaI］形式存在的碘 -123（^{123}I）是一种理想的用于甲状腺伽马相机显像的放射性药物。与 ^{131}I（364keV）相比，它具有更好的伽马射线能量（159keV）用于伽马相机成像。与 ^{131}I 的半衰

表 4-1　用于甲状腺成像、摄取检查和治疗的放射性核素和放射性药物，或与偶然发现的高示踪剂摄取结节相关的放射性核素和放射性药物

放射性核素	半衰期	主要放射性物质	放射性药物	甲状腺结节的临床应用或相关性
^{123}I	13h	γ 射线	（^{123}I）NaI	闪烁扫描与碘摄取
^{124}I	4d	γ 射线和正电子	（^{124}I）NaI	PET 成像（甲状腺癌）
^{131}I	8d	γ 和 β 射线	（^{131}I）NaI	碘摄取，治疗（β 发射），甲状腺癌成像
^{99m}Tc	6d	γ 射线	^{99m}Tc 高锝酸盐 ^{99m}Tc MIBI ^{99m}Tc 替曲膦	闪烁扫描（高锝酸盐），偶然发现高摄取结节（MIBI，替罗福明）
^{111}In	67h	γ 射线	^{111}In 喷曲肽	偶然发现高摄取结节
^{18}F	110min	正电子	^{18}F-FDG ^{18}F- 胆碱	偶然发现高摄取结节
^{11}C	20min	正电子	^{11}C- 胆碱	偶然发现高摄取结节
^{68}Ga	68min	正电子	^{68}Ga SSTR(如 DOTA TATE) ^{68}Ga PSMA 配体	偶然发现高摄取结节

期 8d 相比，^{123}I 的半衰期为 13h 更适用于甲状腺显像。在示踪剂给药后 3~4h 即可进行成像。通常图像是在 ^{123}I 给药 24h 后获得，同时可以进行摄取检测。给药后 36h 可获得满意的图像和摄取检测结果。^{123}I 为口服给药，剂量为 200~400μCi（7.4~14.8MBq）[9]。

^{99m}Tc 高锝酸盐在甲状腺结节成像和摄取检查中的应用

锝 –99m（^{99m}Tc）高锝酸盐是一种负离子化合物，在体内的分布形式类似于碘。它通过碘化钠共转运体转运到甲状腺细胞中。然而，它因不能在甲状腺组织中利用而迅速被转运出来。当 ^{123}I 不能获得时，^{99m}Tc 高锝酸盐可用于甲状腺成像。^{99m}Tc 高锝酸盐可以直接从台式发生器中洗脱，因此与 ^{123}I 相比更容易获得，而且成本也大大降低。检查所需时间较短，但成像时其他组织的背景吸收较高。^{99m}Tc 高锝酸盐在甲状腺中的浓度较低，这导致了较低的目标与背景比值。然而，除了摄取非常低的情况外，较高的 ^{99m}Tc 高锝酸盐给药活度可以提供效果类似的图像。^{99m}Tc 高锝酸钠通过静脉给药，给药剂量为 2.0~10.0mCi（74~370MBq）。5~30min 后获得示踪剂图像。

碘 –124（^{124}I）在甲状腺显像和摄取检查中的应用

碘的放射性同位素——^{124}I（正电子丰度 23%）已用于甲状腺成像和放射性碘摄取检查的研究[10-12]。PET/CT 扫描仪的图像（空间）分辨率比常规伽马射线（约 4mm vs. 约 10mm）要好，^{124}I 的 PET/CT 扫描比平片或 SPECT/CT 检查更精准。因此放射性碘的 PET/CT 成像是一个很好的想法。由于 ^{124}I 可及性差，没有获得美国 FDA 批准，成本高且无法报销等原因使其不太实用。^{124}I PET/CT 扫描主要用于分化型甲状腺癌放射性碘治疗前的分期和剂量测定[13]。

4.1.4　甲状腺核素显像的过程

甲状腺成像通常使用带针孔准直器的伽马相机进行，而成像常称为"甲状腺显像"或"甲状腺扫描"（图 4-1）。当相机靠近器官时，针孔准直器会放大腺体。与标准平行孔准直器相比，它允许更好的图像分辨率，但代价是位于不同深度的结构的一些几何失真。通常情况下，获取在甲状软骨和胸骨上切迹上带有标记的前部图像，以及双侧前斜位图像。可触及的甲状腺结节和核素显像之间的相关性可以通过在结节上放置放射性标记物来实现，甚至也可以用放射性标记物在图像上"绘制轮廓"来实现[14]，也可以使用SPECT/CT作为平面成像的补充（图4-2、4-3），以更好地与超声检测到的结节进行解剖相关性比较，也可用于体积测量，或用于异位甲状腺组织的定位，SPECT/CT可以更好地分析超声和核素显像的关联。

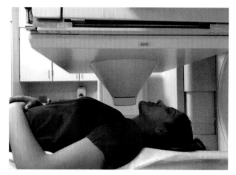

图4-1　用于甲状腺成像的带针孔准直器的伽马照相机

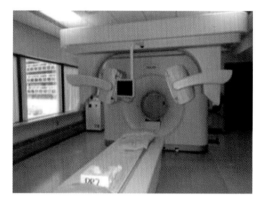

图4-2　SPECT/CT可更好地了解结节解剖相关性或异位甲状腺组织的定位。它允许衰减校正和体积测量

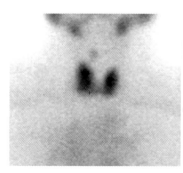
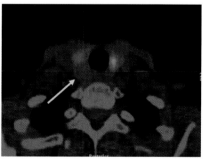

图4-3　甲状腺核素扫描显示良性细胞学的"冷"结节。患者的CT上偶然发现右叶后方直径1.2cm的甲状腺结节。在行超声引导下细针穿刺活检（FNC）之前，行 ^{99m}Tc 高锝酸盐扫描。左图：平面扫描，看不到"结节"，既不"冷"，也不"暖"。右图：SPECT/CT横断面显示甲状腺"冷"结节（箭头）。超声引导下进行FNC，细胞学检查显示为良性细胞。此病例是SPECT/CT对平面成像起补充作用的一个示例

4.1.5 甲状腺核素显像的结果解读

甲状腺显像用于评估是否存在"热"结节（示踪剂摄取大于周围正常甲状腺组织）、"暖"结节（摄取等于邻近甲状腺组织）或"冷"结节摄取（小于周围甲状腺组织）的部位，对应于可触及的结节或在超声上看到的结节。

甲状腺"热"结节

"热"结节可能是孤立的，也可能是多结节病的一部分（图 4-4）。"热"结节偶尔可以代表正常的甲状腺组织被一片低摄取的范围包围，然而，大多数"热"结节代表滤泡性腺瘤，嗜酸细胞（Hürthle 细胞）腺瘤，或增生性（腺瘤性）结节。正如在超声图像所见，它们可能表现出由于囊性变性导致摄取减少的中心区域。"热"结节通常不受 TSH 调节，它们可以产生足够量的激素导致甲状腺功能亢进，并且抑制 TSH 分泌和正常甲状腺组织的摄取，从而表现为只能在核素扫描上可见的结节（图 4-5）。自主性高功能性甲状腺腺瘤最初被定义为在给予甲状腺激

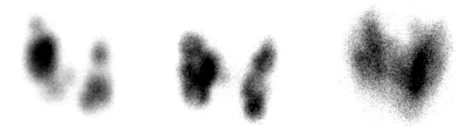

图 4-4　3 例毒性结节性甲状腺肿患者。左图：31 岁的女性，24h 摄取 [123]I 为 34%，因较年轻接受手术治疗。中图：83 岁的女性，24h 摄取 [123]I 为 25%。接受 45mCi(1.7GBq) 放射性碘治疗。右图：66 岁的女性，24h 摄取 [123]I 为 23%。接受 15mCi(555MBq) 放射性碘治疗

图 4-5　3 例自主高功能结节伴周围正常甲状腺组织不同程度的抑制

素后不减少摄取的结节[15]。目前甲状腺素抑制试验在美国没有开展，"热"结节和自主性高功能性甲状腺腺瘤名词经常互换使用。然而，抑制试验仍在一些欧洲临床实践中使用（根据个人交流）。并非所有的"热"结节患者都是甲状腺功能亢进，特别是在碘缺乏地区。一项欧洲的研究表明：368 例患者中有 49% 患有 TSH 正常的自主性高功能性甲状腺腺瘤[16]。甲状腺高功能结节细胞学检查提示为典型的滤泡性腺瘤，这可能导致不必要的甲状腺腺叶切除术，所以甲状腺扫描经常用于检查超声意外发现的结节并用于指导结节性甲状腺肿患者的细针穿刺活检（fine needle aspiration, FNA）。

恶性"热"结节是罕见的，2015 年美国甲状腺协会有关成年甲状腺结节及分化型甲状腺癌患者的管理指南（2015 年 ATA 指南）指出：由于功能亢进的结节很少是恶性肿瘤，如果发现一个结节是"热"结节，则无须进行细胞学评估[17]。然而，恶性肿瘤偶尔也会出现在"热"结节中[18]。文献检索发现，有孤立的功能性结节的患者，通过甲状腺切除术，显示恶性肿瘤概率约为 3.1%[19]。在 77 例报告的病例中，57.1% 有乳头状癌病变，36.4% 为滤泡性甲状腺癌（follicular thyroid carcinoma, FTC），在 FTC 中有 7.8% 存在 Hürthle 细胞变异（Hürthle cell variant of FTC, HTC；FTC 和 HTC 比平常更常见）。与良性的功能亢进甲状腺结节患者相比，患有恶性功能亢进结节的患者通常较年轻，且以女性为主。

甲状腺"冷"结节（图 4-6）

"冷"结节发生恶性肿瘤的风险报道不一，但最高可达 25%[20]。一项对 5 637 例"冷"结节患者的研究发现，恶性比例为 4.6%[21]。在碘充足地区比例较高（5.3%），碘缺乏地区比例较低（2.7%）。女性"冷"结节患者的癌症患病率明显低于男性（4.2% vs. 8.2%）。恶性结节的比例在 30~40 岁的患者中最小，在 30 岁以下或 60 岁以上的患者中最大。单发结节患者的甲状腺癌发生率与多发结节患者的甲状腺癌发生率并无差异。

在目前的美国临床实践中，只有 TSH 低于正常水平的患者才接受甲状腺显像，"冷"结节比过去少得多，通常出现在毒性结节性甲状

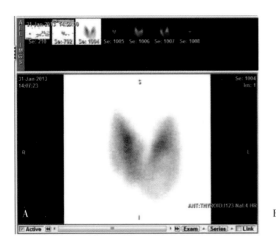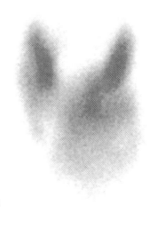

图 4-6　2 例甲状腺功能亢进症伴 "冷" 结节图像。A.[123]I 摄取率为 45%，细针穿刺活检（FNA）怀疑为滤泡性肿瘤。切除后病理：微侵袭性滤泡性癌。B. 有 Graves 病史的患者。FNA 显示为良性病变。[123]I 摄取率为 25%，接受 15mCi(555MBq) 放射性碘治疗

腺肿患者或毒性弥漫性甲状腺肿（又称 Graves 病）同时伴有结节性疾病的患者中 [22]（图 4-6）。单发的 "冷" 结节或在多发的结节性甲状腺肿中的 "冷" 结节需要用超声和超声引导下的 FNA 进行评估，如果患者存在甲状腺功能亢进，进行放射性碘治疗前应排除癌前病变。

　　重要的是排除恶性肿瘤患者的 Graves 病和 "冷" 结节，因为 Graves 病患者患甲状腺癌时其肿瘤侵袭性更高 [23]。欧洲一项多中心研究针对 140 例 Graves 病合并甲状腺结节患者的研究发现，经过手术治疗，提示有 15% 的患者为甲状腺癌 [24]。另一项对 60 例 Graves 病和结节患者的研究发现恶性比例 [22] 占 10%[22]。

　　Graves 病合并自主高功能结节（又称 Marine-Lenhart 综合征）的概率为 0.8%~2.7%[22,25,26]。尽管这些结节摄取放射性碘，但有时其摄取量比剩余部分的 Graves 病变腺体还要少。它们在甲状腺扫描上可能表现为 "冷" 结节或 "热" 结节 [26]。这类患者行放射性碘治疗时的需要剂量比 Graves 病更高，至少有 1 例 Marine-Lenhart 综合征伴恶性肿瘤的报道 [27]。

[99m]Tc 高锝酸盐与 [123]I 用于甲状腺结节显像的对比分析

　　因为 [99m]Tc 高锝酸盐与碘有不同的生理机制，[99m]Tc 高锝酸盐在甲状腺结节的扫描中有时可能与放射性碘的显像结果不一致。在 24h 内

摄取 ^{99m}Tc 高锝酸盐但不摄取放射性碘的甲状腺结节，被认为具有更高的恶性风险，因为甲状腺癌细胞通常保留摄取碘的能力但并不将其用于甲状腺激素的合成。然而，在一项对超过 300 例有单发结节或者可触及的甲状腺结节患者的研究中发现，在使用 ^{99m}Tc 高锝酸盐和 ^{123}I NaI 显像结果不一致的结节中，没有发现恶性肿瘤[28]，其中 5%~8% 的病例显像结果有差异，多结节性甲状腺肿的发生率是单发结节的两倍。组织病理学与差异类型之间无相关性。^{99m}Tc 高锝酸盐摄取高于 ^{123}I 摄取的情况比相反的情况更常见。12 例（4%）发现甲状腺癌，但无 1 例在两种显像方法中有差异。然而，Reschini 等在 7 例 30min 时摄取了 ^{99m}Tc 高锝酸盐，但 24h 内没有摄取放射性碘的甲状腺结节中发现了 2 例恶性肿瘤。这是一项前瞻性研究，研究对象为 140 例 TSH 正常且 ^{99m}Tc 高锝酸盐扫描提示"热"结节或"温"结节的患者[29]。

4.1.6　甲状腺放射性药物摄取检查

^{123}I 和 ^{131}I 放射性碘吸收率测定

放射性碘摄取检查有助于确定需要行 ^{131}I 治疗的甲状腺结节性疾病的治疗剂量。在某些情况下，低放射性碘摄入可能表明不需要做放射性碘治疗，例如，因甲状腺炎导致甲状腺功能亢进合并结节性甲状腺肿的患者（图 4-7）。

因甲状腺结节引起的甲状腺功能亢进患者放射性碘摄取通常仅轻度升高（低于典型的 Graves 病），有时在正常范围上限。在美国，在给药 24h 后正常的放射性碘摄取范围为 10%~30%。在碘缺乏地区，正常的摄取上限通常较高，可能高达 50%[30]。在美国罗切斯特的梅奥诊所，我们有时进行 4~6h 摄取检查，并使用 Hayes 等提出的以下公式推断 24h 摄取值[31]：

晚期（20~28h）摄取 =73.2 log（早期摄取）−55.7

然而，这个公式对于结节性甲状腺疾病患者可能并不准确，因为 Hayes 等的研究对象为对 Graves 病患者，使用 ^{123}I 进行甲状腺成像时，通常统一在给药后 24h 进行摄取检查。

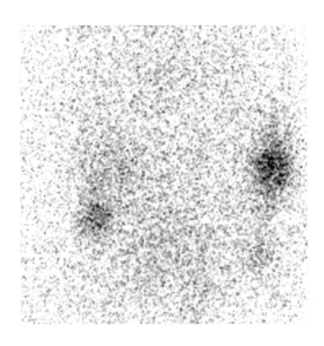

图 4-7 甲状腺功能亢进症。结节状腺体，触诊时颈部感到不适和疼痛。4h^{123}I 摄取率为 0.5%(本机构正常为 3%~16%)。诊断为亚急性甲状腺炎。甲状腺功能亢进症经随访痊愈。对主要"冷"结节的活检结果为良性

摄碘率测定的过程

　　甲状腺中放射性碘的摄取可使用甲状腺摄取探头或伽马照相机进行测定。当使用甲状腺探头时（图 4-8），在相同的时间内同时测定患者的颈部和大腿中部的值。给予患者相同剂量活性的放射性核素，并在同一时间以相同的方法对颈部进行标准放射性测定，然后进行相同时间的房间背景放射性测定。甲状腺摄取的计算公式：

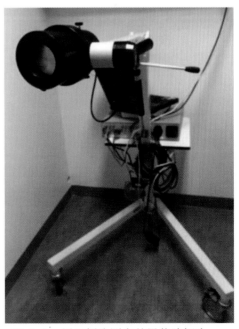

图 4-8　用于摄取测定的甲状腺探头

摄取率（%）=［（颈部计数－大腿计数）/（标准计数－房间背景计数）］×100%

当使用伽马相机进行摄取测定时，将已知的少量示踪剂放置在颈部，并放置在患者头部旁边，在伽马照相机的视野内，使用平行孔准直器（图4-9）。使用这种方法时必须给予矫正，因为药物会随时间而衰减。

使用 ^{99m}Tc 高锝酸盐进行甲状腺摄取测定

当 ^{99m}Tc 用于成像时，通常使用少量碘化钠形式的 ^{131}I 来测量伽马探针的摄取量。^{99m}Tc 高锝酸盐摄取可代替放射性碘摄取[32]。这种方法偶尔在欧洲使用，美国并未使用。用 5min 的 ^{99m}Tc 吸收估算 24h 放射性碘摄取的公式：

24h 碘摄取 =［17.72×In（5min^{99m}Tc 高锝酸盐摄取）］+30.40

正常 ^{99m}Tc 高锝酸盐摄取率为 0.5%~2%[30,34]。当考虑使用 ^{99m}Tc 高锝酸盐代替放射性碘进行甲状腺摄取检测时，建议进行单独实验室验证。用 ^{123}I 或 ^{131}I 进行放射性碘摄取测定是首选方法。

4.2 患者行甲状腺核素扫描和放射性碘治疗的准备

● 甲状腺药物和含碘产品（包括含碘的造影剂）会干扰甲状腺摄取，应该停止使用或避免在甲状腺核素扫描和放射性碘治疗前使用（表4-2）。

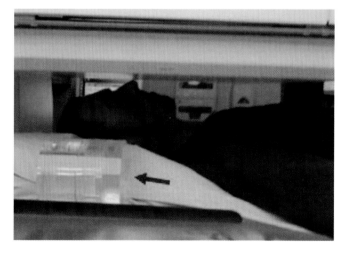

图 4-9 伽马照相机，带平行孔准直器，用于成像和摄取测定。图像中具有标准活性的颈部模型（箭头）

表 4-2　甲状腺治疗药物和含碘产品会干扰甲状腺摄取，需要在甲状腺闪烁扫描和放射性碘治疗前停用（改编自 2012 SNMMI 流程标准）

药物类型	建议停药时间
水溶性静脉造影剂	6~8wk[a]，假设肾功能正常
亲脂性静脉造影剂	1~6mo[b]
甲状腺素	3~4wk
碘塞罗宁	10~14d[c]
抗甲状腺药物（甲巯咪唑）	5~7d
含碘营养补充剂	7~10d
海带、琼脂、卡拉胶、卢戈溶液	2~3wk，取决于碘化物含量
碘化钾饱和溶液	2~3wk
外用碘（如外科皮肤准备）	2~3wk
胺碘酮	3~6 个月或更长时间

a：wk，周；b：mo，月；c：d，天

● ^{123}I 给药后的 3d 内以及注射 ^{99m}Tc 高锝酸盐后的 12~24h 内[35,36]，哺乳期母亲应避免哺乳。在此期间，应该排空母乳并将其丢弃。^{131}I 给药后不能恢复母乳喂养[36,37]。

● 甲状腺核素显像、摄取试验和放射性碘治疗在妊娠期间均禁用。

放射性碘治疗前的其他准备：

● 放射性碘治疗必须推迟到停止母乳喂养 6 周后，使增大的乳房组织回缩，尽量避免对乳房不必要的辐射。抑制乳腺分泌的药物如溴隐亭或卡麦角林，已被证明可以减少乳房吸收辐射剂量[38]。

● 最好在放射性碘治疗前 24h 内，建议所有可能怀孕的女性患者进行孕检。血液检查比尿液检查更为敏感。除了怀孕测试外，必须确保女性患者采取了适当的避孕措施，妊娠测试可能在受精后 7~10d 内显示阴性，因此，对于 10d 内可能有过未避孕史的患者，最好将治疗推迟到下次月经周期开始时。如果有确切的记录证明患者已行子宫切除术，可以省略孕检。有些机构要求已行输卵管结扎手术的患者也要进行妊娠检查。

● 通常建议在放射性碘治疗后 6 个月内避免怀孕。

● 应向患者宣教替代治疗方案、治疗风险、后续治疗、潜在的激素补充，以及潜在的二次治疗等事项。

● 必须询问患者尿失禁的情况（以限制放射性碘的污染）、恶心和呕吐的可能性。

● 医生必须确保患者能够遵守相关辐射安全说明。

● 辐射安全保护措施因当地法规而异。SNMMI 和 ATA 已经发布了他们的建议[38,39]。

● SNMMI 协会对接受放射性碘治疗患者的建议见图 4-10。

4.3　甲状腺良性结节的放射性碘治疗

甲状腺良性结节性疾病引起的临床或亚临床甲状腺功能亢进通常采取 ^{131}I 或手术治疗。治疗方式的选择基于多种因素，包括患者的年龄、合并症、个人偏好、甲状腺肿大小、放射性碘摄取、是否需要快速纠正甲状腺功能亢进、既往手术史、当地的专业能力和治疗可及性等[40]。放射性碘治疗后甲状腺腺体缩小的程度各不相同。Nygaard 等在一项针对 62 例孤立性毒性甲状腺疾病患者的前瞻性研究中发现，放射性碘治疗后，腺体体积在 3 个月内减小了 35%，24 个月后体积减小比例达到 45%[41]。一项来自欧洲的包含 438 例甲状腺功能亢进伴多灶性和弥散性自主性高功能腺瘤患者的研究显示，甲状腺体积缩小 10%~60%，平均缩小 37%[42]。

4.3.1　毒性结节性甲状腺肿

对于毒性结节性甲状腺肿，和手术相比，放射性碘治疗继发甲状腺功能减退的风险较低。梅奥诊所的一项对 253 例毒性结节性甲状腺肿患者的回顾性研究发现，1975—1993 年，^{131}I 剂量范围为 10~100mCi（370MBq~3.7GBq）[43]，平均剂量为 30mCi（1.1GBq）。患者在治疗 1 年后出现甲状腺功能减退的风险为 28%，与之相比，接受手术治疗的患者这一比例为 89%。患者放射性碘治疗 2 年后的成功率约为 90%。放射性碘治疗的成本比手术低得多，副作用和复发率也很小。毒性甲状腺肿多见于高龄患者，潜在的手术风险较高。如果甲状腺过度肿大需要更高剂量的放射性药物或者治疗后肿胀的甲状腺肿可能影响邻近

对接受放射性碘治疗患者的建议

什么是放射性碘治疗？

·放射性碘（^{131}I）是一种放射性物质，多年来被用于治疗甲状腺疾病，这种治疗既安全又有效，接受治疗的患者身体及体液中含有小剂量的放射性物质，需要注意预防。

放射性物质在体内存留多久？

·放射性物质在体内存留一小段时间，在用药最初的几天内，大部分的放射性碘还没有进入甲状腺组织时就被人体清除，放射性碘主要通过尿液排出体外，但有极少量在唾液、汗液、大便中发现。

·如果需要咨询更多信息，可以访问网址 www.snm.org.

如何能减少对他人的放射性辐射？

·可以通过与他人保持距离减少对其的放射性物质辐射，即最大限度地减少与他人的接触。医生应该与患者一起阅读以下建议，并且回答患者提出的所有问题，要让医生知道你是否能采纳并遵守这些建议，这非常重要。

·这些建议包含你是否在接受治疗后使用公共交通工具返回自己的住所，如果计划使用公共交通、宾馆或其他公共寓所，需要向医生咨询更多的注意事项。

用药后 8h 内：

·每小时喝一杯清水，如果有尿意需要尽快排尿。男性也需要坐在马桶上排尿，以减少溅起的水花。随后用纸巾擦拭马桶上的尿液，并冲两次水，洗手后需要冲洗水槽。

·与其他人保持至少 3in（1in ≈ 0.3m）的距离，尽量独自驾车回家，如果条件不允许，也应该尽量选择距离他人最远的座位。不要使用公共交通工具。

用药后 2d 内：

·不要与他人共用水杯、盘子和餐具，使用后及时清洗，因为其他人也可能会使用。

·不要与他人共用毛巾或浴巾。

·马桶冲洗两次，使用完毕后需要冲洗水槽和浴缸。

·清洗毛巾、床单、内衣以及所有可能沾染尿液和汗液的衣物。

用药后 1 周内：

·应安排其他人照料婴儿或者年龄较小的儿童。

·7d 之内应该独自睡眠，除非医生另有安排。

·避免与他人接吻和其他肢体接触。

·至少与孕妇及 18 岁以下未成年人保持 3in 的距离。

·避免与他人有近距离接触超过 5min，比如：看电影、观看比赛或乘坐公共交通工具等。

对哺乳期妇女的额外建议：

·在放射性碘治疗前必须停止母乳喂养。

·如果可能，应该在治疗前 6 周停止母乳喂养。

·治疗后不应该恢复现有孩子的哺乳。

·但是可以放心地哺乳之后出生的孩子。

·如果没有遵守这个建议，可能导致哺乳的婴儿或幼儿的甲状腺出现永久的损害。

怀孕期的建议：

·孕期不能给予放射性碘治疗，你应该主动告知医生是否怀孕或计划备孕。

·如果计划怀孕，必须等到治疗后至少 6 个月以后，以确保甲状腺素功能正常或不需要额外的放射性碘治疗。

用药后 1 周内还应该知道的其他事项：

·在治疗后长达 3 个月的时间内，体内少量的放射性物质可能会触发机场、边境口岸、政府机关、医院、垃圾处理厂的辐射检测系统。如果你在上述区域活动，请向医生咨询相关事宜。

·如果你无法避免进入上述区域，医生会出具相关情况说明。

·患者丢弃的物品上如果含有大量的尿液、唾液、鼻腔分泌物、汗液或血液，可能会触发垃圾处理厂的辐射报警，需要向医生咨询如何正确处理上述物品。

图 4-10　接受放射性碘（^{131}I）治疗的 SNMMI 患者指南

结构时，手术则成为首选的治疗方式。如果需要快速控制甲状腺功能亢进或需要迅速减小甲状腺体积，手术也是首选。手术的优点是可以切除偶然发现的甲状腺恶性肿瘤[44]。

4.3.2　单发毒性甲状腺结节的放射性碘治疗

对于单发的毒性甲状腺结节，选择放射性碘治疗还是手术治疗效果较好目前尚不明确。与全甲状腺切除术相比，单侧手术的风险更小，甲状腺功能减退的风险也更小。在一项对 630 例接受手术治疗的甲状腺功能亢进患者的回顾性研究中，35 例单发毒性甲状腺腺瘤患者行甲状腺腺叶切除术的甲状腺功能减退发生率为 14%[44]。

一项对一例 40 岁的毒性甲状腺腺瘤女性的研究通过成本 – 效益分析，显示手术效果最好，放射性碘治疗成本更低[45]。研究还显示，放射性碘治疗后有 19%（标准 SD=4%）的甲状腺功能减退风险，控制失败的甲状腺功能亢进风险为 7.7%（SD=1.7%），基于文献报道的单发自主功能甲状腺结节治疗后的甲状腺功能减退发生率各有不同。例如，一项对 52 例单发毒性甲状腺结节患者的研究中，给予 20mCi（740MBq）的 ^{131}I 治疗后，随访 4~17 年（平均 10 年）后 6% 的患者出现明显的甲状腺功能减退[46]。Ceccarelli 对 346 例接受放射性碘治疗的单发甲状腺结节合并甲状腺功能亢进患者进行了回顾性研究，随访 20 年，显示累积甲状腺功能减退发病率 1 年期为 7.6%，5 年期为 28%，10 年期为 46%，20 年期为 60%[47]。本研究包含亚临床甲状腺功能减退患者，与其他研究相比，随访时间更长。是否使用甲巯咪唑预处理与甲状腺功能减退风险增加有关，原因可能是甲巯咪唑能够降低高功能腺瘤对正常甲状腺组织的抑制作用（从而使正常组织对放射性碘的摄取增加）。有 6% 的患者需要再次治疗。直径 <4cm 的甲状腺结节患者接受了大约 13mCi（481MBq）放射性碘治疗，直径 >4cm 的甲状腺结节患者接受了 17mCi（629MBq）放射性碘治疗，需要多次治疗的患者累积放射性碘剂量为 27mCi（999MBq）。

4.3.3　非毒性结节性甲状腺肿的放射性碘治疗

非毒性结节性疾病有时需要用放射性碘治疗，以达到无须手术即可缩小腺体体积的目的。非毒性结节性甲状腺肿的碘摄取率通常很低，特别是在非缺碘地区，因此需要高放射性碘活性才能成功缩小腺体的大小。重组人促甲状腺激素（rhTSH; Genzyme Corp., Cambridge, MA, USA）有时用于低碘摄取率的结节性甲状腺肿患者（在欧洲更为常见），以增加甲状腺摄取率。在美国和欧洲，这均为超适应证用药。rhTSH 的使用剂量范围为 0.01~0.3mg。在欧洲的一项研究中，单剂 0.03mg 的重组人促甲状腺激素（rhTSH）用于大结节性甲状腺肿和低放射性碘摄取的患者，可使摄取率增加 40%，从而在不减弱疗效的情况下给予较低的治疗活性[48]。Braverman 等研究发现，与 0.03mg 的剂量相比，更高剂量的 rhTSH（0.1mg 和 0.3mg）并没有进一步增加摄取，但更高的剂量使得甲状腺激素水平上升更明显[49]。Nieuwlaat 等的研究表明，相比于炎热地区，rhTSH 治疗在寒冷地区增加了碘的吸收量，使摄取更加均匀，并使 24h 摄取量增加了 1 倍[50]。据报道，非毒性结节性甲状腺肿患者的腺体体积缩小了 30%~60%[51]。

4.3.4 ^{131}I 治疗甲状腺结节性疾病的活性剂量选择

放射性碘治疗毒性结节性甲状腺肿的方案各不相同。大多数中心使用固定剂量或单位重量腺体的摄取剂量[52]。固定剂量通常为 10~20mCi（370~740MBq）[40]。10mCi 的较低固定剂量建议用于年轻人和轻度甲状腺功能亢进患者[53]，较高的固定剂量则用于老年患者或巨大的甲状腺肿患者。Rokni 等对文献进行的荟萃分析显示：经过计算的剂量可能比固定剂量更可取[54]。

欧洲核医学和分子成像协会（European Association of Nuclear Medicine and Molecular Imaging，EANMMI）指南建议：治疗毒性或非毒性结节性甲状腺肿吸收辐射剂量为 100~150Gy，校正后的 24h 摄取量为 100~150μCi（3.7~5.5MBq）/g（甲状腺组织）[55]。指南建议自主性高功能腺瘤治疗的吸收剂量为 300~400Gy。2016 年美国 TA 指南建议每克组织经 24h 放射性碘摄取校正后，摄取量为 0.15~0.2mCi（5.55~7.4MBq）[40]。在美国罗切斯特的梅奥诊所，我们对每克组织给予 0.2mCi（7.4MBq）的摄取校正。治疗活性（A）的计算公式如下：

A=［结节性甲状腺重量（g）×0.2mCi/g］/24h 甲状腺摄取率

假定 ^{131}I 的有效半衰期为 6d，0.2mCi（7.4MBq）/g 的剂量活性相当于吸收剂量约 200Gy，但是放射性碘在结节中的滞留情况各不相同。据报道，^{131}I 在甲状腺结节内的有效半衰期范围为 1.4~8d[56]，平均值为 6d[57]。2013 年 EANMMI 发布了详细的标准剂量测量程序[58]。我们很少对甲状腺结节进行单独的有效半衰期测量，经常使用经校正后的单位腺体质量的吸收剂量来计算用于治疗的吸收剂量。在美国，通常是通过触诊来估算甲状腺结节的体积，这种方法会出现很大误差。最精确的体积测量是通过 SPECT/CT 或超声进行计算。

尽管当 TSH 水平较低时正常甲状腺组织摄取受到抑制，但摄取仍然存在，预计正常、未受 TSH 刺激的甲状腺组织的生物半衰期会延长。Reschini 等估计，当一个自主高功能腺瘤使用 300Gy 剂量治疗时，同侧甲状腺腺叶的正常甲状腺组织接受的辐射剂量为 34Gy[56]，对侧接收剂量为 32Gy。在放射性碘治疗前使用甲状腺激素可抑制正常腺体组织，并可用于较小的腺瘤患者的治疗[59]，但是此类患者一般很少需要治疗[60]。重复治疗可在治疗失败后 3 个月内进行，6 个月内更佳[52]。^{131}I 可以制备成静脉注射制剂，适用于不能耐受口服的患者。

4.3.5 放射性碘治疗良性肿瘤的不良反应

急性不良反应

● 约 3% 的患者治疗 1 周后会出现甲状腺炎伴短暂肿胀和甲状腺不适[51]。通常用非处方非甾体消炎药进行治疗。对于有症状的巨大甲状腺肿和气管狭窄患者，应考虑使用糖皮质激素[55]。

● 可能会发生短暂的味觉变化，可见于良性甲状腺疾病的治疗中，但永久性损伤少见。

● 少数患者会出现恶心（由辐射引起的胃炎），通常症状轻微，不需要治疗。

● 游离 T_4 和游离 T_3 可在治疗后 2 周内暂时升高。可能需要用 β 受体阻滞剂进行对症治疗。

永久不良反应

● 甲状腺功能减退，第 1 年发病率为 15%~20%[51]。在不同的研究中差异很大，但随着随访时间的延长而增加。

● 低风险的后续自身免疫性甲状腺功能亢进症[61]。Nygaard 等发现，毒性结节性甲状腺肿患者治疗后 149 例患者中有 6 例（4%）出现促甲状腺素（TSH）受体抗体，并发甲状腺功能亢进[62]。

● 没有明确的证据表明甲状腺功能亢进的放射性碘治疗会增加恶性肿瘤的风险。研究者对 1946—1964 年收治的 35 593 例甲状腺功能亢进症患者的回顾性研究表[63]，除甲状腺癌外，其他继发性恶性肿瘤的死亡率并没有增加[63]。瑞典的一项对 1950—1975 年接受 ^{131}I 治疗的 10 552 例患者的随访研究发现，^{131}I 治疗可能增加胃癌的发病风险，但白血病或甲状腺癌的风险没有增加。芬兰的一项对 2 793 例行放射性碘治疗患者的研究表明，一些恶性肿瘤发病率有所增加，但与对照组相比没有显著差异[65]。来自同一机构的后续研究对 6 148 例接受手术或放射性碘治疗的患者进行了分析，并将他们的年龄和性别进行分组，观察到由于甲状腺功能亢进和其他高危因素，呼吸道和胃癌发病率增加，但与治疗方式无关（手术或放射性碘治疗）[66]。

4.4 核医学在儿童结节性甲状腺疾病中的作用

与成人甲状腺结节发病率（19%~68%）相比，儿童甲状腺结节少见（1%~1.5%）。但据报道，儿童甲状腺结节的恶性肿瘤发生率高达 22%~26%，而成人为 5%~10%[17,67]。对于成人，超声和超声引导下细针穿刺活检是甲状腺结节的评估方法。核素显像仅适用于 TSH 被抑制，需要区分自主高功能结节与甲状腺结节合并 Graves 病或甲状腺炎的患者。小儿甲状腺扫描放射性示踪剂的使用应根据体重、体表面积和已知的公式（如韦氏公式）[68]，或使用小儿核医学和分子学会（Society of Nuclear Medicine and Molecular Imaging，SNMMI）的剂量计算工具，或 EANMMI 在各自的网站发布的公式计算得出。

儿童毒性结节性甲状腺疾病通常采用手术治疗而不是放射性碘治疗[7,67]，原因是这一年龄段儿童的自主结节中恶性肿瘤的发病率高（11.3%）[69]，以及考虑到放射性碘治疗可能对正常甲状腺组织潜在的致癌效应[67]。

4.5 核医学研究对细胞学不确定的甲状腺结节的潜在应用价值

对于甲状腺细胞病理学提示意义不明的非典型或滤泡性病变（Bethesda Ⅲ 类）、滤泡性肿瘤或可疑滤泡性肿瘤（Bethesda Ⅳ 类），通常进行诊断性的甲状腺切除术来区分良恶性。但在甲状腺切除术后，有 85% 的滤泡性肿瘤是良性的，因此需要改进诊断工具来减少大量的无效甲状腺切除术。

4.5.1 ^{123}I 显像对细胞学不确定的甲状腺结节的潜在应用价值

^{123}I 核素显像可用来评价细胞病理学不确定的甲状腺结节[70,71]。^{123}I 摄取的存在表明良性腺瘤的可能性很高。在缺碘地区，有时在活检之前已经做过甲状腺核素显像（详见"当前甲状腺核素显像在甲状腺结节评估"章节）。然而，在美国只有低 TSH 水平患者在活检前行甲状腺核素显像。如果腺瘤分泌的激素不足以抑制 TSH，通常会在不进行核素显像的情况下进行活检，从而可能导致细胞学检查的不确定性。如果可能，在甲状腺结节核素扫描中使用 ^{123}I 比 ^{99m}Tc 高锝酸盐能更好地评估甲状腺不确定性结节，因为恶性结节不积聚放射性碘但偶尔能积聚 ^{99m}Tc 高锝酸盐[29]（详见"^{99m}Tc 高锝酸钠与 ^{123}I 用于甲状腺结节显像的对比分析"一节）。

4.5.2 MIBI 扫描对细胞学不确定的甲状腺结节的潜在应用价值

一些研究小组已经探索了用己烷 –2– 甲氧基 –2– 甲基丙基异腈（sestamibi 或 MIBI）进行核素显像区分恶性和良性滤泡性肿瘤的可能性。Saggiorato 等研究了 51 例 ^{99m}Tc 高锝酸盐敏感的甲状腺单发"冷"结节（直径至少 10mm）[72]，使用 MIBI 摄取定量检测，恶性肿瘤的阴性预测值（negative predictive value, NPV）为 100%［95%CI（82.2%~100%）］。在最近发表的一项研究中，Giovanella 等比较了 61 例细胞病理学证实的滤泡性肿瘤的基因突变分析及 MIBI 显像[73]。使用 MIBI 摄取的定量检测发现阴性预测值为 100%。Giovanella 等认为 MIBI 定量摄取显像是鉴别可疑恶性滤泡性肿瘤的首选方法。最近 Campenni 等对 105 名甲状腺功能正常或甲状腺功能减退的甲状腺结节患者进行了另一项研究，得出同样的结论：与目测评估相比，节状通过定量分析 MIBI 的摄取提高了 MIBI 扫描的诊断准确性[74]。

4.5.3 FDG PET 对细胞学不确定的甲状腺结节的潜在诊断价值

众所周知，FDG PET 对转移性甲状腺癌具有很高的敏感度，以及甲状腺肿瘤恶性的概率可随着 FDG 摄取的增加而增加。一些机构也探索了使用 FDG PET 来区分恶性和良性滤泡性肿瘤的潜在可能性，以减少无效的诊断性甲状腺切除术。

Vriens 等对 6 项（包含 225 例患者）关于 FDG-PET 在 FNA 不确定的甲状腺结节患者中的作用的研究进行了系统回顾和荟萃分析[75]，结果显示：FDG-PET 的阴性预测值为 96%［95%CI（90%~99%）］。在一项对同一组人员的成本 – 效益分析中显示，术前充分实施 FDG-PET/CT 检查的甲状腺结节（Bethesda Ⅲ 和Ⅳ类）将预防高达 47% 的不必要的手术切除，从而降低医疗成本并提高了患者的生活质量[76]。作者认为全面实施 FDG-PET/CT 每年可减少约 42 000 例无效的甲状腺手术（医疗成本约为 9 900 万欧元），仅在美国就能减少 4 300 例无效的甲状腺手术。

在梅奥诊所进行的回顾性研究中，包括 51 名细胞学不明确的甲状腺结节患者（均为 Bethesda Ⅳ类），发现阴性预测值为 95%，SUVmax 临界值为 5，这支持了 FDG PET/CT 可用于鉴别低危患者并使其免于手术治疗的结论，且随访监测更为合理[77]。然而，2015 年 ATA 指南[17] 和美国临床内分泌学家协会、美国内分泌协会、美国医学会内分泌学分会的医学指南[7] 不建议常规使用 FDG-PET/CT 成像对细胞学不明确的甲状腺结节进行评估，指南建议 FDG-PET/CT 检查只用于具有侵袭性特征的恶性结节患者的术前分期。

4.5.4 MIBI 和 FDG-PET 用于细胞病理学不明确的甲状腺结节的对比

似乎只有少数研究比较了 FDG-PET 和 MIBI 的效果。FDG-PET/CT

和 MIBI 使用常规伽马相机，无论是否辅助使用 SPECT/CT，似乎都具有类似的效果[78,79]。Sager 等建议，MIBI 扫描作为 FNA 的辅助手段，应作为术前评估甲状腺"冷"结节患者的首选方法，因为其成本低且实用性强。但 FDG-PET 和 MIBI 均未被任何美国指南推荐[7,17,67]。有趣的是，MIBI 的性能似乎与 FDG-PET 相当，尽管 PET 扫描仪的图像性能远优于伽马相机。这提示 MIBI（线粒体）的分子靶点可能优于 FDG（己糖激酶），用于区分滤泡性肿瘤、非典型性或意义不明的滤泡性良、恶性病变。

4.6　核素成像偶然发现甲状腺局部放射性示踪物摄取增加

4.6.1　PET 偶然发现甲状腺局部 FDG 摄取增加

在接受 FDG-PET 检查的患者中，约有 2% 的患者偶然发现甲状腺局部 FDG 摄取增加[80,81]。甲状腺的局灶性高 FDG 摄取通常对应于超声上的一个明显结节。大约 1/3 的结节是恶性的，通常是原发性甲状腺癌[81]（图 4-11）。甲状腺乳头状癌（papillary thyroid carcinoma，PTC）、PTC 滤泡亚型、滤泡性癌和甲状腺髓样癌的发生率与甲状腺癌中它们的相对发生率大致相同。淋巴瘤和其他恶性肿瘤的远处转移约占偶然发现的甲状腺结节的 4%，其 FDG 摄取增加[81]。最常见的良性病因有腺瘤性结节、滤泡性腺瘤、局灶性淋巴细胞性甲状腺炎和嗜酸细胞（Hürthle 细胞）腺瘤[80]。有一些病例报告显示有一部分 FDG 摄取增加的单发结节是自主性高功能腺瘤[82]。

作为偶然发现的直径 ≥ 1cm 的甲状腺结节伴 FDG 摄取增高，约有 1/3 的可能性是恶性的，需要进一步的诊断评估，建议行 TSH 检测、超声和超声引导的 FNA。Yoon 等的研究认为，考虑到 PET/CT 上显示 FDG 摄取增加的甲状腺意外瘤恶性率高，即使没有可疑特征，也必须行超声引导下 FNA[83]。美国放射学会的白皮书指出：影像学检查偶然发现的甲状腺结节也建议行超声和超声引导下 FNA，除非患者的预计生存期很短或有严重合并症[84]。许多作者对 FDG-PET 偶然发现的结节

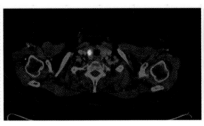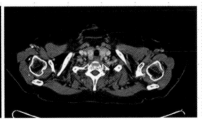

图 4-11　在 PET/CT 上偶然发现高摄取 FDG 的甲状腺结节是典型的甲状腺乳头状癌（PTC）。一名 63 岁的女性因癌症征象行 FDG-PET/CT。左图：融合 PET 和 CT 图像，在右侧甲状腺腺叶偶然发现 1cm 结节，FDG 摄取量高。右图：无对比剂的低剂量 CT，低密度结节伴钙化，对应高 FDG 摄取，超声引导的细针穿刺活检证实其为典型 PTC

中 FDG 摄取的定量是否有助于区分良性和恶性结节进行了研究。Soelberg 等对 2000—2011 年的 22 篇论文进行了回顾性分析，发现恶性结节的 SUVmax 明显高于良性结节，尽管两组之间存在大量重叠[81]。

4.6.2　偶然发现甲状腺局部摄取 FDG 之外的其他放射性示踪剂增多

示踪剂 99mTc 标记的 2- 甲氧基异丁基异腈（sestamibi；Cardiolite™，Bristol-Myers Squibb Medical Imaging，N. Billerica, MA, USA），缩写为 MIBI，其广泛应用于常规核素显像，主要用于心肌灌注成像和甲状旁腺定位。偶然发现摄取 99mTc-MIBI 增加的甲状腺结节，显示了恶性肿瘤的高发病率[85,86]。Greilsamer 等发现 137 例有甲状腺结节的患者中 44 例（32%）的 MIBI 检查显示甲状旁腺功能亢进，而在这 44 例患者中有多达 22 例（50%）患甲状腺癌[86]。

碳 -11（11C）或氟 -18（18F）标记的胆碱 PET 扫描用于定位治疗后的残余或复发前列腺癌。有几个报道指出，PET 扫描偶然发现的甲状腺结节中胆碱高摄取，为恶性或良性的嗜酸细胞（Hürthle 细胞）病变[87,88]。偶然发现的高胆碱摄取的甲状腺结节也可能是甲状旁腺腺瘤。事实上 18F- 胆碱似乎是一种非常有前途的甲状旁腺腺瘤 PET 定位示踪剂[89,90]。

镓 -68（68Ga）DOTATATE 于 2016 年 6 月 1 日获得美国 FDA 批

准为神经内分泌肿瘤的诊断显像剂，包括分化型甲状腺癌在内的许多恶性肿瘤都表达生长抑素受体。^{68}Ga DOTATOC 摄取在正常甲状腺可见，在多发性结节性甲状腺肿、Graves 病、桥本甲状腺炎、自主高功能腺瘤、甲状腺乳头状癌以及放射性碘阴性的转移性分化型甲状腺癌摄取中增加[91,92]。Nockel 等在 237 例患者中发现了 14 例甲状腺局灶性 ^{68}GaDOTATATE 摄取增加，接受随访研究的 10 例患者中有 3 例被发现患有分化型甲状腺癌。作者建议，对在 ^{68}Ga DOTATATE PET/CT 检查中偶然发现局灶性甲状腺摄取增加的患者应进一步行超声检查和 FNA[93]。

在影像学检查中偶然发现的甲状腺结节将在第 11 章进一步讨论。

致谢：

感谢 Jacek Makarewicz 博士，I Ross McDougall 博士和 Barbara Ruszczak 博士对本章内容提供的帮助。

参考文献

[1] Becker DV, Sawin CT. Radioiodine and thyroid disease: the beginning. Semin Nucl Med, 1996, 26(3):155–164.

[2] Sawin CT, Becker DV. Radioiodine and the treatment of hyperthyroidism: the early history. Thyroid,1997,7(2):163–176.

[3] Haugen BR, Alexander EK, Bible KC, et al. American Thyroid Association Management guidelines for adult patients with thyroid nodules and differentiated thyroid cancer: the American Thyroid Association guidelines task force on thyroid nodules and differentiated thyroid cancer. Thyroid,2015,26(1):1–133.

[4] Burch HB, Burman KD, Cooper DS, et al. A 2015 survey of clinical practice patterns in the management of thyroid nodules. J Clin Endocrinol Metab, 2016, 101(7):2853–2862.

[5] Bennedbaek FN, Perrild H, Hegedus L. Diagnosis and treatment of the solitary thyroid nodule. Results of a European survey. Clin Endocrinol, 1999,50(3):357–363.

[6] Bennedbaek FN, Hegedus L. Management of the solitary thyroid nodule: results of a North American survey. J Clin Endocrinol Metab,2000,85(7):2493–2498.

[7] Gharib H, Papini E, Garber JR, et al. American Association of Clinical Endocrinologists, American College of Endocrinology, and Associazione Medici Endocrinologi medical guidelines for clinical practice for the diagnosis and management of thyroid nodules – 2016 update. Endocr Pract,2016,22(5):622–639.

[8] Silberstein EB, Alavi A, Balon HR, et al. The SNMMI practice guideline for therapy of thyroid disease with 131I 3.0] J Nucl Med,2012,53(10):1633–1651.

[9] ACR-SNM-SPR Practice guideline for the performance of thyroid scintigraphy and uptake measurements. http://snmmi.iles.cms-plus.com/docs/Thyroid_Scintigraphy_1382732120053_10.pdf2009, 2009.

[10] Crawford DC, Flower MA, Pratt BE, et al. Thyroid volume measurement in thyrotoxic patients: comparison between ultrasonography and iodine-124 positron emission tomography. Eur J Nucl Med,1997,24(12):1470–1478.

[11] Eschmann SM, Reischl G, Bilger K, et al. Evaluation of dosimetry of radioiodine therapy in benign and malignant thyroid disorders by means of iodine-124 and PET. Eur J Nucl Med Mol Imaging,2002,29(6):760–767.

[12] Gabler AS, Kuhnel C, Winkens T, et al. Assessment of minimum 124I activity required in uptake measurements before radioiodine therapy for benign thyroid diseases. J Nucl Med, 2016, 57(8):1201–1206.

[13] Ruhlmann M, Jentzen W, Ruhlmann V, et al. High level of agreement between pretherapeutic 124I PET and intratherapeutic 131I images in detecting iodine-positive thyroid cancer metastases. J Nucl Med,2016,57(9):1339–1342.

[14] McDougall IR. Thyroid disease in clinical practice. US: Springer, 1992.

[15] Miller JM, Hamburger JI. The thyroid scintigram. I. The hot nodule. Radiology, 1965, 84:66–74.

[16] Chami R, Moreno-Reyes R, Corvilain B. TSH measurement is not an appropriate screening test for autonomous functioning thyroid nodules: a retrospective study of 368 patients. Eur J Endocrinol,2014,170(4):593–599.

[17] Haugen BR, Alexander EK, Bible KC, et al. 2015 American Thyroid Association Management guidelines for adult patients with thyroid nodules and differentiated thyroid cancer: the American Thyroid Association guidelines task force on thyroid nodules and differentiated thyroid cancer. Thyroid,2016,26(1):1–133.

[18] Nagai GR, Pitts WC, Basso L, et al. Scintigraphic hot nodules and thyroid carcinoma. Clin Nucl Med,1987,12(2):123–127.

[19] Mirfakhraee S, Mathews D, Peng L, et al. A solitary hyperfunctioning thyroid nodule harboring thyroid carcinoma: review of the literature. Thyroid Res, 2013, 6(1):7.

[20] Tonacchera M, Pinchera A, Vitti P. Assessment of nodular goitre. Best Pract Res Clin Endocrinol Metab,2010,24(1):51–61.

[21] Beliore A, La Rosa GL, La Porta GA, et al. Cancer risk in patients with cold thyroid nodules: relevance of iodine intake, sex, age, and multinodularity. Am J Med, 1992, 93(4):363–369.

[22] Carnell NE, Valente WA. Thyroid nodules in Graves' disease: classiication, characterization, and response to treatment. Thyroid,1998,8(7):571–576.

[23] Beliore A, Garofalo MR, Giuffrida D, et al. Increased aggressiveness of thyroid cancer in patients with Graves' disease. J Clin Endocrinol Metab, 1990, 70(4): 830–835.

[24] Kraimps JL, Bouin-Pineau MH, Mathonnet M, et al. Multicentre study of thyroid nodules in patients with Graves' disease. Br J Surg,2000,87(8):1111–1113.

[25] Joven MH, Anderson RJ. Marine-Lenhart syndrome. Endocrine, 2015,49(2):570–571.

[26] Charkes ND. Graves' disease with functioning nodules (Marine-Lenhart syndrome). J Nucl Med,1972,13(12):885–892.

[27] Uludag M, Aygun N, Ozel A, et al. A rare presentation of autonomously functioning

papillary thyroid cancer: malignancy in Marine-Lenhart syndrome nodule. Case Rep Surg,2016,2016:5. 8740405

[28] Kusic Z, Becker DV, Saenger EL, et al. Comparison of technetium-99m and iodine-123 imaging of thyroid nodules: correlation with pathologic findings. J Nucl Med, 1990, 31(4):393–399.

[29] Reschini E, Ferrari C, Castellani M, et al. The trapping- only nodules of the thyroid gland: prevalence study. Thyroid,2006,16(8):757–762.

[30] Garberoglio S, Testori O. Role of nuclear medicine in the diagnosis of benign thyroid diseases. Front Horm Res,2016,45:24–36.

[31] Hayes AA, Akre CM, Gorman CA. Iodine-131 treatment of Graves' disease using modiied early iodine-131 uptake measurements in therapy dose calculations. J Nucl Med, 1990, 31(4):519–522.

[32] Higgins HP, Ball D, Eastham S. 20-M in ^{99m}Tc thyroid uptake: a simpliied method using the gamma camera. J Nucl Med, 1973,14(12):907–911.

[33] Smith JJ, Croft BY, Brookeman VA, et al. Estimation of 24-hour thyroid uptake of I-131 sodium iodide using a 5-minute uptake of technetium-99m pertechnetate. Clin Nucl Med, 1990, 15(2):80–83.

[34] Czepczynski R. Nuclear medicine in the diagnosis of benign thyroid diseases. Nucl Med Rev Cent East Eur,2012,15(2):113–119.

[35] Romney BM, Nickoloff EL, Esser PD, et al. Radionuclide administration to nursing mothers: mathematically derived guidelines. Radiology, 1996, 160(2):549–554.

[36] Leide-Svegborn S, Ahlgren L, Johansson L, et al. Excretion of radionuclides in human breast milk after nuclear medicine examinations. Biokinetic and dosimetric data and recom-mendations on breastfeeding interruption. Eur J Nucl Med Mol Imaging, 2016, 43(5):808–821.

[37] Mountford PJ, Coakley AJ. A review of the secretion of radioactivity in human breast milk: data, quantitative analysis and recommendations. Nucl Med Commun, 1989, 10(1):15–27.

[38] Brzozowska M, Roach PJ. Timing and potential role of diagnostic I-123 scintigraphy in assessing radioiodine breast uptake before ablation in postpartum women with thyroid cancer: a case series. Clin Nucl Med,2006,31(11):683–687.

[39] Sisson JC, Freitas J, McDougall IR, et al. Radiation safety in the treatment of patients with thyroid diseases by radioiodine 131I: practice recommendations of the American Thyroid Association. Thyroid,2011,21(4):335–46.

[40] Ross. 2016 American Thyroid Association guidelines for diagnosis and Management of Hyperthyroidism and other causes of thyrotoxicosis. Access date 9/11/2016. http://online. liebertpub.com/doi/pdfplus/10.1089/thy.2016.0229, 2016.

[41] Nygaard B, Hegedus L, Nielsen KG, et al. Long-term effect of radioactive iodine on thyroid function and size in patients with solitary autonomously functioning toxic thyroid nodules. Clin Endocrinol,1999,50(2):197–202.

[42] Reinhardt MJ, Joe A, von Mallek D, et al. Dose selection for radioiodine therapy of borderline hyperthyroid patients with multifocal and disseminated autonomy on the basis of ^{99m}Tc-pertechnetate thyroid uptake. Eur J Nucl Med Mol Imaging, 2002,29(4):480–485.

[43] Erickson D, Gharib H, Li H, et al. Treatment of patients with toxic multinodular goiter. Thyroid, 1998,8(4):277–282.

[44] Bransom CJ, Talbot CH, Henry L, et al. Solitary toxic adenoma of the thyroid gland. Br J Surg, 1979,66(8):592–595.

[45] Vidal-Trecan GM, Stahl JE, Eckman MH. Radioiodine or surgery for toxic thyroid adenoma: dissecting an important decision. A cost-effectiveness analysis. Thyroid, 2004, 14(11):933–945.

[46] Huysmans DA, Corstens FH, Kloppenborg PW. Long-term follow-up in toxic solitary autono-mous thyroid nodules treated with radioactive iodine. J Nucl Med, 1991, 32(1):27–30.

[47] Ceccarelli C, Bencivelli W, Vitti P, et al. Outcome of radioiodine-131 ther-apy in hyperfunctioning thyroid nodules: a 20 years' retrospective study. Clin Endocrinol, 2005, 62(3):331–335.

[48] Ceccarelli C, Antonangeli L, Brozzi F, et al. Radioiodine ^{131}I treatment for large nodular goiter: recombinant human thyrotropin allows the reduction of radioiodine ^{131}I activity to be administered in patients with low uptake. Thyroid, 2011, 21(7):759–764.

[49] Braverman L, Kloos RT, Law B Jr, et al. Evaluation of various doses of recombinant human thyrotropin in patients with multinodular goiters. Endocr Pract, 2008,14(7):832– 839.

[50] Nieuwlaat WA, Hermus AR, Sivro-Prndelj F, et al. Pretreatment with recombinant human TSH changes the regional distribution of radioiodine on thyroid scinti-grams of nodular goiters. J Clin Endocrinol Metab,2001,86(11):5330–5336.

[51] Hegedus L, Bonnema SJ, Bennedbaek FN. Management of simple nodular goiter: current status and future perspectives. Endocr Rev,2003,24(1):102–132.

[52] Iagaru A, McDougall IR. Treatment of thyrotoxicosis. J Nucl Med,2007, 48(3): 379–389.

[53] Clerc J, Dagousset F, Izembart M, et al. Radioiodine therapy of the autonomous thyroid nodule in patients with or without visible extranodular activity. J Nucl Med, 1995, 36(2):217–223.

[54] Rokni H, Sadeghi R, Moossavi Z, et al. Eficacy of different protocols of radioiodine therapy for treatment of toxic nodular goiter: systematic review and meta-analysis of the literature. Int J Endocrinol Metab,2014,12(2):e14424.

[55] Stokkel MP, Handkiewicz Junak D, Lassmann M, et al. EANM procedure guidelines for therapy of benign thyroid disease. Eur J Nucl Med Mol Imaging, 2010, 37(11):2218– 2228.

[56] Reschini E, Matheoud R, Canzi C, et al. Dosimetry study in patients with autonomous thyroid nodule who are candidates for radioiodine therapy. J Nucl Med, 1999, 40(11):1928–1934.

[57] Berg GE, Michanek AM, Holmberg EC, et al. Iodine-131 treatment of hyperthyroidism: signiicance of effective half-life measurements. J Nucl Med, 1996, 37(2):228–232.

[58] Hanscheid H, Canzi C, Eschner W, et al. EANM dosimetry commit-tee series on standard operational procedures for pre-therapeutic dosimetry II. Dosimetry prior to radioiodine therapy of benign thyroid diseases. Eur J Nucl Med Mol Imaging, 2013, 40(7):1126– 1134.

[59] Horst W, Rosler H, Schneider C, et al. 306 cases of toxic adenoma: clinical aspects,

findings in radioiodine diagnostics, radiochromatography and histology; results of 131-I and surgical treatment. J Nucl Med,1967,8(7):515–528.

[60] Meller J, Becker W. The continuing importance of thyroid scintigraphy in the era of high-resolution ultrasound. Eur J Nucl Med Mol Imaging,2002,29(Suppl 2):S425–438.

[61] Huysmans AK, Hermus RM, Edelbroek MA, et al. Autoimmune hyperthyroidism occurring late after radioiodine treatment for volume reduction of large mul-tinodular goiters. Thyroid,1997,7(4):535–539.

[62] Nygaard B, Faber J, Veje A, et al. Transition of nodular toxic goiter to autoimmune hyperthyroidism triggered by 131I therapy. Thyroid,1999,9(5):477–481.

[63] Ron E, Doody MM, Becker DV, et al. Cancer mortality following treatment for adult hyperthyroidism. Cooperative Thyrotoxicosis Therapy Follow-up Study Group. JAMA, 1998, 280(4):347–355.

[64] Holm LE, Hall P, Wiklund K, et al. Cancer risk after iodine-131 therapy for hyperthyroidism. J Natl Cancer Inst,1991,83(15):1072–1077.

[65] Metso S, Auvinen A, Huhtala H, et al. Increased cancer incidence after radioiodine treatment for hyperthyroidism. Cancer,2007,109(10):1972–1979.

[66] Ryodi E, Metso S, Jaatinen P, et al. Cancer incidence and mortality in patients treated either with RAI or thyroidectomy for hyperthyroidism. J Clin Endocrinol Metab, 2015, 100(10):3710–3717.

[67] Francis GL, Waguespack SG, Bauer AJ, et al. Management guidelines for children with thyroid nodules and differentiated thyroid cancer. Thyroid, 2015, 25(7):716–759.

[68] Pandey AK, Sharma SK, Sharma P, et al. Development of a radiopharmaceutical dose calculator for pediatric patients undergoing diagnostic nuclear medicine studies. Indian J Nucl Med, 2013,28(2):75–78.

[69] Croom RD 3rd, Thomas CG Jr, Reddick RL, et al. Autonomously functioning thyroid nodules in childhood and adolescence. Surgery,1987,102(6):1101–1108.

[70] Wahl R. In: Braverman LE Cooer D. The thyroid. Thyroid radionuclide uptake and imaging studies. 10th ed. Philadelphia: Lippincott Williams & Wilkins, 2013.

[71] Mazzaferri EL. Management of a solitary thyroid nodule. N Engl J Med, 1993, 328(8): 553–559.

[72] Saggiorato E, Angusti T, Rosas R, et al. ^{99m}Tc-MIBI imaging in the presurgical characterization of thyroid follicular neoplasms: relationship to multidrug resistance protein expression. J Nucl Med,2009,50(11):1785–1793.

[73] Giovanella L, Campenni A, Treglia G, et al. Molecular imaging with (99m)Tc-MIBI and molecular testing for mutations in differentiating benign from malignant follicular neoplasm: a prospective comparison. Eur J Nucl Med Mol Imaging, 2016,43(6):1018–1026.

[74] Campenni A, Giovanella L, Siracusa M, et al. (99m)Tc-Methoxy-isobutyl-isonitrile scintigraphy is a useful tool for assessing the risk of malignancy in thyroid nodules with indeterminate fine-needle cytology. Thyroid, 2016, 26(8):1101–1109.

[75] Vriens D, de Wilt JH, van der Wilt GJ, et al. The role of [18F]-2-luoro-2-deoxy-d-glucose-positron emission tomography in thyroid nodules with indeterminate fine-needle aspiration biopsy: systematic review and meta-analysis of the litera-ture. Cancer, 2011, 117(20): 4582–4594.

[76] Vriens D, Adang EM, Netea-Maier RT, et al. Cost-effectiveness of FDG-PET/CT for cytologically indeterminate thyroid nodules: a decision analytic approach. J Clin Endocrinol Metab,2014,99(9):3263–3274.

[77] Merten MM, Castro MR, Zhang J, et al. Examining the role of preopera-tive positron emission tomography/computerized tomography (PET/CT) in combination with ultrasonography in discriminating benign from malignant cytologically indeterminate thyroid nodules. Thyroid,2016,27(1):95–102.

[78] Sager S, Vatankulu B, Erdogan E, et al. Comparison of F-18 FDG-PET/CT and Tc-99m MIBI in the preoperative evaluation of cold thyroid nodules in the same patient group. Endocrine,2015,50(1):138–145.

[79] Piccardo A, Puntoni M, Treglia G, et al. Thyroid nodules with indeterminate cytology: prospective comparison between 18F-FDG-PET/CT, multipa-rametric neck ultrasonography, ^{99m}Tc-MIBI scintigraphy and histology. Eur J Endocrinol, 2016, 174(5):693–703.

[80] Bogsrud TV, Karantanis D, Nathan MA, et al. The value of quantifying 18F-FDG uptake in thyroid nodules found incidentally on whole-body PET-CT. Nucl Med Commun, 2007, 28(5):373–381.

[81] Soelberg KK, Bonnema SJ, Brix TH, et al. Risk of malignancy in thyroid incidentalo-mas detected by 18F-luorodeoxyglucose positron emission tomography: a systematic review. Thyroid, 2012,22(9):918–925.

[82] Gianoukakis AG, Karam M, Cheema A, et al. Autonomous thyroid nodules visualized by positron emission tomography with 18F-luorodeoxyglucose: a case report and review of the literature. Thyroid,2003,13(4):395–399.

[83] Yoon JH, Cho A, Lee HS, et al. Thyroid incidentalomas detected on 18F-luorodeoxyglucose-positron emission tomography/computed tomography: Thyroid Imaging Reporting and Data System (TIRADS) in the diagnosis and management of patients. Surgery, 2015, 158(5):1314–1322.

[84] Hoang JK, Langer JE, Middleton WD, et al. Managing incidental thyroid nodules detected on imaging: white paper of the ACR Incidental Thyroid Findings Committee. J Am Coll Radiol, 2015,12(2):143–150.

[85] Treglia G, Caldarella C, Saggiorato E, et al. Diagnostic performance of (99m)Tc-MIBI scan in predicting the malignancy of thyroid nodules: a meta-analysis. Endocrine, 2013, 44(1):70–78.

[86] Greilsamer T, Blanchard C, Christou N, et al. Management of thyroid nodules incidentally discovered on MIBI scanning for primary hyperparathyroidism. Langenbeck's Arch Surg, 2015, 400(3):313–318.

[87] Aziz AL, Courbon F, Dierickx LO, et al. Oncocytic adenoma of thyroid inci-dentally detected by 18F-Fluorocholine PET/CT. J Nucl Med Technol, 2015, 43(2):133–134.

[88] Lalire P, Zalzali M, Garbar C, et al. Incidental detection of oxyphilic papillary thyroid carcinoma by 18F-luorocholine PET/CT. Clin Nucl Med,2016,41(6):512–513.

[89] Lezaic L, Rep S, Sever MJ, et al. (18)F-Fluorocholine PET/CT for localization of hyperfunctioning parathyroid tissue in primary hyperparathyroidism: a pilot study. Eur J Nucl Med Mol Imaging,2014,41(11):2083–2089.

[90] Michaud L, Burgess A, Huchet V, et al. Is 18F-luorocholine-positron emission

tomography/computerized tomography a new imaging tool for detecting hyperfunctioning parathyroid glands in primary or secondary hyperparathyroidism. J Clin Endocrinol Metab, 2014, 99(12):4531–4536.

[91] Lincke T, Orschekowski G, Singer J, et al. Increased gallium-68 DOTATOC uptake in normal thyroid glands. Horm Metab Res,2011,43(4):282–286.

[92] Versari A, Sollini M, Frasoldati A, et al. Differentiated thyroid cancer: a new perspective with radiolabeled somatostatin analogues for imaging and treatment of patients. Thyroid, 2014, 24(4):715–726.

[93] Nockel P, Millo C, Keutgen X, et al. The rate and clinical signiicance of incidental thyroid uptake as detected by gallium-68 DOTATATE posi-tron emission tomography/ computed tomography. Thyroid,2016,26(6):831–835.

第 5 章
甲状腺结节的影像学诊断

Tara L. Henrichsen

5.1 引 言

　　早在 1900 年就有了甲状腺影像，胸部 X 线检查就有提示甲状腺床钙化及气管偏移。1910 年在硫酸钡食管造影图上也发现了甲状腺肿块。然而，最大的进步发生在 20 世纪 60 年代末，当时超声波已成为第一种横断面成像方式，使我们能够观察身体的软组织并看到甲状腺的内部结构。今天，高频超声仍然是甲状腺成像的主要工具。然而，甲状腺及其相关结节现在多在不同的横断面影像学检查，包括 CT、MRI，甚至颈部血管超声检查中被偶然发现。此外，在核医学功能成像中使用 MIBI 或 ^{18}F 脱氧葡萄糖或 ^{11}C– 胆碱标记的 PET/CT 用于甲状腺结节的摄取显像。许多文章和观点认为甲状腺成像的应用是甲状腺恶性肿瘤过度诊断的原因。然而，更重要的是，甲状腺超声成像也使许多有可疑结节表现的患者避免了手术和细针穿刺活检（FNA）。关于甲状腺结节的超声识别模式以及最近的甲状腺成像报告和数据系统（TI-RADS）分类已有很多报道，这些将在本章中讨论。此外，本章还会探

T.L. Henrichsen, MD
Department of Radiology, Mayo Clinic, 200 1st Street SW, Rochester, MN 55901, USA
e-mail: Henrichsen.tara@mayo.edu

© Springer International Publishing AG 2018
H. Gharib (ed.), *Thyroid Nodules*, Contemporary Endocrinology,
DOI 10.1007/978-3-319-59474-3_5

讨如何处理在其他影像学检查中偶然发现的甲状腺结节。

5.2 超声检查技术

颈部超声的诊断价值取决于其获取图像技术的质量。该技术包括技师获取图像技能的训练、患者体位、设备质量以及使用最合适的成像参数等。所有获取甲状腺诊断性临床图像的医疗从业者都应该进行超声设备的使用培训，要了解解剖学、超声波的物理原理、设备和图像生成。

所有患者均应仰卧位、颈部过伸，对整个甲状腺进行扫描成像。过伸有助于在胸骨锁骨处显露甲状腺下极，减少甲状腺前的软组织厚度。这种姿势最好使用沙袋或小枕头放在肩胛下方。从小型手持设备到大型多功能诊断设备，超声设备的灵敏度和图像质量有较大差异。甲状腺最重要的扫描参数是使用范围至少扩展到 15mHz 的高频探头，大多数供应商都有用于扫描范围为 8~18mHz 的甲状腺的小型线性阵列探头，可以使小的表面结构具有最高的分辨率和清晰度。然而，在颈部较粗、甲状腺较深的情况下，需要显著降低频率以穿透到足够的深度，才能看到甲状腺组织和结节，但这样会降低分辨率。理想的甲状腺显像包括两部分：甲状腺两侧叶的横向和纵向图像。任何甲状腺结节都应有 3 个垂直图像测量（前后 × 横向 × 纵向）来评估体积。每侧腺叶的图像回放可以更好地了解整个腺体情况和评估结节的钙化和边缘情况。所有图像都应保存在存档系统中，以便于比较。此外，还应仔细评估颈部淋巴结，并记录在案。

5.3 图像模式识别

图像模式识别方法已经被广泛用于区分典型良性和典型恶性甲状腺结节[1,2]。美国甲状腺协会（ATA）和美国临床内分泌学家协会（AACE）在其建议中也纳入了一些图像模型。这些图像模式既包括良性结节，也包括恶性结节，能够帮助判断是否需要或者避免穿刺活检[3]。

第一个示例是单纯性囊肿或以囊性为主的结节（图 5-1）。这些被认为是非肿瘤性增生性结节退化导致的囊性成分。重要的是，应该注意任何相关的软组织回声以排除可疑的实性成分。而绝大多数甲状腺恶性肿瘤为实性或少于 5% 的囊性，但 2.5% 的甲状腺癌可以有大于 50% 的囊性改变。与之密切相关的是胶质囊性结节，主要表现为在无回声中但含有明亮的高回声病灶伴彗星尾征或环状伪影（图 5-2）。这被认为是大量胶质凝集的产物。囊性结节中存在胶质及彗星尾样伪影已被证明是良性的[4]。

另一种可识别为良性结节的模式是海绵状结节，文献中也将其描述为蜂窝状或蓬松的糕点状外观。所有这些描述指的是由薄间隔分隔的多个小囊性间隙（图 5-3）。这些表现很可能是良性的，由增生而形成。偶尔可见高回声结节。这一发现需要仔细鉴别，因为小的囊性区

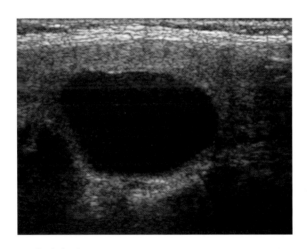

图 5-1 单纯性甲状腺囊肿

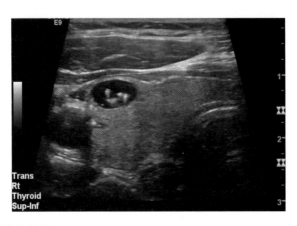

图 5-2 胶质囊性结节

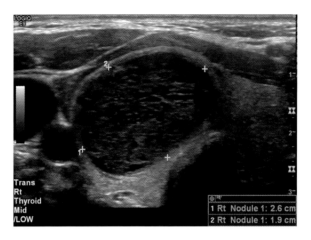

图 5-3　海绵状结节

域在囊区后壁有一个高回声线性界面一般是良性的，不要与甲状腺结节内部发现的微小钙化相混淆。

　　另一种典型的良性模式是弥漫性微小低回声结节。图 5-4 展示了桥本甲状腺炎的典型表现，该病也被称为慢性淋巴细胞性甲状腺炎。这些结节的直径范围为 1~6mm，病理上与淋巴浆细胞浸润和淋巴滤泡有关，可能有组织间的回声带，与病理上的纤维化相对应。腺体通常对称受累。这种表现对桥本甲状腺炎有 95% 的阳性预测值（positive predictive value, PPV）[1,5]。判断血供并不是很有帮助，因为其血供可能是正常、增加或减少的。结节也常见于桥本甲状腺炎，应仔细评估

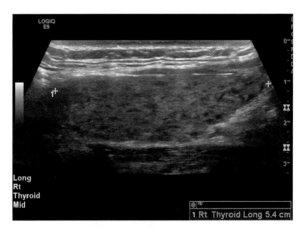

图 5-4　弥漫性微小低回声结节

每个结节，因为甲状腺结节使甲状腺乳头状癌的风险增加了 16%，并且与原发性甲状腺淋巴瘤有关[6,7]。图 5-5 展示了一个被广泛接受但少见的情况：桥本甲状腺炎合并良性结节所表现的"长颈鹿图案"。主要表现为一些增强回声被细带状低回声分割成大小不一的形状。类似于在长颈鹿身上看到的图案。图 5-6 所示的结节回声是这种良性改变的变体。有时也被称为"白衣骑士"，该结节的病理学表现为桥本甲状腺炎的良性再生结节[2]。

也有一些与恶性肿瘤相关的图像模式，其中最常见的恶性模式是低回声实性结节伴微钙化或点状回声灶，如图 5-7 所示。绝大多数甲状腺乳头状癌是低回声，具有高敏感度但低特异度，因为许多良性结

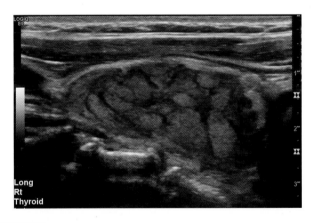

图 5-5　长颈鹿图案

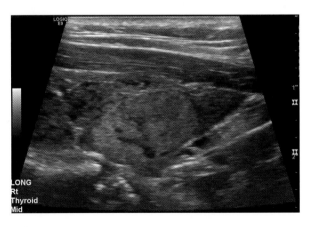

图 5-6　结节回声

节也是低回声。微钙化敏感度低，特异度高，这已经在一些荟萃分析中得到了验证[8,9]。结合这两种特征会增加甲状腺癌诊断的特异性。点状强回声灶继发于微小钙化，可能是砂粒体和（或）无定形钙沉积。沙粒体很可能是坏死细胞的次生产物，导致钙在病灶周围堆积。无定形钙化可能继发于变性或纤维化。两者均见于甲状腺乳头状癌。

与恶性肿瘤相关的另一种模式是低回声实性结节伴中心粗大钙化（图5-8）。该病灶为边界清晰的低回声结节伴中央致密的钙化，提示髓样癌[1]。然而，由于髓样癌仅占所有甲状腺癌的3%~5%，大钙化更常见于乳头状癌，这可能是继发于微钙化的聚集[10]。需要注意的是，大钙化也常见于良性结节和多发性结节性甲状腺肿，主要病因是营养不良。因此，低回声结节伴粗大钙化是令人担忧的图像模式，但仅有粗大钙化并不令人担忧。

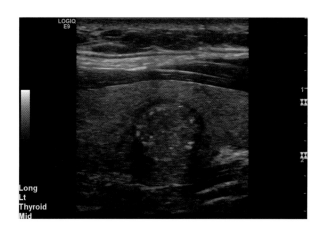

图 5-7　低回声实性结节伴微钙化或点状回声灶

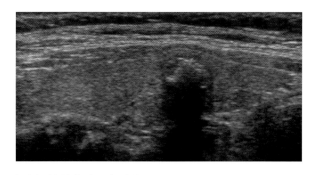

图 5-8　低回声实性结节伴中心粗大钙化

这些图像模式在出现时具有特异性，但其敏感性不足以发现所有恶性肿瘤或对所有结节进行分类。因此，很多机构都在探索实施分类的方案，包括更多的外观和特征，这被称为甲状腺影像报告和数据系统（TI-RADS）。

5.4 甲状腺影像报告和数据系统（TI-RADS）

针对 TI-RADS 已发表了多篇论文，虽然对于这些系统的使用还没有达成共识，但许多卫生系统已经开始使用，主要目的是规范甲状腺结节成像和报告，以进行可靠和可重复性的恶性肿瘤风险分级。这些系统仿照美国放射学会（ACR）的乳腺影像报告和数据系统（BI-RADS），包括将特定的描述归入特定的风险类别，为每个描述指定一个分值，然后将这些分值相加归入某个风险类别。所有提出的模型都使用相同的术语，使用数值系统或风险描述对甲状腺结节进行分类。例如，TI-RADS 1 类对应的是正常 / 良性，TI-RADS 2 类对应良性 / 可能良性，TI-RADS 3 类对应可能良性 / 不确定，TI-RADS 4 类对应可疑 / 可能恶性，TI-RADS 5 类对应高度提示恶性肿瘤[11,12]。这些类别被分为不同的级别，TI-RADS 1 类对应的恶性肿瘤的风险范围为 0~2%，TI-RADS 2 类是 2%~10%，TI-RADS 3 类是 2%~30%，T-RADS 4 类是 5%~92%，TI-RADS 5 类是 80%~100%[11,12]。在对已经公布的许多拟议系统进行荟萃分析后，ACR 预计将在 2019 年发布 TI-RADS。这将提升整个影像学报告的分类一致性。2015 年，ACR 专家委员会开始制作"甲状腺超声报告词典"，以标准化报告流程。

5.5 甲状腺超声报告词典

2015 年 ACR 发表了一份"甲状腺超声报告词典"[13]，将报告类术语分为以下 6 类。

第 1 类：结节的成分。

推荐的术语包括囊性，描述为完全充满的液体。囊性成分为主，软组织体积小于 50%；实性成分为主，软组织体积占总体积的 50% 以上；实性描述为几乎完全为固体，只有少数微小的囊性空间；海绵状组织，这个之前讨论过，是由多个微小的囊性空间组成（图 5-9）。

第 2 类：提供了 4 种回声选项，所有这些选项都与周围的组织相比较。

高回声与甲状腺实质相比增加；等回声与甲状腺实质相似；低回声与甲状腺实质相比减弱；极低回声与颈部肌肉组织相比减弱（图 5-10）。

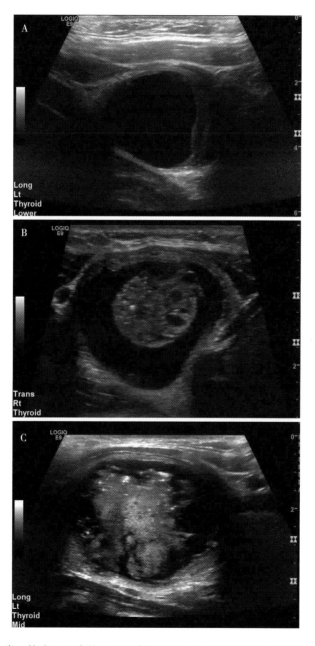

图 5-9　第 1 类：构成。A. 囊状。B. 以囊状为主。C. 以实心为主。D. 实心。E. 海绵状

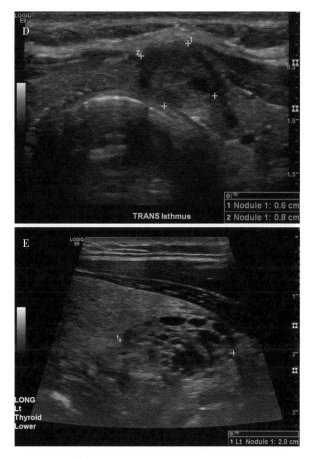

（续）图 5-9

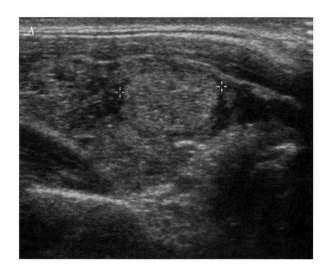

图 5-10　第 2 类：回声。A. 高回声。B. 等回声。C. 低回声。D. 极低回声

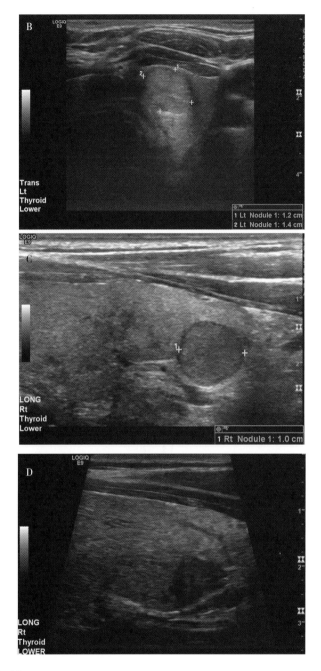

（续）图 5-10

第 3 类：结节的形状。

在几项荟萃分析中确定的唯一具有显著敏感性和特异性的结节形状是高度大于宽度（图 5-11）。

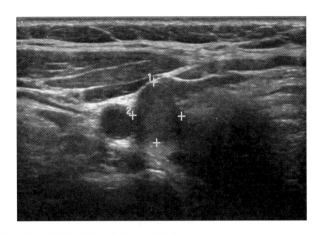

图 5-11　第 3 类：形状比例，高度超过宽度

第 4 类：结节的大小。

甲状腺结节应分为 3 个平面进行测量，即纵向、横向和前后。结节大小的测量更重要的是方便随访比较而不是确定活检的标准。

第 5 类：6 个关于结节边界的描述（图 5-12）。

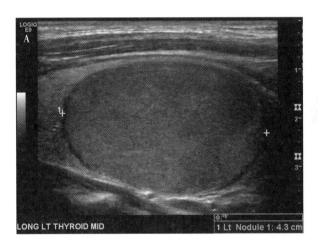

图 5-12　第 5 类：结节边界。A. 光滑。B. 不规则。C. 分叶状。D. 界限不清。E. 晕圈。F. 腺外延伸

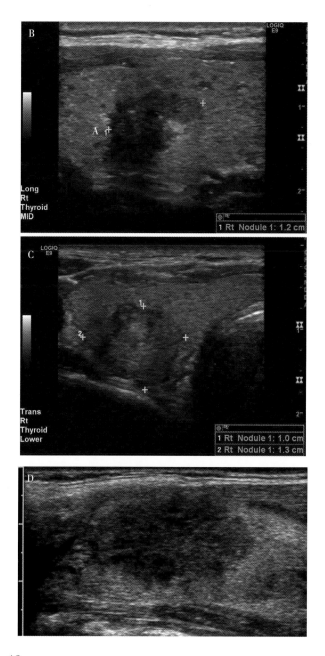

（续）图 5-12

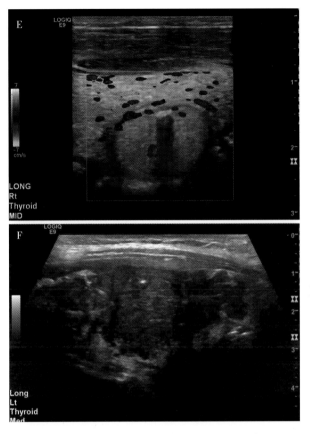

（续）图 5-12

　　球形或椭圆形结节分界清晰，边缘光滑。不规则指的是边缘呈刺状、锯齿状的或尖角状，突出到周围的实质中。分叶状边缘是圆形的突起进入周围的实质。界限不清是指那些无法明确定义边界的地方。晕圈是结节的边缘呈深色，可能不完整。最后一个边缘描述是腺外延伸，即结节已经突破甲状腺包膜。

　　第 6 类：结节回声。

　　点状回声灶呈点状，直径 <1mm。粗大钙化足以产生后方声影。周围钙化包绕结节的大部分。彗星尾样伪影是三角形的混合伪影。不同类型的回声病灶示例见图 5-13[13]。

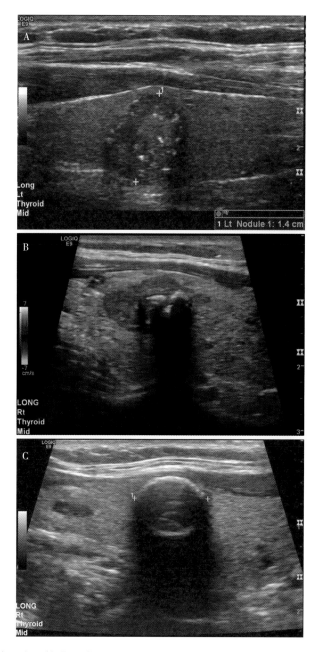

图 5-13　第 6 类：结节回声。A. 点状回声。B. 粗大钙化。C. 周围钙化。D. 彗星尾样伪影

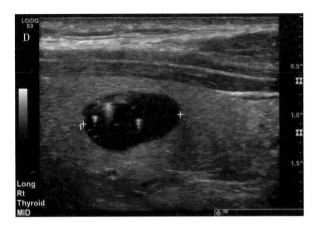

（续）图 5-13

每个类别描述都有一个评分，这些评分的总和最终可以形成一个诊断建议。提示良性的病灶无须进一步检查，可能是良性的病灶需要随访观察，提示恶性的病灶则建议活检。

5.6 其他影像学检查

5.6.1 PET-CT

^{18}F-FDG PET 可以检出 4% 的甲状腺阳性结节，15%~50% 具有恶性肿瘤风险。关于 SUV 值（标准化摄取率）有较多的研究，它有可靠的临界值，可能对甲状腺癌有较高的诊断价值，但尚未确定[14,15]。最近的一项研究比较了 ^{18}F-FDG PET 阳性结节与 TI-RADS 结果，结果显示 ^{18}F-FDG PET 具有较高的敏感度和特异度，建议对所有局部 PET 阳性结节进行活检，除非预期寿命短或有严重基础疾病无法活检的患者[14,16-18]。C- 胆碱 PET/CT 扫描也显示出乳头状癌有很强的摄取性，建议使用超声引导下 FNA 进行评估，并将预期寿命和合并症纳入决策参考[19]。

5.6.2 核医学检查

甲状腺核素显像可以使用 [99m]Tc 高锝酸盐或放射性同位素碘，如 [123]I。放射性同位素碘是首选，因为 [99m]Tc 高锝酸盐有较高的假阴性率。这些检查的主要目的是评估结节是否有功能。高功能结节恶性可能性低，因此不推荐行 FNA。然而，如果一个结节在高锝酸盐扫描时功能亢进，应该行碘扫描，因为在碘扫描中，有一小部分功能低下的结节可能是恶性的[20]。无功能结节也称为"冷"结节，应该进一步用超声和 FNA 进行评估。任何不确定的检查结果都应该进行超声检查，以确定是否建议行 FNA。^{99m}Tc 高锝酸盐 – 甲氧基异丁基异腈（MIBI）和^{111}In 奥曲肽扫描可检出罕见的甲状腺癌。但是这种摄取是不确定的，建议用超声进一步评估以确定是否需要行 FNA[21]。

5.6.3 CT 和 MRI

CT 和 MRI 均被认为是先进的横断面成像技术，然而这两者都不足以发现甲状腺内结节的微小细节。多达 25% 的胸部 CT 和 18% 的颈部 CT 和 MRI 可发现甲状腺结节[17,22]，这两种方法都能很好地评估甲状腺恶性肿瘤的腺外侵犯及区域转移。最近一些机构开始使用三层流程图系统来确定是否需要 FNA。这个组合是由 ACR 发表，包含了预期寿命、年龄和结节大小，目的是减少 FNA 和非恶性病变的手术治疗。研究表明，这种决策过程确实可以减少 35%~46% 的 FNA 率，但其假阴性率为 13%[18]。这意味着在 35 岁以下年龄组中，直径 <1cm 的甲状腺乳头状癌的漏诊率为 1.2%，而在 35 岁以上年龄组中，直径 <1.5cm 的甲状腺乳头状癌的漏诊率为 1%。

5.6.4 其他先进超声技术

甲状腺弹性超声成像和超声造影研究的开展较为活跃，并已经显示出一些应用前景。重要的是要注意有不同类型的弹性超声检查。这些技术都是通过测量甲状腺结节及周围甲状腺实质的弹性参数来实现的，但是在测量时施加的外力却不相同。传统的实时弹性成像（realtime elastography，RTE）技术需要通过超声探头施加外部的压力，从而测量组织的扭曲程度。这种技术非常依赖于操作者的技术。因此其诊断效果与灰阶超声相比，在各种研究中差异很大，从表现优异到表现欠佳均有报道[18]。

剪切波弹性成像（shear wave elastography，SWE）又称为声辐射力脉冲成像（acoustic radiation force impulse imaging，ARFI），是一种利用声波力测量由此产生的横波传播速度来检测组织弹性的技术。

几个已发表的荟萃分析报告显示，它具有高灵敏度，为 0.80~0.84，特异度为 0.81~0.93，阴性预测值高[25-28]。但直接比较这两种弹性成像技术的研究很少。

甲状腺结节的超声造影（contrast enhanced ultrasound，CEUS）于 2006 年首次报道[29]。研究表明，良性结节中环状强化更常见[30]，恶性结节中不均匀强化更常见。然而，结果存在重叠，因此没有可靠的发现。目前的研究主要聚焦于增强的定量和增强峰值的最大强度，但这些尚未应用于临床[31-33]。

甲状腺的成像从 20 世纪初就开始了，然而，在过去的几十年中，首选检查方法仍是超声。虽然已经有多种新的横断面成像和核医学技术应用，但没有一种方法被证明优于超声检查。最近公布的新的 TI-RADS 分类方法和描述术语将超声作为甲状腺的标准成像技术。此外，先进的超声技术也在积极地研究之中并可能成为超声诊断的辅助手段。

参考文献

[1] Reading CC, Charboneau JW, Hay ID, et al. Sonography of thyroid nodules: a "classic pattern" diagnostic approach. Ultrasound Q,2005,21(3):157–165.

[2] Bonavita JA, Mayo J, Babb J, et al. Pattern recognition of benign nodules at ultrasound of the thyroid: which nodules can be left alone. Am J Roentgenol, 2009, 193(1):207–213.

[3] Henrichsen TL, Reading CC, Charboneau JW, et al. Cystic change in thyroid carcinoma: prevalence and estimated volume in 360 carcinomas. J Clin Ultrasound, 2010,38(7):361–366.

[4] Ahuja A, Chick W, King W, et al. Clinical signiicance of the comet-tail artifact in thyroid ultrasound. J Clin Ultrasound,1996,24(3):129–133.

[5] Yeh HC, Futterweit W, Gilbert P. Micronodulation: ultrasonographic sign of Hashimoto thyroiditis. J Ultrasound Med,1996,15(12):813–819.

[6] Anderson L, Middleton WD, Teefey SA, et al. Hashimoto thyroiditis: part 1, sonographic analysis of the nodular form of Hashimoto thyroiditis. Am J Roentgenol, 2010, 195(1):208–215.

[7] Anderson L, Middleton WD, Teefey SA, et al. Hashimoto thyroiditis: part 2, sonographic analysis of benign and malignant nodules in patients with dif-fuse Hashimoto thyroiditis. Am J Roentgenol,2010,195(1):216–222.

[8] Brito JP, Gionfriddo MR, Al Nofal A, et al. The accuracy of thyroid nodule ultrasound to predict thyroid cancer: systematic review and meta-analysis. J Clin Endocrinol Metab, 2013, 99(4):1253–1263.

[9] Remonti LR, Kramer CK, Leitao CB, et al. Thyroid ultrasound features and risk of carcinoma: a systematic review and meta-analysis of observational studies. Thyroid, 2015, 25(5):538–550.

[10] Lee S, Shin JH, Han BK, Ko EY. Medullary thyroid carcinoma: comparison with papillary thyroid carcinoma and application of current sonographic criteria. Am J Roentgenol, 2010,194(4):1090–1094.

[11] Kwak JY, Han KH, Yoon JH, et al. Thyroid imaging reporting and data system for US features of nodules: a step in establishing better stratiication of cancer risk. Radiology, 2011, 260(3):892–899.

[12] Horvath E, Majlis S, Rossi R, et al. An ultrasonogram reporting system for thyroid nodules stratifying cancer risk for clinical management. J Clin Endocrinol Metab, 2009, 94(5):1748–1751.

[13] Grant EG, Tessler FN, Hoang JK, et al. Thyroid ultrasound reporting lexicon: white paper of the ACR thyroid imaging, Reporting and data system (TIRADS) committee. J Am Coll Radiol, 2015,12(12 Pt A):1272–1279.

[14] Yoon JH, Cho A, Lee HS, et al. Thyroid incidentalomas detected on 18F-luorodeoxyglucose-positron emission tomography/computed tomography: thyroid imaging reporting and data system (TIRADS) in the diagnosis and management of patients. Surgery,2015,158(5):1314–1322.

[15] Choi JY, Lee KS, Kim HJ, et al. Focal thyroid lesions incidentally identiied by integrated 18F-FDG PET/CT: clinical signiicance and improved character-i zation. J Nucl Med, 2006, 47(4):609–615.

[16] Brindle R, Mullan D, Yap BK, et al. Thyroid incidentalomas discovered on positron emission tomography CT scanning - malignancy rate and signiicance of standardised uptake values. Eur J Surg Oncol,2014,40(11):1528–1532.

[17] Soelberg KK, Bonnema SJ, Brix TH, et al. Risk of malignancy in thyroid incidentalomas detected by 18F-luorodeoxyglucose positron emission tomography: a systematic review. Thyroid, 2012,22(9):918–925.

[18] Hoang JK, Langer JE, Middleton WD, et al. Managing incidental thyroid nodules detected on imaging: white paper of the ACR incidental thyroid findings committee. J Am Coll Radiol,2015,12(2):143–150.

[19] Welle CL, Cullen EL, Peller PJ, et al. (11)C-choline PET/CT in recurrent prostate cancer and nonprostatic neoplastic processes. Radiographics,2016,36(1):279–292.

[20] Reschini E, Ferrari C, Castellani M, et al. The trapping-only nodules of the thyroid gland: prevalence study. Thyroid,2006,16(8):757–762.

[21] Hoang JK, Grady AT, Nguyen XV. What to do with incidental thyroid nodules identiied on imaging studies. Review of current evidence and recommendations. Curr Opin Oncol, 2015, 27(1):8–14.

[22] Ahmed S, Horton KM, Jeffrey RB Jr, et al. Incidental thyroid nodules on chest CT: review of the literature and management suggestions. Am J Roentgenol, 2010, 195(5):1066–1071.

[23] Moon HJ, Sung JM, Kim EK, et al. Diagnostic performance of gray-scale US and elastography in solid thyroid nodules. Radiology,2012,262(3):1002–1013.

[24] Wang Y, Dan HJ, Dan HY, et al. Differential diagnosis of small single solid thyroid nodules using real-time ultrasound elastography. J Int Med Res,2010,38(2):466–472.

[25] Liu BJ, Li DD, Xu HX, et al. Quantitative shear wave velocity measurement on acoustic radiation force impulse elastography for differential diagnosis between benign and malignant thyroid nodules: a meta-analysis. Ultrasound Med Biol,2015,41(12):3035–3043.

[26] Zhan J, Jin JM, Diao XH, et al. Acoustic radiation force impulse imaging (ARFI) for

differentiation of benign and malignant thyroid nodules-a meta-analysis. Eur J Radiol, 2015, 84(11):2181–2186.

[27] Zhang B, Ma X, Wu N, et al. Shear wave elastography for differentiation of benign and malignant thyroid nodules: a meta-analysis. J Ultrasound Med, 2013,32(12):2163–2169.

[28] Lin P, Chen M, Liu B, et al. Diagnostic performance of shear wave elastography in the identiication of malignant thyroid nodules: a meta-analysis. Eur Radiol, 2014, 24(11):2729–2738.

[29] Bartolotta TV, Midiri M, Galia M, et al. Qualitative and quanti-tative evaluation of solitary thyroid nodules with contrast-enhanced ultrasound: initial results. Eur Radiol, 2006, 16(10):2234–2241.

[30] Zhang B, Jiang YX, Liu JB, et al. Utility of contrast-enhanced ultrasound for evaluation of thyroid nodules. Thyroid,2010,20(1):51–57.

[31] Molinari F, Mantovani A, Deandrea M, et a. Characterization of single thyroid nodules by contrast-enhanced 3-D ultrasound. Ultrasound Med Biol,2010,36(10):1616–1625.

[32] Nemec U, Nemec SF, Novotny C, et a. Quantitative evaluation of contrast-enhanced ultrasound after intravenous administration of a microbubble contrast agent for differentiation of benign and malignant thyroid nodules: assessment of diagnostic accuracy. Eur Radiol,2012,22(6):1357–1365.

[33] Jiang J, Huang L, Zhang H, et al. Contrast-enhanced sonography of thyroid nodules. J Clin Ultrasound,2015,43(3):153–156.

第 6 章
甲状腺结节细针穿刺活检

Tara L. Henrichsen

6.1　引　言

　　细针穿刺活检（FNA）是评估甲状腺结节的重要技术。这项微创检查最初是在触诊下进行的，如今绝大多数都是在超声引导下完成。超声引导下 FNA 技术在甲状腺结节评估中的应用使甲状腺切除术中恶性结节的比例从 14% 增加到 50% 以上[1]。由于 FNA 排除了甲状腺良性病变手术切除的必要性，因此越来越少的患者因良性疾病接受手术。推荐进行超声引导下 FNA，因为该技术具有较低的假阴性率且诊断率较高[2]。由于其实时引导及准确定位的优势，已成为仅次于超声的甲状腺结节检查方法。

6.2　穿刺前准备

　　甲状腺结节 FNA 的适应证可参考超声放射科医师协会（SRU）、美国甲状腺协会（ATA）、美国临床内分泌学家协会（AACE）、国

T.L. Henrichsen, MD
Department of Radiology, Mayo Clinic, 200 1st Street SW, Rochester, MN 55901, USA
e-mail: Henrichsen.tara@mayo.edu

© Springer International Publishing AG 2018
H. Gharib (ed.), *Thyroid Nodules*, Contemporary Endocrinology,
DOI 10.1007/978-3-319-59474-3_6

家综合癌症网络（NCCN）已发布的甲状腺成像报告和数据系统（TI-RADS）或个体机构的诊疗流程。穿刺前准备包括预先扫描以确定最佳的颈部位置，从而以最短的距离到达评估的结节。通常情况下，最佳体位是颈部略微过度伸展，用沙袋或毛巾卷放在肩胛骨下。初步评估还包括选择最合适的超声探头。甲状腺检查中，首选适用于浅表器官的 8~18mHz 的高频探头，这些探头通常是线性阵列，可能会有一个更大的伪影，更适用于中等尺寸的颈部。具有更小伪影的高频线性探头通常有"曲棍球棒"或"L"形探头，有助于更好地接触较细的颈部。在颈部较大或结节位于甲状腺后部较深的情况下，可使用低频探头（5~10mHz），以优化该深度的可视效果，尽管其分辨率较低。超声变焦、深度、焦点、时间增益补偿等参数的优化也很重要，以确保在活检时显示穿刺针及目标结节的整体长度。

此外，还需要选择活检的结节部位，特别是在囊实性混合结节中，实性部分应该是 FNA 的靶点，见图 6-1。虽然 FNA 可以使用其他成像方式进行引导，但因为超声可以实现实时可视化，所以是首选。实时超声引导有助于使穿刺针尖避开血管等重要结构，可以最大限度地减少穿刺相关的出血，并可以记录在 FNA 过程中针尖在结节内的位置。

6.3　操作步骤

FNA 的操作步骤包括准备好的超声探头，确保探头清洁和无菌。

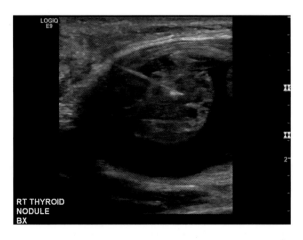

图 6-1　细针穿刺活检时将针置入部分囊性甲状腺结节的实性部分

现在广泛使用的是商用无菌探头盖，即浸泡系统灭菌设备。其他准备程序包括用高水平消毒布巾保持与探头接触 3min 以上，目的是达到要超声引导可接受的灭菌水平。穿刺过程如图 6-2 所示。皮肤准备包括用氯己定、碘或酒精类消毒剂清洁颈部，市面上有很多一次性

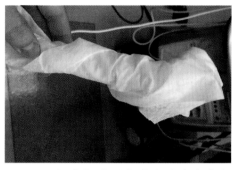

图 6-2　超声探头用高浓度消毒布巾包裹，为细针穿刺活检做准备

清洁包，见图 6-3。无菌保护套也有助于保持无菌。

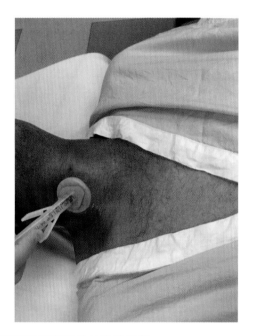

图 6-3　甲状腺结节细针穿刺活检的皮肤准备

6.4　操作技术

　　FNA 可以在局部麻醉或不麻醉的情况下进行。FNA 的类型可能决定是否进行麻醉。如果只进行单次抽吸，很多机构不使用局部麻醉。但是局部麻醉可提高患者的舒适度，减少其在手术过程中的焦虑[3]。局部麻醉药物包括利多卡因乳膏、注射用利多卡因或利多卡因 8.4% 碳酸

氢钠缓冲液。局部使用利多卡因需要在穿刺前 30min 应用，真皮层麻醉效果最好。在操作之前注射利多卡因使皮肤出现皮丘从而对真皮进行麻醉，更深的麻醉需要穿过覆盖在甲状腺表面的带状肌组织使麻醉药物进入甲状腺周围（图 6-4）。理想的麻醉为利多卡因等待 1min，利多卡因缓冲液等待 2min。缓冲的利多卡因可增加溶液的 pH 值，减轻皮下渗透性疼痛。缓冲利多卡因可预先包装，在医院药房制备，或在房间里将 10

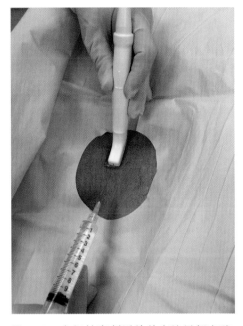

图 6-4　在细针穿刺活检前实施局部麻醉

份 1% 利多卡因和 1 份 8.4% 碳酸氢钠混合。来自急诊医学、麻醉学、外科学和皮肤病学的文献也证明使用利多卡因缓冲液经皮穿刺可产生较少的疼痛[3-6]。利多卡因注射速度被认为与患者初始注射时的疼痛有关。然而，Krause 等发现，虽然注射较慢的患者的疼痛感有所降低，但差异无统计学意义[7]。局部麻醉的并发症并不常见，已报道的并发症为刺激皮肤并引起瘙痒。对利多卡因过敏的情况也有报道，应在活检前询问患者药物过敏史。

　　超声引导下 FNA 通常采用如图 6-5 所示的长轴技术，穿刺针在超声探头短轴的中心部位。这种长轴技术可保证从真皮到甲状腺结节的全程可视化（图 6-6）。穿刺结节定位使用针导或徒手进行。许多供应商都提供一种可直接连接在超声探头上的针导装置，辅助引导穿刺。虽然徒手超声引导技术需要熟练的手眼协调，但其允许在结节内重新改变结节位置从而定位到结节实性部分更多、血管更少的部位，以增加穿刺的准确性。为 FNA 选择的穿刺针大小为 23~27 号，最常用的是 25 号针头。穿刺时可以采用抽吸辅助技术或细针毛细管取样技术（图 6-5），有时被称为细针毛细管取样或 FNC。通过毛细管取样的标本应

直接涂片于载玻片，然后立即用
酒精固定，最后送到病理科染
色和判读。如果使用抽吸技术，
通常先将样品放入液体防腐剂
中，然后制成薄的细胞涂片或
旋转成细胞块，再送往病理科
进行判读。细针毛细管取样技
术出现无法诊断标本的情况很
少[8]，但与负压轴吸技术相比，
该技术会导致更多的组织损伤
和出血。空芯针穿刺活检（core
needle biopsy，CNB）也是病理
诊断的一种选择，但可能并发
出血，疼痛的发生率也更高。
因此，CNB 一般用于 FNA 后的
再次活检。

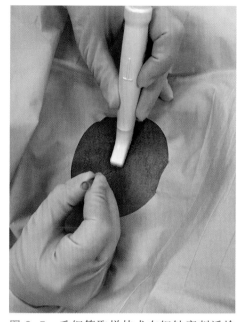

图 6-5　毛细管取样技术在细针穿刺活检
长轴可视化中的针位

6.5　并发症

　　与任何经皮穿刺活检一样，FNA 也存在一定的风险。从技术上讲，

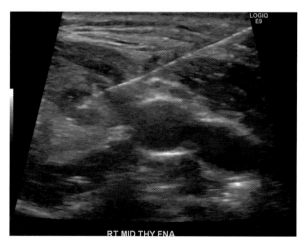

图 6-6　超声图像显示细针穿刺活检过程中穿刺针从皮肤到结节的完全可视化

感染是术后的一种潜在并发症，虽然鲜有报道。最常见的术后并发症是出血，甲状腺 FNA 的并发症发生率极低，Polyzos 和 Anastakis 的报道指出，FNA 后的出血发生率为 1.9%~6%[9]。出血可能发生在甲状腺内（通常发生在活检的目标结节内）、甲状腺周围或皮下组织。皮肤穿刺部位瘀青最常见。也可能出现局部疼痛，但通常持续时间很短。已报道的罕见并发症包括甲状腺肿、气管损伤和喉返神经损伤。

甲状腺结节 FNA 对患者的管理产生了深远的影响，通过这种技术协助，可以指导治疗和防止不必要的手术。这和其他所有的操作技术一样，对技术的细节和质量要求很高。

参考文献

[1] Yassa L, Cibas ES, Benson CB, et al. Long-term assessment of a multidisciplinary approach to thyroid nodule diagnostic evaluation. Cancer,2007,111(6):508–516.

[2] Kim MJ, Kim EK, Park SI, et al. US-guided fine-needle aspiration of thyroid nodules: indications, techniques, results. Radiographics,2008,28(7):1869–1886; discussion 87

[3] McNaughton C, Zhou C, Robert L, et al. A randomized, crossover comparison of injected buffered lidocaine, lidocaine cream, and no analgesia for peripheral intravenous cannula insertion. Ann Emerg Med,2009,54(2):214–220.

[4] Orlinsky M, Hudson C, Chan L, et al. Pain comparison of unbuffered versus buffered lidocaine in local wound iniltration. J Emerg Med,1992,10(4):411–415.

[5] Ganter-Ritz V, Speroni KG, Atherton M. A randomized double-blind study comparing intradermal anesthetic tolerability, eficacy, and cost-effectiveness of lidocaine, buffered lidocaine, and bacteriostatic normal saline for peripheral intravenous insertion. J Infus Nurs, 2012,35(2):93–99.

[6] Xia Y, Chen E, Tibbits DL, et al. Comparison of effects of lidocaine hydrochloride, buffered lidocaine, diphenhydramine, and normal saline after intradermal injec-tion. J Clin Anesth, 2002, 14(5):339–343.

[7] Krause RS, Moscati R, Filice M, et al. The effect of injection speed on the pain of lidocaine iniltration. Acad Emerg Med,1997,4(11):1032–1035.

[8] Romitelli F, Di Stasio E, Santoro C, et al. A comparative study of ine needle aspiration and ine needle non-aspiration biopsy on suspected thyroid nodules. Endocr Pathol, 2009, 20(2):108–113.

[9] Polyzos SA, Anastasilakis AD. Systematic review of cases reporting blood extravasation-related complications after thyroid fine-needle biopsy. J Otolaryngol Head Neck Surg, 2010, 39(5):532–541.

第7章
甲状腺的细胞学特征和分类

Michael Rivera，*Jennifer L. Sauter*，*Michael R. Henry*

7.1 引　言

甲状腺细针穿刺活检（FNA）是评价甲状腺结节的关键方法。自20世纪70年代以来，FNA在美国已经普遍使用，而在欧洲的使用还要再早20年。甲状腺FNA的目的是区分良、恶性病变。甲状腺癌的发病率约为2.5/1 000人[1]。然而，尸检研究表明，10%~26%的患者具有偶发的微小乳头状癌。鉴于许多微小癌的偶发性和临床无害性，该型被命名为"高分化甲状腺乳头状微肿瘤"[2-4]，但在实践中并未被病理学家广泛使用[5]。

文献报道的甲状腺FNA的敏感度为43%~100%，特异度为47%~100%[6-10]，假阴性率为1.5%~11.5%，假阳性率为0~8%[11-14]。在单次抽吸过程中，利用受试者工作特征曲线分析，FNA总体准确度约为90%[15]。这些数据对于指导FNA的合理使用具有重要意义，可帮助确认面对阴性结果或不确定结果时，哪些情况需要再次穿刺。然而，需要指出的是，一些切除的甲状腺肿瘤的分类尚不统一，包括肿瘤是

M. Rivera, MD (✉) • J.L. Sauter, MD • M.R. Henry, MD
Anatomic Pathology, Mayo Clinic, 200 First Street SW, Rochester, MN 55905, USA
e-mail: rivera.michael@mayo.edu

© Springer International Publishing AG 2018
H. Gharib (ed.), *Thyroid Nodules*, Contemporary Endocrinology,
DOI 10.1007/978-3-319-59474-3_7

良性还是恶性。有包膜的滤泡变异型甲状腺乳头状癌就是最好的例证。在切除标本上诊断出滤泡变异型甲状腺乳头状癌的符合率为 39%[16]。组织学诊断的这种可变性自然会导致不同机构之间甲状腺细胞学诊断准确度的差异，也可能会影响报告的恶性肿瘤风险[15]。最近的数据显示，乳头状癌非侵袭性滤泡变异亚型及其惰性生物学特性与典型甲状腺乳头状癌有不同的分子特征，最近被提议将命名改为具有乳头状特征的非侵袭性滤泡状肿瘤（noninvasive follicular tumor with papillary-like features，NIFTP）[19]。病变性质相关的取样问题可能是影响 FNA 报告准确性的另一因素，如病变为实性或囊性。囊性结节的恶性肿瘤发生率高达 25%，且更常见于较大的囊肿和含有实性成分的囊肿[20,21]。

甲状腺结节患者发生原发性甲状腺恶性肿瘤的风险视情况而定，主要包括年龄、性别、结节大小和影像学特征。上述特征对预测甲状腺癌患者的预后也有重要意义。合并桥本甲状腺炎的患者的甲状腺癌风险增加，但这一观点仍有争议[22]。辐射暴露是甲状腺癌的公认风险[23,24]。筛选出从 FNA 中获益最大的患者人群是诊疗的重要步骤。一般情况下，直径 ≥ 1.0cm 的具有可疑或不确定特征的单发结节患者为 FNA 的适合人群[25]。在特殊情况下，根据临床和影像学特征，无论细针穿刺结果如何，患者都会接受甲状腺手术。然而，FNA 仍然可以提供有用的信息，用于指导手术范围。例如，在增生背景中出现较大甲状腺肿块的患者，需要考虑到显性增生结节、滤泡性肿瘤和甲状腺乳头状癌的可能性。如果 FNA 显示嗜酸细胞聚集，可能为 Hürthle 细胞肿瘤，临床医生可决定是否进行甲状腺次全切除或全切除，因为直径 >4.0cm 的 Hürthle 细胞肿瘤的恶性概率为 65%[26-28]。如果 FNA 只显示大滤泡和胶质，则一般是良性结节，建议进行较小范围的手术或观察。

决定患者是否需要接受手术的影响因素较为复杂，因此建立统一的甲状腺 FNA 报告系统显得尤为重要。为此，甲状腺细胞病理报告 Bethesda 系统（Bethesda system for reporting thyroid cytopathology，TBSRTC）于 2007 年推出[29]。该系统分为 6 类：Ⅰ类，无法诊断或取材不满意；Ⅱ类，良性；Ⅲ类，意义不明的非典型（atypia of undetermined significance，AUS）或滤泡性病变（follicular lesion of undetermined significance，FLUS）；Ⅳ类，滤泡性肿瘤或可疑滤泡性肿瘤；Ⅴ类，可疑恶性；Ⅵ类，恶性。可能累及甲状腺的罕见疾病，如甲状腺内副神经节瘤，没有编入 TBSRTC 系统中，可以使用传统的细胞学报告类别进行报告。甲状腺 FNA 被诊断为良性，至少需要 6 簇良性滤泡细胞，每个集群应该至少包含 10 个细胞。无法诊断的类别包括细胞过少或标本受到如血细胞、过度干燥或过厚的涂片等人为干扰。然而，在含有丰富胶质的情况下，可以允许滤泡细胞减少。当然，这一结论是结合胶质结节的影像学特征和临床表现得出的。在组织细胞（而不是胶质）背景中的滤泡细胞减少或缺失的情况下，需要更加谨慎，使用Ⅰ类（无法诊断或不满意的）可能更合适。Ⅰ类恶性肿瘤的风险是 1%~4%，Ⅲ类（AUS 和 FLUS）包括一组不符合良性、可疑或恶性的病变。TBSRTC 概述了几种使用 AUS/FLU 类别的场景。这一类别可以适用于在良性抽吸物背景下显示滤泡细胞有一些核沟和核膜不规则的情况。AUS/FLUS 也可以应用于稀疏的细胞抽吸物，这些稀疏的细胞抽吸物显示胶质背景中有占优势的 Hürthle 细胞。也有人建议 AUS 的分类可以用于尚不足以考虑可疑恶性肿瘤（Ⅴ类）。因此，AUS/FLUS 分类包括对异质性的关注，有时可能包括滤泡性肿瘤、甲状腺乳头状癌，甚至淋巴瘤。这一类别的使用经常要求病理医生使用额外的注释，以详细说明所关注的问题和（或）鉴别诊断的性质。

7.1.1 甲状腺良性疾病

　　大多数甲状腺结节是良性的。最常见的情况是良性甲状腺结节合并结节性增生和慢性淋巴细胞性甲状腺炎，或者甲状腺的其他炎症状况。这两种疾病过程并不相互排斥，经常同时发生。慢性淋巴细胞性甲状腺炎最常见的病因是桥本甲状腺炎。然而，各种药物和其他免疫介导的疾病也可能导致相似的细胞形态学和组织学外观。结节性增生的甲状腺穿刺物是由不同的大滤泡细胞簇组成。大滤泡细胞簇含有均匀间隔的小细胞核，染色质深色、均匀，其外观为蜂窝状（图 7-1）。微滤泡也可被发现，在某些情况下活检成分可能以微滤泡为主，很难与滤泡性肿瘤相鉴别。通常，良性甲状腺结节的穿刺物背景中有相当

丰富的胶质，与滤泡性肿瘤形成对比（图 7-2）。组织细胞可能存在于
囊性或变性结节的背景中（图 7-3）。慢性淋巴细胞性甲状腺炎的穿刺
物显示有大量混合成簇的浅染小淋巴细胞和滤泡细胞（图 7-4）[30]。淋
巴细胞的细胞核在涂片上可能呈条纹状。慢性淋巴细胞性甲状腺炎的

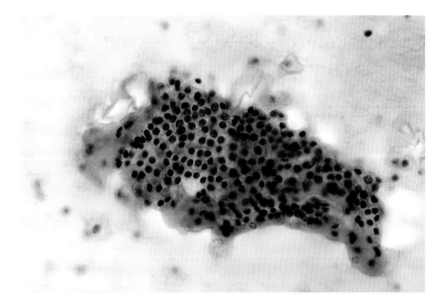

图 7-1　良性大滤泡细胞簇，细胞核均匀分布

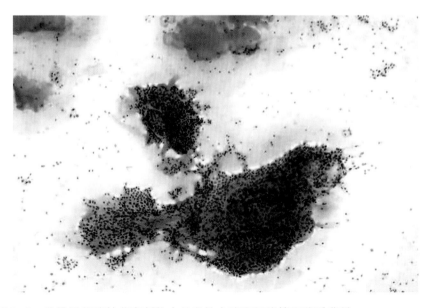

图 7-2　良性甲状腺结节穿刺物中的良性大滤泡细胞簇和胶质背景

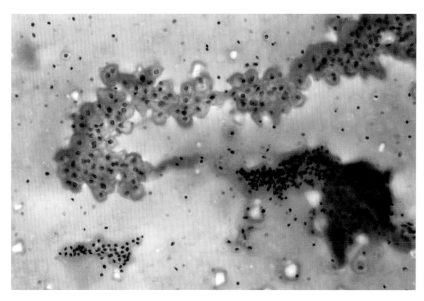

图 7-3　良性囊性甲状腺结节中组织细胞和大滤泡细胞簇的混合

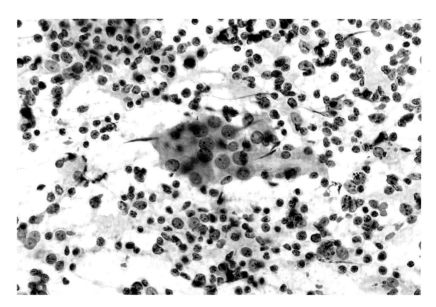

图 7-4　慢性淋巴细胞性甲状腺炎中良性淋巴细胞混合良性滤泡细胞团

滤泡细胞多为大滤泡细胞，但也可见散在的微滤泡细胞。在一些情况下，可以看到一些与乳头状癌相似的轻微核增大和核沟。在观察这种可能代表反应性变化的异型性时，丰富的淋巴细胞通常值得注意。慢性淋巴细胞中可见成群的嗜酸细胞，常见于桥本甲状腺炎的穿刺物。

很多肉芽肿性疾病可累及甲状腺，包括 Quervain 甲状腺炎、分枝杆菌或真菌感染（图 7-5）。当组织细胞占优势时，应注意排除罕见的组织细胞肿瘤，如朗格汉斯细胞组织细胞增多症和罗赛 – 多夫曼病（Rosai-Dorfman disease）（图 7-6）。脓肿偶尔累及甲状腺，表现为涂片上出现大量的中性粒细胞（图 7-7）。

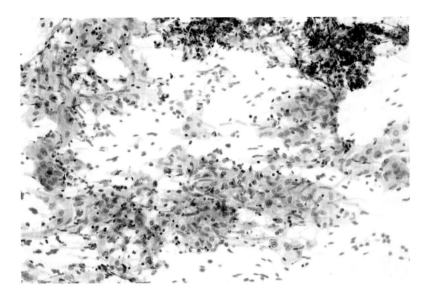

图 7-5　以上皮样组织细胞团为特征的肉芽肿性炎症

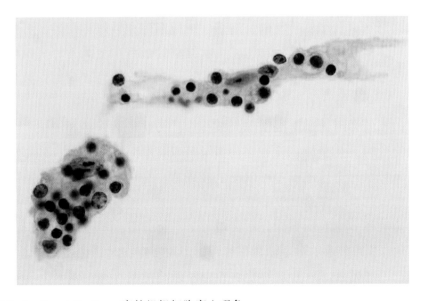

图 7-6　Rosai-Dorfman 病的组织细胞穿入现象

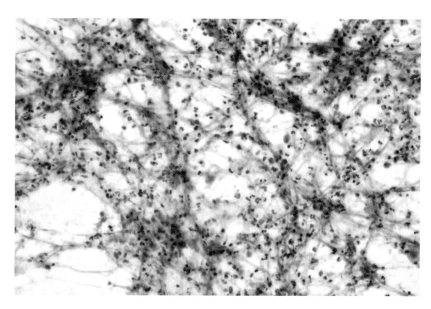

图 7-7　甲状腺脓肿中大量的中性粒细胞

7.1.2　甲状腺乳头状癌

甲状腺乳头状癌（papillary thyroid carcinoma，PTC）是最常见的甲状腺恶性肿瘤，约占所有甲状腺恶性肿瘤的 80%。PTC 也是最常见的儿童甲状腺恶性肿瘤，成人中主要发生在女性。组织学上，PTC 可表现为乳头状、实性或滤泡状结构。某些形式的 PTC 可能含有丰富的颗粒状和嗜酸性细胞质，如高细胞、嗜酸细胞和鞋钉形变体。可能存在砂粒体样钙化，在显示典型乳头状结构的病例中更为常见。虽然在 PTC 中可以看到相对多样的结构模式，但其细胞学特征具有一致性。特别是在大多数 PTC 病例中可以看到特征性的细胞核改变。

PTC 的穿刺物通常被制作为细胞涂片，胶质通常稀少或缺失。在制备涂片时，在显微镜检查之前甚至可以观察到细胞结构。PTC 涂片常呈颗粒状，涂片过程中可以产生沙砾感。与之形成对比的是胶质样穿刺物，它常常在涂片上平滑地扩散并反光。镜下，一个取样良好的 PTC 显示许多滤泡细胞簇分布在玻片上。可以看到单个细胞，但应排除其他诊断可能性，如甲状腺髓样癌。当胶质存在时，它可能会像"口香糖"一样致密。应注意不要将致密胶质与淀粉样蛋白混淆，否则可能会忽略淀粉样变或甲状腺髓样癌的可能性。集群的 PTC 细胞可呈扁平或圆形，或呈小梁状或分支状。可见乳头状突起及特征性的中央纤维血管核心（图 7-8）。在某些情况下，乳头状突起的尖端可能会脱落，并出现帽状结构。也可以看到小的滤泡细胞，这可能与滤泡性肿瘤的表现相似；有时也可看到组织细胞和多核巨细胞。在一些滤泡少见或者缺乏的病例中，如果出现这种巨细胞则提示甲状腺乳头状癌的可能。在滤泡细胞中这种巨细胞的存在是罕见的或不存在的。砂粒体是 PTC 的特点之一，当发现时，应注意常见 PTC 的可能。单独存在沙粒体并不是特异性的表现，也见于结节性增生、慢性淋巴细胞性甲状腺炎和 Hürthle 细胞肿瘤 [31,32]。PTC 的肿瘤细胞可表现出多种形态，包括多边形、长方体或柱状轮廓。细胞质既可表现为细腻的组织细胞样，也可表现为稠密的鳞状细胞样。PTC 可见鳞状上皮化生，特别是在活检后或发生梗死后。鳞状上皮化生可能伴有比典型 PTC 更大、更不规则的细胞核。这有时会与未分化癌或其他部位来源的转移性鳞状细胞癌相混淆。对临床病史的了解，包括是否做过甲状腺活检可能有助于提高鳞状上皮化生诊断的可能性。此外，尽管 PTC 的鳞状上皮化生可能比普通 PTC 具有更多的细胞学异型性，但多形性和细胞核异型性的水平通常远低于未分化癌或鳞状细胞癌。呈鳞状上皮化生的细胞核可能与常见的 PTC 有一些相似之处，如细小染色质、核沟或罕见的核内假包涵体。应该注意的是，鳞状上皮化生可以存在于良性甲状腺滤泡

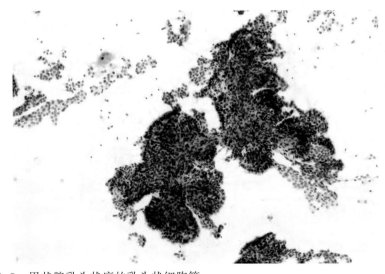

图 7-8　甲状腺乳头状癌的乳头状细胞簇

病变中，特别是在囊肿中或 FNA 后。

PTC 中的细胞核具有共同的特征。在低倍镜下，PTC 的核通常重叠，不像良性甲状腺细胞穿刺物呈蜂窝状。在某些情况下，细胞核呈卵圆形，沿细胞核长轴（头部到尾部）顶端重叠。这可能会产生核流动的外观。在极少数病例中，核流形成独特的涡旋状（图 7-9）。染色质可能呈细粉状或磨玻璃状。核膜常显示不规则，表现为核沟和核内假包涵体（图 7-10）。另外，核膜可呈裂隙或锯齿状不规则，而不是光滑连续的，由于染色质边缘化，乳头状癌的核膜看起来通常比良性滤泡细胞要厚。但应该注意的是，核沟和假包涵体虽然是 PTC 的特征，但它们并不是 PTC 所特有的表现，假包涵体有时可以出现在其他良性和恶性甲状腺肿瘤中，在非肿瘤性甲状腺疾病中很少见 [33]。因此，PTC 的诊断依赖于一系列的特征而不是任何单一的标准。在透明变梁状的肿瘤中可见大量假包涵体 [34]。这种良性肿瘤的穿刺物可呈簇状，大量重叠细胞核、细染色质、核沟和假包涵体。假包涵体的数量通常远远超过 PTC 的常见数量，这可能是诊断的线索。其他特征包括含有嗜酸性细胞质的梭形细胞呈小梁状排列。透明的细胞间质组织碎片（在 Diff-Quik 染色上最明显）与上述细胞集群密切相关，这也有助于诊断。

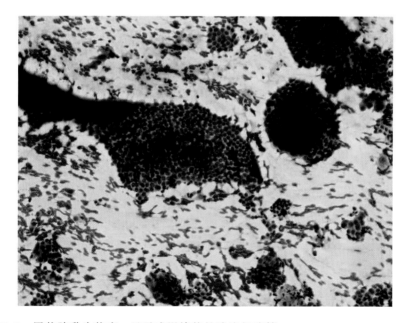

图 7-9　甲状腺乳头状癌，显示成涡旋状的滤泡细胞簇

PTC 的细胞亚型可以通过 FNA 鉴别。PTC 的高细胞亚型细胞含有丰富的颗粒状细胞质和清晰的细胞边界。当观察细胞边缘时，可见顶端丰富的细胞质（图 7-11）。PTC 的高细胞肿瘤类型可能与 Hürthle 细胞肿瘤相似。典型的 PTC 核特征可以帮助区分这两种肿瘤类型[35]。PTC 的柱状细胞亚型（columnar cell variant，CMV）表现出类似于子宫内膜样腺癌或大肠腺癌的特征。CMV 的穿刺物可表现为假复层细胞

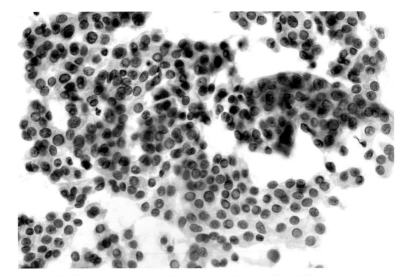

图 7-10　甲状腺乳头状癌滤泡细胞簇显示几个核内假包涵体

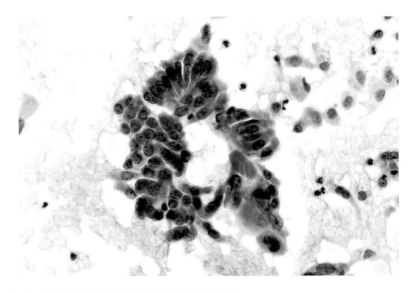

图 7-11　高细胞亚型甲状腺乳头状癌边缘聚集

核呈栅栏样排列[36]。但是核沟少见，假包涵体通常不存在。PTC 的弥漫硬化亚型（diffuse sclerosing variant，DSV）主要见于儿童。细胞学上，除了经典 PTC 的典型细胞核特征外，DSV 中也经常出现鳞状上皮化生的肿瘤细胞簇，此外还观察到许多砂粒体。在 DSV 穿刺物的背景中可以看到许多淋巴细胞，这可能与慢性淋巴细胞性甲状腺炎相关的反应性改变的诊断相混淆。PTC 的滤泡变异亚型（follicular variant，FV）很难通过 FNA 诊断。对于浸润性 FV，细胞学特征通常与经典 PTC 难以区分。然而，包裹性滤泡亚型 PTC 的核特征往往不那么明显。核内假包涵体通常与经典 PTC 相似，核沟较少出现。包裹性滤泡亚型 PTC 类似于滤泡性肿瘤外观，或具有可能归类于 AUS/FLUS 类别的非典型特征。最近一项共识建议将非浸润性包裹性 FV 改名为具有乳头状癌核特征的非浸润性甲状腺滤泡性肿瘤（neoplasm with papillary-like features，NIFTP）。实际上，在分子水平和临床上，非浸润性包裹性滤泡亚型 PTC（现在的 NIFTP）与滤泡性肿瘤而非 PTC 有更多的相似之处。新提出的命名法在某种程度上可能影响 FNA 相关的Ⅲ类和Ⅳ类病变的恶性风险。

7.2　甲状腺滤泡性肿瘤

滤泡性结节的评估是甲状腺病理诊断中最具挑战性的领域之一。增生性结节和滤泡性肿瘤之间的组织学区别取决于肿瘤是否有包膜以及与周围组织不同的细胞学和结构。然而，这些特性不是特异的，滤泡性肿瘤和增生性结节之间的特征具有较大的重叠区域。滤泡性腺瘤和滤泡性癌之间的区别仅取决于是否存在侵犯特征。对于细胞病理学家来说，这意味着没有可靠的特征来鉴别滤泡腺瘤和滤泡癌。可疑滤泡性肿瘤或提示滤泡性肿瘤的诊断通常是细胞病理学家所能提供的这种肿瘤类型最大限度的确定性。此类诊断的患者可能需要手术治疗，以便从组织学上判断肿瘤是良性还是恶性。

与增生结节相比，滤泡性肿瘤的穿刺物细胞更为丰富。然而，对于可疑的滤泡性肿瘤不能依靠该特征进行诊断，因为增生性结节也可能出现细胞增多表现的涂片。如果细胞增多同时缺少胶质，通常可以考虑诊断滤泡性肿瘤。在滤泡性肿瘤的穿刺物中，滤泡细胞可能排列成 6~12 个滤泡细胞组成的环状小簇，称为微滤泡（图 7-12）。当细胞涂片主要由微滤泡组成，背景中缺少或只有少许胶质时，滤泡性肿瘤的风险更高。应注意避免将被涂片剪切力破坏的大滤泡诊断为微滤泡。这种假象可以通过观察出现在大滤泡簇后面的较小滤泡簇来验证。大滤泡被破坏形成较小的微滤泡是一种相对常见的现象。如果背景中可见大量胶质，应注意可能存在的这种现象，以避免过度增生结节被诊断为可疑滤泡性肿瘤。一些滤泡性肿瘤血管丰富，因此丰富的血液可能预示着滤泡性肿瘤的可能。然而，如果标本的细胞数较低，应谨慎诊断，因为带血的穿刺物也可能是因为穿刺技术差，或者存在血肿或血管瘤。

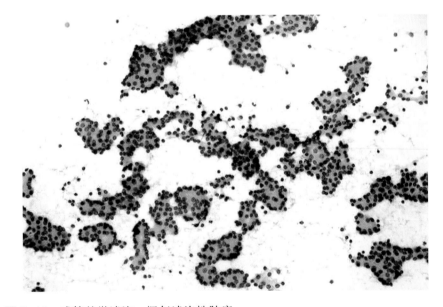

图 7-12 成簇的微滤泡，疑似滤泡性肿瘤

7.2.1 甲状腺 Hürthle 细胞肿瘤

2004 年世界卫生组织的报告中提出将 Hürthle 细胞（嗜酸细胞）肿瘤认为是滤泡性肿瘤的一种亚型[37]。然而，Hürtle 细胞癌显示出不同的分子生物学特征，可能将这些肿瘤与滤泡性癌区别开来。在 FNA 标本中，Hürthle 细胞肿瘤完全或主要由具有丰富颗粒细胞质的细胞组

成[38]。在巴氏染色中，颗粒呈现深蓝色，细胞核增大，通常含有明显的中央核仁。有时，核具有相对的单形性，提示可能来自同一克隆，有时也可见显著的核大小不一的变化。核多形性不是恶性肿瘤的标志，可能见于良性 Hürthle 细胞肿瘤及结节增生伴 Hürthle 细胞化生。细胞核可能偏心移位，从而呈现浆细胞样外观（图 7-13）；也可见双核细胞。细胞可能排列成大簇或微滤泡。大的细胞团可能表现为三维立体或平面外观。Hürthle 细胞肿瘤的细胞簇表现出黏合性降低的趋势，背景中显示有单细胞的存在。甚至一些 Hürthle 细胞肿瘤的穿刺物以单细胞为主。当存在大量的单个 Hürthle 细胞时，应注意排除甲状腺髓样癌嗜酸细胞变异型的可能性，其可以表现为单细胞形态。在某些情况下，这种区别可能很细微，可能需要检测血清降钙素水平加以鉴别。有时还可看到穿过肿瘤簇的薄壁血管，称为"侵袭血管"。当存在浸润血管时，被认为是 Hürthle 细胞肿瘤相对特异的表现[39]。一些研究人员试图确定良性和恶性 Hürthle 细胞肿瘤的区别特征，但是与滤泡性肿瘤一样，目前还未发现可靠的特征来区分 Hürthle 细胞癌或 Hürthle 细胞腺瘤。

7.2.2　甲状腺髓样癌

甲状腺髓样癌（MTC）约占所有甲状腺恶性肿瘤的 10%，来自维

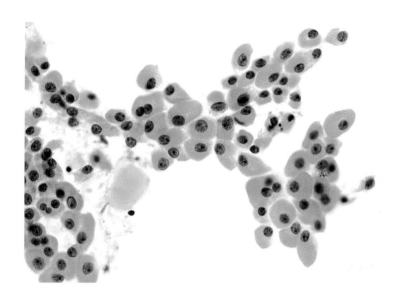

图 7-13　Hürthle 细胞具有丰富的颗粒状细胞质

持血清钙的滤泡旁 C 细胞，通过分泌降钙素来维持体内钙平衡。MTC
可散发或与遗传有关，如家族性 MTC 和多发性内分泌肿瘤 2A 型或 2B
型。MTC 的穿刺物变化性较大，与其他甲状腺肿瘤常有相似。细胞涂
片通常显示松散的聚集体和单个细胞。单细胞通常占多数，细胞可以
有多种形状，包括圆形、纺锤形和三角形，也可以存在多细胞核肿瘤
细胞，所有这些形状都可以在一张细胞涂片中发现。这种多变性可以
与其他发现一起作为诊断 MTC 的重要线索[40]。微滤泡样的细胞簇可能
被误认为滤泡性肿瘤。这些细胞含有中等密度的细胞质，在 Diff-Quik
染色中可见异染颗粒。细胞核通常为卵圆形，可能呈单一形态；然而，
至少可以看到散在的细胞核明显增大的情况并不少见，这一特征被称
为内分泌间变性，可能会导致与较高级别的肿瘤（如甲状腺未分化癌）
相混淆。MTC 的核染色质呈颗粒状，通常称为"黑白交替染色质（salt
and pepper chromatin）"，在 MTC 中可以观察到核内假包涵体，与甲
状腺乳头状癌相似（图 7-14）。大多数 MTC 以单细胞或松散的聚集体
为主，低剪切力涂片模式可以帮助避免出现因涂片剪切力过大导致细胞
分散的假象。多达 80%~85% 的 MTC 与低剪切力淀粉样蛋白的产生相关，
该蛋白由降钙素或降钙素相关肽组成[41]。穿刺物中可表现为无定形球状
沉淀物，可能与肿瘤细胞紧密相连（图 7-15）。在大多数情况下，为
了进行降钙素的免疫组织化学检测，需要进行额外的取材制备细胞块。

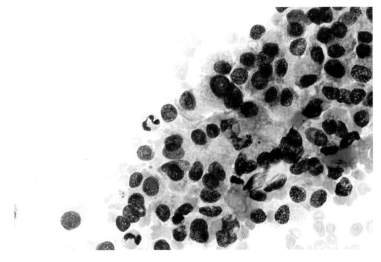

图 7-14　甲状腺髓样癌细胞染色质呈点状。注意存在有假包涵体的细胞

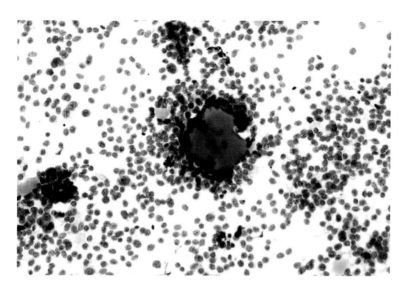

图 7-15　图片中央可见淀粉样沉积

7.2.3　甲状腺低分化癌

甲状腺低分化癌（poorly differentiated，PD）是一种滤泡细胞来源的甲状腺恶性肿瘤，其预后介于高分化甲状腺癌和甲状腺未分化癌之间。组织学上，PD具有典型的浸润性生长方式、结构和包括有丝分裂活性和坏死在内的增殖性特征。PD的典型模式被称为岛状癌。可见密集的滤泡细胞群，可排列成大的圆形簇、微滤泡和小梁状聚集体[42]；也可以见许多单细胞[43]，这些细胞含有增大、圆形和深色的细胞核，具有较高的核/质比。染色质可能呈颗粒状或均质状，核仁不明显，可以看到有丝分裂象和坏死。当出现有丝分裂像和坏死时，有助于区分PD和滤泡性肿瘤。然而，当微滤泡较多时，PD可能很难与滤泡性肿瘤鉴别。

7.2.4　甲状腺未分化癌

甲状腺未分化癌是一种高度侵袭性恶性肿瘤，主要见于60岁以上人群。几乎所有甲状腺未分化癌患者在确诊后1年内都会死于广泛的局部浸润或转移。老年患者的甲状腺肿瘤迅速增大的临床病史应引起对甲状腺未分化癌的关注。甲状腺未分化癌的涂片可能是多细胞性的，然而，许多甲状腺未分化癌包含大量纤维组织，因此可能很难获得细胞标本。肿瘤细胞核多形性强，核仁明显（图 7-16）。肿瘤细胞可以排列成不规则的簇状或单个细胞，可以看到非典型有丝分裂的形式。在甲状腺未分化癌中可以看到多种细胞类型，包括上皮样细胞、表皮样细胞、巨细胞、梭形细胞和破骨细胞样巨细胞。当发现核碎片时，表明可能存在坏死。甲状腺未分化癌细胞通常与中性粒细胞混合于肿瘤组织中[44]。

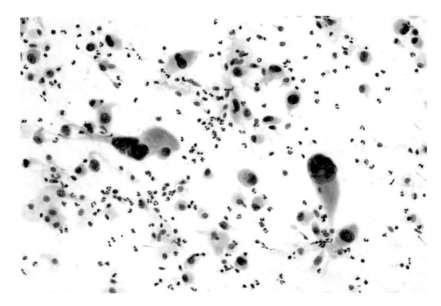

图 7-16　甲状腺未分化癌的肿瘤细胞显示明显的核多形性和粗染色质特征

7.2.5　淋巴瘤

淋巴瘤占所有甲状腺恶性肿瘤的 5%。大多数甲状腺淋巴瘤是非霍奇金 B 细胞淋巴瘤，最常见的是弥漫性大 B 细胞淋巴瘤（diffuse large B-cell lymphoma，DLBCL）。第二常见的甲状腺淋巴瘤是结外边缘区淋巴瘤。DLBCL 淋巴瘤细胞涂片主要由单个细胞组成，细胞核增大，染色质粗糙，核仁明显[45]（图 7-17）。由于肿瘤细胞的细胞质是脆弱的，背景中经常出现被称为淋巴结小体的细胞质碎片。细胞学标本中的结外边缘区淋巴瘤往往很难鉴别，因为其淋巴细胞的异质性很强，与反应性淋巴结或慢性淋巴细胞性甲状腺炎的表现重叠。结外边缘区淋巴瘤的一个诊断线索是具有单核细胞样或中心细胞样外观的淋巴细胞（小到中等大小）为主[46]。背景中可见数量不同的浆细胞，当浆细胞增多时，类似于浆细胞瘤[47]。与慢性淋巴细胞性甲状腺炎相比，甲状腺淋巴瘤细胞内可见巨噬细胞减少。通常需要细胞块或粗针穿刺活检材料来确认淋巴瘤的诊断和分类。流式细胞仪检查也可能对诊断有很大的帮助。

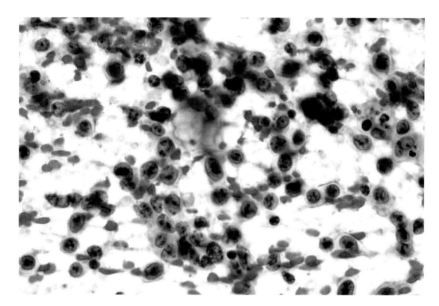

图 7-17　弥漫性大 B 细胞淋巴瘤细胞，染色质粗大，核仁多

7.2.6　甲状腺转移性癌

转移至甲状腺的恶性肿瘤占所有甲状腺恶性肿瘤的 5.7%~ 7.5%[48]。许多不同类型的恶性肿瘤可以转移到甲状腺，包括不同部位的癌和肉瘤。此外，恶性肿瘤直接浸润也可累及甲状腺。例如，晚期喉鳞状细胞癌常侵袭甲状腺。在 FNA 标本中见到明显的恶性肿瘤细胞与成群的良性滤泡细胞可以作为诊断转移的证据。如果发现黑色素，可诊断为转移性恶性黑色素瘤。但是有些转移性黑色素瘤缺乏色素沉着，从而被误认为原发性甲状腺癌。一些黑色素瘤出现浆细胞样外观，形态可与甲状腺髓样癌相混淆（图 7-18）。通常，甲状腺髓样癌至少可以显示一些细胞具有典型的"黑白相间"染色质。此外，在大多数情况下在细胞块材料上（如果有的话）进行免疫组化检测能可靠地鉴别黑色素瘤。在梅奥诊所进行的一系列研究发现，甲状腺转移性肾细胞癌占

所有转移癌的 22%[49]。其细胞存在丰富的白色至透明的细胞质可能是诊断的重要线索。然而，肾细胞癌与原发性甲状腺肿瘤常难以区分（图7-19），可能需要了解临床病史和辅助免疫组化检测来确认转移性肾细胞癌的诊断。

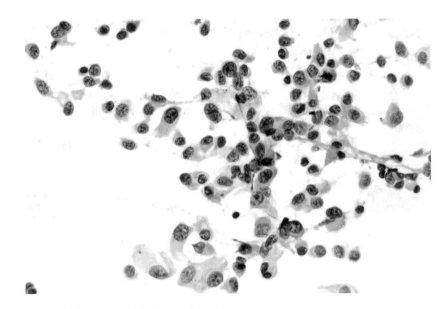

图 7-18　转移性黑色素瘤伴罕见色素细胞

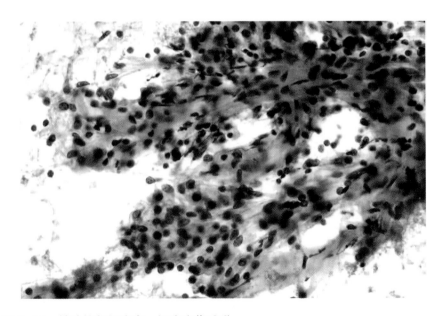

图 7-19　转移性肾细胞癌，细胞胞浆透明

参考文献

[1] Wang C, Crapo LM. The epidemiology of thyroid disease and implications for screening. Endocrinol Metab Clin N Am,1997,26:189–218.

[2] Yamamoto Y, Maeda T, Izumi K, et al. Occult papillary carcinoma of the thyroid. A study of 408 autopsy cases. Cancer,1990,65:1173–1179.

[3] Pelizzo MR, et al. High prevalence of occult papillary thyroid carcinoma in a surgical series for benign thyroid disease. Tumori,1990,76:255–257.

[4] Harach HR, Franssila KO, Wasenius VM. Occult papillary carcinoma of the thyroid. A "normal" finding in Finland. A systematic autopsy study. Cancer, 1985, 56: 531–538.

[5] Rosai J, LiVolsi VA, Sobrinho-Simoes M, et al. Renaming papillary microcarcinoma of the thyroid gland: the Porto proposal. Int J Surg Pathol, 2003, 11: 249–251.

[6] Rojeski MT, Gharib H. Nodular thyroid disease. Evaluation and management. N Engl J Med, 1985,313:428–436.

[7] Gharib H. Fine-needle aspiration biopsy of thyroid nodules: advantages, limitations, and effect. Mayo Clin Proc,1994,69:44–49.

[8] Hamberger B, Gharib H, Melton LJ 3rd, et al. Fine-needle aspiration biopsy of thyroid nodules. Impact on thyroid practice and cost of care. Am J Med, 1982, 73:381–354.

[9] Hamburger JI, Husain M. Semiquantitative criteria for fine-needle biopsy diagnosis: reduced false-negative diagnoses. Diagn Cytopathol,1988,4:14–17.

[10] Bakhos R, et al. Fine-needle aspiration of the thyroid: rate and causes of cytohistopathologic discordance. Diagn Cytopathol,2000,23:233–237.

[11] Hamburger JI. Diagnosis of thyroid nodules by ine needle biopsy: use and abuse. J Clin Endocrinol Metab,1994,79:335–339.

[12] Giuffrida D, Gharib H. Controversies in the management of cold, hot, and occult thyroid nodules. Am J Med,1995,99:642–650.

[13] Caruso D, Mazzaferri EL. Fine needle aspiration biopsy in the management of thyroid nod-ules. Endocrinologist,1991,1:194–201.

[14] Hall TL, Layield LJ, Philippe A, et al. Sources of diagnostic error in ine needle aspiration of the thyroid. Cancer,1989,63:718–725.

[15] Renshaw AA. Accuracy of thyroid fine-needle aspiration using receiver operator characteristic curves. Am J Clin Pathol,2001,116:477–482.

[16] Lloyd RV, et al. Observer variation in the diagnosis of follicular variant of papillary thyroid carcinoma. Am J Surg Pathol,2004,28:1336–1340.

[17] Cibas ES, et al. A prospective assessment deining the limitations of thyroid nodule pathologic evaluation. Ann Intern Med,2013,159:325–332.

[18] Baloch ZW, et al. Noninvasive follicular thyroid neoplasm with papillary-like nuclear features (NIFTP): a changing paradigm in thyroid surgical pathology and implications for thyroid cyto-pathology. Cancer Cytopathol,2016,124:616–620.

[19] Nikiforov YE, et al. Nomenclature revision for encapsulated follicular variant of papillary thyroid carcinoma: a paradigm shift to reduce overtreatment of indolent tumors. JAMA Oncol,2016,2:1023–1029.

[20] de los Santos ET, Keyhani-Rofagha S, Cunningham JJ, et al. Cystic thyroid nodules. The dilemma of malignant lesions. Arch Intern Med,1990,150:1422–1427.

[21] Meko JB, Norton JA. Large cystic/solid thyroid nodules: a potential false-negative fine-needle aspiration. Surgery,1995,118:996–1003; discussion 1003-1004.

[22] Lun Y, et al. Hashimoto's thyroiditis as a risk factor of papillary thyroid cancer may

improve cancer prognosis. Otolaryngol Head Neck Surg,2013,148:396–402.

[23] Nagataki S, Takamura N. A review of the Fukushima nuclear reactor accident: radiation effects on the thyroid and strategies for prevention. Curr Opin Endocrinol Diabetes Obes, 2014, 21:384–393.

[24] Nikiforov YE. Radiation-induced thyroid cancer: what we have learned from chernobyl. Endocr Pathol,2006,17:307–317.

[25] Haugen BR, et al. 2015 American Thyroid Association Management guidelines for adult patients with thyroid nodules and differentiated thyroid cancer: the American thyroid association guidelines task force on thyroid nodules and differentiated thyroid cancer. Thyroid, 2016, 26:1–133.

[26] Carcangiu ML, Bianchi S, Savino D, et al. Follicular Hürthle cell tumors of the thyroid gland. Cancer,1991,68:1944–1953.

[27] Rosen IB, Luk S, Katz I. Hürthle cell tumor behavior: dilemma and resolution. Surgery, 1985, 98:777–783.

[28] Stojadinovic A, et al. Hürthle cell carcinoma: a 60-year experience. Ann Surg Oncol, 2002, 9:197–203.

[29] Cibas ES, Ali SZ, Conference, N. C. I. T. F. S. o. t. S. The Bethesda system for reporting thyroid cytopathology. Am J Clin Pathol,2009,132:658–665.

[30] Chandanwale SS, Gore CR, Bamanikar SA, et al. Cytomorphologic spectrum of Hashimoto's thyroiditis and its clinical correlation: a retrospective study of 52 patients. Cytojournal, 2014,11:9.

[31] Dugan JM, Atkinson BF, Avitabile A, et al. Psammoma bodies in fine needle aspirate of the thyroid in lymphocytic thyroiditis. Acta Cytol,1987,31:330–334.

[32] Montone KT, Baloch ZW, LiVolsi VA. The thyroid Hürthle (oncocytic) cell and its associated pathologic conditions: a surgical pathology and cytopathology review. Arch Pathol Lab Med,2008,132:1241–1250.

[33] Faquin WC, Cibas ES, Renshaw AA. "Atypical" cells in fine-needle aspiration biopsy specimens of benign thyroid cysts. Cancer,2005,105:71–79.

[34] Baloch ZW, LiVolsi VA. Cytologic and architectural mimics of papillary thyroid carcinoma. Diagnostic challenges in fine-needle aspiration and surgical pathology specimens. Am J Clin Pathol,2006,125(Suppl):S135–144.

[35] Solomon A, Gupta PK, LiVolsi VA, et al. Distinguishing tall cell variant of papillary thyroid carcinoma from usual variant of papillary thyroid carcinoma in cytologic specimens. Diagn Cytopathol,2002,27:143–148. doi:10.1002/dc.10156.

[36] Hui PK, Chan JK, Cheung PS, et al. Columnar cell carcinoma of the thyroid. Fine needle aspiration findings in a case. Acta Cytol,1990,34:355–358.

[37] Ganly I, et al. Genomic dissection of Hürthle cell carcinoma reveals a unique class of thyroid malignancy. J Clin Endocrinol Metab,2013,98:E962–972.

[38] Kini SR, Miller JM, Hamburger JI. Cytopathology of Hürthle cell lesions of the thyroid gland by ine needle aspiration. Acta Cytol, 1981,25:647–652.

[39] Yang YJ, Khurana KK. Diagnostic utility of intracytoplasmic lumen and transgressing vessels in evaluation of Hürthle cell lesions by fine-needle aspiration. Arch Pathol Lab Med, 2001,125:1031–1035.

[40] Zeppa P, et al. Fine needle aspiration cytology of medullary thyroid carcinoma: a review of 18 cases. Cytopathology,1990,1:35–44.

[41] Erickson LA, et al. Analysis of amyloid in medullary thyroid carcinoma by mass spectrometry- based proteomic analysis. Endocr Pathol,2015,26:291–295.

[42] Guiter GE, Auger M, Ali SZ, et al. Cytopathology of insular carcinoma of the thyroid. Cancer, 1999,87:196–202.

[43] Gong Y, Krishnamurthy S. Fine-needle aspiration of an unusual case of poorly differentiated insular carcinoma of the thyroid. Diagn Cytopathol,2005,32:103–107.

[44] Rivera M, Sang C, Gerhard R, et al. Anaplastic thyroid carcinoma: morphologic findings and PAX-8 expression in cytology specimens. Acta Cytol, 2010,54:668–672.

[45] Morgen EK, Geddie W, Boerner S, et al. The role of fine-needle aspiration in the diagnosis of thyroid lymphoma: a retrospective study of nine cases and review of published series. J Clin Pathol,2010,63:129–133.

[46] Matsushima AY, Hamele-Bena D, Osborne BM. Fine-needle aspiration biopsy findings in marginal zone B cell lymphoma. Diagn Cytopathol,1999,20:190–198.

[47] Kaba S, et al. Cytologic findings of primary thyroid MALT lymphoma with extreme plasma cell differentiation: FNA cytology of two cases. Diagn Cytopathol, 2009,37:815–819.

[48] Chen H, Nicol TL, Udelsman R. Clinically signiicant, isolated metastatic disease to the thy-roid gland. World J Surg,1999,23:177–180;discussion 181.

[49] Hegerova L, Griebeler ML, Reynolds JP, et al. Metastasis to the thyroid gland: report of a large series from the Mayo Clinic. Am J Clin Oncol,2015,38:338–342.

第 8 章
分子标记物与甲状腺结节的评估

Trevor E. Angell, Matthew I. Kim, Erik K. Alexander

8.1 引 言

甲状腺结节是一种常见的疾病，且越来越普遍地被偶然发现。甲状腺结节通常是无症状或良性的，人们对其的关注点应该是发生甲状腺癌的风险。大量关于甲状腺结节的研究显示其恶性肿瘤风险为8%~15%。因此，对甲状腺结节评估的理想目标是通过简单且具有高性价比的方法准确、有效、安全地鉴别结节的良恶性。近30年来，这种临床处理模式已经发展到在寻求不断改善管理措施的同时解决其局限性的阶段。

甲状腺结节的评估方法牵涉到多个学科，综合了放射学、细胞学、病理学、临床和分子生物学等。没有任何一种单一的评估方法可以准确而有效地评估结节的良恶性。多种诊断方法联合应用为甲状腺癌的诊断提供了更加准确的手段。最近，通过研究良性或恶性甲状腺结节

T.E. Angell, MD • M.I. Kim • E.K. Alexander, MD (✉)
Thyroid Section, Division of Endocrinology, Diabetes, and Hypertension, The Brigham & Women's Hospital and Harvard Medical School, 75 Francis Street, Room PBB-B4, Boston, MA 02115, USA
e-mail: ekalexander@partners.org

© Springer International Publishing AG 2018
H. Gharib (ed.), *Thyroid Nodules*, Contemporary Endocrinology,
DOI 10.1007/978-3-319-59474-3_8

相关的特定分子标记或分子图谱，进一步提高了这种准确性。这些标记物的临床应用减少了不必要的手术，同时有助于了解患者的个体化预后。

分子分析涉及的内容广泛，包括许多不同类型的分子检测方法。细胞 DNA 的特定碱基突变或基因易位能够影响致癌基因信号通路的功能。信使 RNA（mRNA）表达谱分析发现了多种与良性或恶性病变过程相对应的基因表达模式。MicroRNA 是一种短链非编码 RNA，能够调节 mRNA 的表达和翻译，单个或成组的 microRNA 可能在良性或恶性病变过程中表现出不同的表达水平。最后，免疫组化（immunohistochemistry，IHC）评估可以确定在细胞水平上是否存在与良性或恶性疾病相关的表达蛋白。这 4 种类别代表了不同的分子诊断检测机制，并已在临床或随访的患者中显示出辅助诊断价值。

本章将回顾甲状腺结节的典型评估方法。在甲状腺功能正常的个体中，超声（US）评估和超声引导下细针穿刺活检（UG-FNA）仍然是评估的首选方法。然而，这种方法仍然有一定的局限性，其结果有20%~25% 在细胞病理学诊断上是不确定的。这种不确定的结果通常导致诊断性手术治疗。分子标记物的使用有效地解决了这一缺点，从而提高了术前恶性风险评估的准确性（图 8-1）。这项技术的应用减少了对良性结节的不必要手术。本章将讨论这些重要研究的前瞻性领域，以帮助我们进一步了解这一日益常见的疾病。

8.2　甲状腺结节的评估方法

大多数甲状腺结节无明显症状，除非患者或医生发现可触及的肿块，或通过横断面成像偶然发现。甲状腺结节的恶性概率为8%~15%[3-5]。临床因素如性别、年龄[6]、儿童期电离辐射史[7]，以及罕见的症状或明显的淋巴结病变都会增加甲状腺结节恶性的可能性。因此，对所有评估甲状腺结节的患者都应该进行完整的病史采集和体格检查。

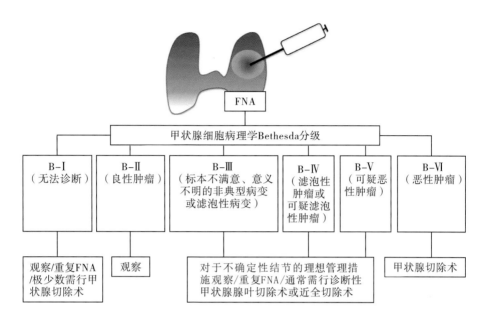

A

图 8-1　基于细针穿刺活检（FNA）结果的甲状腺结节的处理。A. 甲状腺结节以往的管理策略。FNA 用于细胞病理评估的甲状腺组织标本，并根据 Bethesda 甲状腺细胞病理学报告系统将其分为 6 类，不同类别意味着不同的恶性肿瘤风险。在这两种情况下，良性和恶性细胞学诊断结果被认为足够准确，建议分别进行结节观察或甲状腺切除术。性质不确定的甲状腺结节被归为 Bethesda Ⅲ 类（AUS/FLUS）、Ⅳ 类（SFN/FN）和 V 类（可疑恶性），最佳治疗方法仍不确定。在前两类中（Ⅲ、Ⅳ 类），恶性肿瘤风险低，但并未排除，观察可能会漏诊恶性肿瘤，但可能也不必进行手术治疗。对于 Bethesda V 类结节，恶性风险已经很高，需要手术切除（60%~70%），但手术范围（腺叶切除术或甲状腺近全切术）不确定。细胞学无法诊断（non-diagnostic，ND）的甲状腺结节是低风险的（恶性风险为 1%~4%），通常无须手术处理，但一些反复被诊断为“无法诊断”的结节会被切除。B. 目前推荐的甲状腺结节辅助分子检测方案对于细胞学不确定的结节，分子检测的进一步评估可将其分为低度或高度恶性风险。当前瞻性、多中心、盲法验证研究证实这种检测具有足够高的阴性预测值，表明“假阴性”或漏诊癌症的可能性非常低时，可以选择随访观察代替诊断性腺叶切除术，避免不必要的手术。相反，当一种检测具有非常高的阳性预测值即提示存在癌症时，则需要进行甲状腺切除术，并且可以进行甲状腺近全切术作为初始手术，而不是诊断性腺叶切除术。即使应用了目前的检测手段，对于无法诊断的甲状腺结节、良性结节和恶性结节的处理原则仍然不变（B：Bethesda 分类；Dx：诊断性的；AUS/FLUS：意义不明的非典型或滤泡性病变；SFN：可疑的滤泡性肿瘤 / 滤泡性肿瘤；SM：可疑恶性肿瘤）

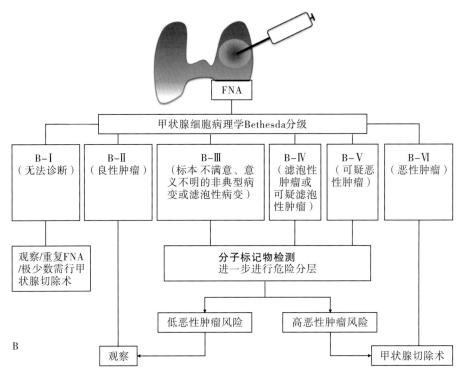

（续）图 8-1

　　超声是评价甲状腺结节最理想的影像学技术。除了结节大小的测量外，超声可以评估结节的恶性风险[8]。然而，在不同诊断者中低到中度的可重复性限制了超声的精确性和准确性[9]。因此，对于大多数直径 >（1~2）cm 的甲状腺结节，推荐使用 UG-FNA 获取细胞病理学评估标本[10]。虽然细胞学检查对诊断良恶性病变有较高的准确性，但在取材充分的情况下仍然有 20%~25% 的细胞学检查结果无法确定。Bethesda 分类系统有效地将不确定的细胞学发现细分为具有不同恶性风险的诊断类别，这提高了临床医生诊断甲状腺结节恶性风险的能力[11-14]，但细胞病理学诊断在评估者间和评估者内部的可靠性仍然不足[15]。

　　在这些病例中，甲状腺结节的恶性风险虽然较低，但仍无法完全排除，考虑的关键是保守观察还是手术切除，以及手术范围（甲状腺腺叶切除术或近全切术）[10,16,17]。这些选择的风险和获益并存，最佳处理方法仍然不确定，部分原因是上述临床、超声和细胞学评估固有的局限性，因此需要一些方法对此类结节进行协同评估，如甲状腺结节的分子检测。

甲状腺结节的分子检测的临床价值很高。随着这些诊断检测价格的下降，成本 – 效益分析表明分子检测能够降低患者花费并改善"质量调整生命年"等相关指标[18,19]。因此，细胞学不确定的甲状腺结节越来越多地采用分子诊断检测方法。下面我们将介绍目前临床上用于评估甲状腺结节的分子标记物。

8.2.1　分子标记物

甲状腺结节细针抽吸标本的分子标记物可以针对多种细胞成分中的任何一种，例如使用特定实验室技术定量或定性测量的表达蛋白、RNA 或 DNA。一些最早的分子标记研究利用免疫组化技术对穿刺标本进行蛋白表达分析来鉴别良性和恶性结节。随着一些研究发现甲状腺癌中普遍存在的致癌基因突变 / 易位，包括 *BRAF*、*RAS* 和 *RET/PTC* 等，甲状腺癌中 DNA 的改变引起了高度关注。而紧随其后的核酸测序技术的进步使得我们能够进一步检测细胞中 mRNA 或 microRNA 的表达谱。所有这些技术都已被研究用于甲状腺结节的分子检测。但任何单一的分子标记物检测方法都有其固有的局限性，因此也产生了一些组合检测手段以提高诊断的准确性。

在每一项研究中，这个过程都是从识别一个可能的分子标记物开始的，并创建一种可靠的实验室检测方法来对其进行检测，从而了解检测的有效性。在临床实践中，该标记物是否能够很好地区分良性和恶性结节决定了该检测的临床效用。当纳入临床决策时，了解分子标记物状态是否会改变患者的管理策略，将确定其临床效用，对于确定检测的临床价值也非常重要。最后，与其他评估方法相比，使用分子检测的成本 – 效益需要在一些大型医疗保健机构内进行评估。在评估这些应用于临床的分子标记物检测方法时，必须考虑上述因素。虽然本章所述的分子标记物（表 8–1）在很大程度上显示了一致的分析效能，但其临床有效性、临床实用性和成本 – 效益仍未可知。

表 8-1　**分子标记物**

免疫组化
·Galectin-3
·HBME-1
·CK19
突变和基因重组
·*BRAF (V600E)*
·*RAS (H-RAS, K-RAS, N-RAS)*
·*RET/PTC (RET/PTC1, RET/PTC3)*
·*PAX8/PPARγ*
·Asuragen miRInform™ 甲状腺基因检测组套
·ThyroSeq v2 基因检测组套
基因表达与芯片分析
·MicroRNA 表达
·Afirma® 基因表达分类系统

8.2.2　Galectin-3

Galectin-3 是一种凝集素，与细胞表面糖蛋白结合，并与调节细胞功能的细胞内蛋白质相互作用，包括细胞生长、凋亡和恶性转化[20]。使用免疫组化方法，用针对 Galectin-3 的单克隆抗体在用福尔马林固定和石蜡包埋（FFPE）的甲状腺结节穿刺物的细胞块上可以检测到 Galectin-3 的存在。早期研究发现，与甲状腺良性肿瘤相比，Galectin-3 的表达与甲状腺癌有很强的相关性[21,22]。

一些大型、多中心、前瞻性研究对 465 例细胞学不确定性甲状腺结节中 Galetin-3 的表达进行了首法检测，并结合最终的组织病理学结果进行了分析。结果显示，该检测的敏感度为 78%，特异度为 93%，阳性预测值（PPV）为 82%，阴性预测值（NPV）为 91%[23]。虽然 Galectin-3 仍然是一个值得关注的标记物，但没有更广泛的测试或更可靠的数据提示其如何影响临床决策，其初始检测表现也没有被重复。由于这些原因，以及检测者在使用该技术时的主观性，Galectin-3 在组织病理学评估中显示出比细胞学评估更大的应用前景。

8.2.3　HBME-1

HBME-1（Hector Bettifora Mesothelial-1）是一种针对间皮瘤细胞微绒毛的单克隆抗体。然而，HBME-1 识别的抗原也能够在分化型甲状腺癌细胞中被检测到，这使得它成为评估恶性风险的分子标记物。HBME-1 可在 FFPE 标本上通过免疫组化检测。HBME-1 在检测细胞学不确定甲状腺结节上的初步研究显示，其敏感度为 79%~94%，特异度为 83%~94%，PPV 为 84%~94%，NPV 为 80%~94%[24,25]，但这些结果还未在前瞻性、多中心、盲法研究中重现，因此，HBME-1 检测对细胞学不确定性甲状腺结节诊断的有效性尚待观察。

8.2.4　CK19

CK19（Cytokeration-19，细胞角蛋白 19）是上皮细胞的细胞骨架成分，在分化良好的甲状腺癌中上调表达[26]。在一项对细胞学不确定性结节的研究中，大多数 CK19 染色阳性的结节最终被证实为甲状腺乳头状癌。然而，在良性滤泡性腺瘤和滤泡状癌中 CK19 也有广泛的表达[27]。目前还没有高质量的数据支持单独使用 CK19 作为分子标记物。

8.2.5　免疫组织化学检测组合

由于单个蛋白质标记物的局限性，进一步的研究评估了这些标记物联合使用提高诊断准确性的潜力。Galectin-3 和 HBME-1 联合检测结果显示的 PPV 和 NPV 分别为 76.9% 和 96.9%[28]。几项研究利用 Galectin-3、HBME-1 和 CK19 进行了组合检测[27,29-31]，其中一项最大的包含 125 例甲状腺结节 FNA 样本的研究显示，与任何单一分子标记物相比，三种分子标记物联合检测能够将诊断敏感度从 92% 提高到 97%，而特异度却从 96% 下降到 80%。不同的蛋白标记物组合也包含了其他一些不同的标记物。其他的标记物已经包含在不同的蛋白质标记面板中。一项回顾性分析提示，Galectin-3、HBME-1、CXCR4 的检测组合与单独检测 HBME-1 相比，改善不大[25]。目前还没有来自大规模临床试验的强有力的数据来证实这些发现。

8.2.6 突变和基因重排

甲状腺癌中关于致癌突变和基因重排的研究发现，其中相当一部分存在致癌"驱动基因"改变事件。对这些基因突变和易位的评估可作为辅助诊断不确定性甲状腺结节恶性风险的检测手段。随着我们对甲状腺癌遗传背景了解的不断深入，这种分子检测也从检测单个基因突变发展到评估已知多种基因突变的组合。

8.2.7 *BRAF*

BRAF 基因编码的 *BRAF* 蛋白，是 MAPK 信号通路中的一种丝氨酸 / 苏氨酸蛋白激酶，参与许多细胞过程，包括细胞增殖、分化和凋亡[32]。甲状腺癌中最相关的 *BRAF* 突变编码的突变蛋白，其 600 位（V600E）的缬氨酸突变为谷氨酸，从而导致不受调控的激酶激活。*BRAFV 600E* 是典型性甲状腺乳头状癌（PTC）中最常见的突变，也存在于少数滤泡变异型乳头状癌（follicular variant of papillary thyroid carcinoma，fvPTC）中[33,34]。由于良性甲状腺疾病中不存在这种 *BRAF* 突变，如在 FNA 标本中检测到该突变则基本证实甲状腺癌的存在。*BRAF* 突变在 fvPTC 中不太常见，在甲状腺滤泡癌（FTC）中的突变概率非常低，为 1%~2%[35]。作为评估不确定性结节的单一分子标记物，*BRAF* 缺乏足够的敏感性，特别是大多数 *BRAF* 阳性的甲状腺乳头状癌在细胞学诊断时直接就被诊断为恶性肿瘤而非不确定性结节。携带 *BRAF V600E* 突变的甲状腺癌与甲状腺腺外侵犯、淋巴结转移、较高的肿瘤复发风险和较高的患者死亡率相关，因此，此突变基因的存在可能提示需要更积极的初始治疗，当然还需要更多的数据来支持具体的治疗建议[35-37]。

8.2.8 *RAS*

RAS 致癌基因家族由 3 个基因组成（*H-RAS*、*K-RAS* 和 *N-RAS*），它编码的小 GTPase 蛋白参与细胞信号转导。这些基因的激活突变能够刺激 MAPK 和磷脂酰肌醇途径，调节细胞的生长、增殖、分化、迁移和存活。*RAS* 基因突变在分化型甲状腺癌中的发生率高达 40%，在 fvPTC、具有乳头状核特征的非侵袭性滤泡性甲状腺癌（NIFT-P）和 FTC 中最常见[30]，但也存在于良性甲状腺肿瘤如滤泡性腺瘤中[39,40]。

同样作为单一分子标记，*RAS* 的表现也不佳。*RAS* 突变的存在可能预示着恶性转化的风险，这表明基于 *RAS* 突变切除甲状腺结节可能是合理的。然而，一些研究数据提示细胞学诊断良性但 RAS 突变阳性的甲状腺结节在超声监测中表现出良好的稳定性且缺乏恶性转化证据，因此这一数据并不支持上述观点[42]。

8.2.9 *RET/PTC* 和 *PAX8/PPAR* γ 易位

RET 原癌基因编码一种酪氨酸激酶受体，在分化型甲状腺癌中会发生染色体内基因重排，形成融合基因。*RET/PTC1* 和 *RET/PTC3* 基因重排将产生持续激活的激酶活性，刺激 MAPK 和磷脂酰肌醇通路[43]。与 *BRAF* 或 *RAS* 突变相比，其相对罕见，且与良性甲状腺肿瘤重叠，因此检测这些易位的价值有限[44]。

另一种染色体间基因重排将 *PAX8* 转录因子基因与核激素受体基因 *PPAR* γ 连接起来，产生 *PAX8/PPAR* γ 融合基因，可能抑制 *PPAR* γ 受体的抗增殖活性。该基因重排已在 20%~40% 的甲状腺滤泡癌、较低比例的 Hürthle 细胞癌和甲状腺滤泡性腺瘤中检测到，但作为分子标记物的敏感度和特异度不足[45]。

8.3 致癌基因联合评估

这些单个基因突变或易位的诊断价值有限，但是这些基因组合可以在 70% 的组织学已证实的甲状腺癌中发现存在突变，这说明如果评估，可能会实现更好的鉴别诊断效果。在早期的研究中，对 470 个连续的包含 55 个细胞学不确定性样本的 FNA 进行了 *BRAF*、*RAS*、*RET/PTC* 和 *PAX8/PPAR* γ 基因检测，结果表明，尽管几乎所有检测阳性的结节都是恶性的，但在一些甲状腺癌中，没有检测到突变[46]。这表明联合评估对发现恶性肿瘤具有潜在的价值，但对"排除"甲状腺癌不够敏感。

这些以及类似的研究结果催生了一项针对相关基因突变（共约 17 个）检测方法的持续开发和商业化，包括 *BRAF*、*RAS*、*RET/PTC* 和 *PAX8/PPAR* γ 基因（商品名为 miRInform Thyroid，Asuragen 公司生产）。独立检测和在更大的临床背景下使用已经证明阳性和阴性预测值存在很大的变异性，结果不如最初报告的那样强大[47-52]。

作为癌症基因组图谱（The Cancer Genome Atlas，TCGA）的一部分，甲状腺乳头状癌的全基因组特征研究结果扩大了我们对 PTC 中存在的体细胞遗传特征的认识，并在 96% 的 PTC 肿瘤中发现了驱动基因突变或易位[53]。包含这些额外的癌基因可能有助于识别更多的甲状腺癌，并改善甲状腺结节的分子检测。根据这些数据，开发出了一种使用二代测序技术对 13 个基因点突变和 42 个基因融合进行检测的产品（商品名为 ThyroSeq v2）。这种测试需要额外的穿刺标本在特定的处理溶液中进行洗脱。两项前瞻性单中心非盲研究评估了其在细胞学不确定性甲状腺结节 FNA 标本诊断中的准确性。对 143 个包含有切除后组织病理学结果且细胞学诊断为可疑滤泡性肿瘤 / 滤泡性肿瘤的 FNA 样本进行检测后显示，ThyroSeq v2 具有较高的阴性预测值（96%）[95% CI（92%~100%）]，以及中等的阳性预测值（83%）[95% CI（72%~95%）][55]。在一项类似的研究中，通过 ThyroSeq v2 对 98 个细胞学诊断为意义不明的非典型或滤泡性病变标本进行评估后发现，其具有相似的阴性预测值（97.2%）[95%CI（79%~100%）]，以及中等的阳性预测值（76.9%）[95%CI（61%~93%）]。该检测的阴性预测值与良性细胞学诊断相似，阳性预测值与通常会建议手术治疗的 Bethesda V 类诊断相似，这表明这种检测可能同时提供"排除"和"符合"恶性肿瘤诊断的能力。但由于缺乏来自多中心、盲法研究或更广泛的临床应用的确凿数据，目前仍无法准确评估其临床应用价值。

8.3.1　基因芯片表达分析

基因芯片平台是一种以成本相对较低、快速确定所有转录 RNA 表达的方法，该方法为开发一种能够评估数百个基因表达的诊断芯片提供了可能性。但重要的是，要分析这些基因表达模式需要特定的计算机算法。这些技术可能会被二代测序平台所取代，但它仍然是一种强大的基因表达分析方法。

8.3.2　MicroRNA

MicroRNA（miRNA）是一种含有 21~22 个核苷酸片段的非编码

RNA，它通过与 mRNA 结合来调节其翻译和降解，在转录后基因调控中发挥关键作用。与正常甲状腺组织或滤泡性腺瘤相比，在甲状腺乳头状腺癌或滤泡状癌中均过度表达了特异性 miRNA 片段[57,58]。最初的研究在组织或穿刺样本中应用不同的 miRNA 表达谱分析显示其总体准确率为 76%~90%[59-61]。结合 miRNA 表达的分类和致癌基因的确定，研究和开发出了一种同时包含两种检测方法的产品（商品名为 ThyGenX 和 ThyraMIR 组合检测）。对 109 个细胞学诊断 Bethesda Ⅲ类或Ⅳ类而最终病理诊断有 32% 为恶性的 FNA 标本进行 10 个 miRNA 组合和 7 个基因突变组合的评估，结果显示，其 NPV 为 94%［95%CI（85%~98%）］，PPV 为 74%［95%CI（58%~86%）］。该研究结果需要在患甲状腺结节的普通人群中进行大型的前瞻性研究来进一步验证。

8.4　RNA 基因表达分类

因为很多不确定性甲状腺结节经过手术切除后，最终被证实为良性，一种新的方法被提出用于检测确定良性病变，从而有效地"排除"恶性肿瘤并避免不必要的手术。Afirma® 基因表达分类系统（gene expression classifier，GEC；由 Veracyte 公司命名）的设计就是基于这一理念。这种方法检测了来自 FNA 组织的 167 个表达的 RNA，使用经过训练的算法，寻找与良性结节高度相关的表达谱，从而用于诊断细胞学不确定性结节。RNA 表达谱分析完成后，将结节分为良性或可疑结节[62]。一项前瞻性、多中心、盲法验证的研究通过对 265 个直径 > 1cm、组织病理学结果已知但细胞学诊断不确定性结节进行评估，来验证 GEC 的临床诊断效能[63]。在本研究中，恶性肿瘤占 32%，NPV 和 PPV 分别为 93% 和 47%。Bethesda Ⅴ类结节的阴性预测值为 85%，结果被认为不足以"排除"恶性肿瘤。与之相比，在 Bethesda Ⅲ类和Ⅳ类结节中的阴性预测值分别为 95% 和 94%，被认为与细胞学诊断为良性病变的恶性风险相似，推荐保守治疗。

在随后的回顾性分析中，对来自 5 个中心的 339 个不确定性甲状腺结节进行了分析，在 148 例细胞学诊断不确定性结节且 GEC 分类为可疑结节的患者中，有 121 例（82%）进行了结节切除手术，其中

53 例被确诊为恶性肿瘤（44%）。相比之下，174 例 GEC 分类为良性结节的患者中只有 4 例进行了手术[64]。综合来看，这些结果表明，Afirma GEC 在临床治疗中改变了甲状腺结节的处理策略，并减少了诊断性手术。

GEC 的临床成本 – 效益已经在几项研究中进行了评估。成本 – 效益通过统计建模[18] 和计算患者手术切除率得到证明[65]。随后的一份单中心报告发现，在癌症患病率为 24.5% 的情况下，常规 GEC 检测没有成本 – 效益优势[66]。然而，另一项分析预计常规 GEC 测试对美国的第三方支付者具有成本 – 效益优势[67]。

关于 GEC 在临床实践中的效能和临床意义，已经发表了许多独立的回顾性报告[66,68-78]。但评估其之前所报道的高阴性预测值及"排除"恶性肿瘤的能力一直比较困难，因为绝大多数 GEC 分类为良性的患者没有接受手术。少量接受结节切除术的患者样本可能存在偏倚，因为在这些病例中有一些额外的风险促使他们决定进行手术。一项研究比较了 GEC 分类为良性结节以及细胞学诊断为良性的两组患者的超声随访结果，两个队列具有相似的基线特征及随访时间[73]。在此研究中，一项研究比较了 GEC 分类为良性结节以及细胞学诊断为良性的两组患者的超声随访结果，两个队列具有相似的基线特征及随访时间。到目前为止，没有患者死于假阴性检测结果，即 GEC 分类为良性而最终却被诊断为甲状腺癌的情况。

Afirma GEC 的阳性预测值一直是一个更广泛研究的主题，一些单中心回顾性研究表明 GEC 分类对 Bethesda Ⅲ类或Ⅳ类结节的阳性预测值为 14%~82%，尽管大多数数据都在原始验证试验的预期范围内[66,68-72,74-77]。两项选择 Hürthle 细胞结节（包括以 Hürthle 细胞为主的意义不明的非典型病变 / 可疑 Hürthle 细胞肿瘤）的研究发现，GEC 分类为可疑结节的比例高于预期，而这些结节的恶性风险较低[68,72]，但并非所有研究都提示该结果[76]。这些观察结果是否代表潜在恶性率的差异，接受 Afirma GEC 检测的 Hürthle 细胞学诊断患者是否存在选择偏倚，检测效能、细胞学解读以及医生 / 患者决策是否存在差异尚无法确定，而这些因素都可能影响上述结果。

必须要认识到的是，细胞学诊断不确定性和 GEC 分类为可疑结节的恶性可能性与被检测人群本身患恶性肿瘤的可能性相关。不同机构间所检测人群甲状腺癌患病率的差异、对结节外观不同的超声判读、选择哪些结节进行 FNA、在特定机构不确定性结节不同的恶性风险、选择哪些患者进行切除，以及对组织病理学结果的判断，所有这些因素等都将影响这类结节最终被证实为恶性的可能性。这种可变性是甲状腺结节多学科评估所固有的特征[8,15]，也是所有甲状腺结节分子检测方法无法改变的局限性。因此，在进行分子检测之前，必须了解该检测方法在特定临床背景下（考虑结节本身的恶性风险）的阳性预测值，从而做出最佳的结果判读并预测患者的恶性风险。

8.5 未来发展方向

由于甲状腺结节固有的恶性风险，对其进行评估和管理的工作在未来可能会继续增加，因此临床实践中也需要继续开发新的或者更好的辅助检测手段来评估细胞学不确定性结节的恶性风险。甲状腺癌可表达程序性死亡配体 –1（PD-L1），它是一种细胞表面蛋白，当其与效应免疫细胞上的配体结合时，可促进免疫激活的抑制。最新研究证实 PD-L1 与 PTC 肿瘤的侵袭行为相关[79]。因此在 FNA 标本中通过免疫组化评估 PD-L1 的表达可能有助于鉴别甲状腺结节的良恶性。基因突变 / 易位的检测以及 miRNA/mRNA 表达谱的检测将会继续发展，在迭代中不断提高其诊断准确性。最后，研究者也人们将继续探索新的分子标记物，如循环抑制免疫细胞，循环肿瘤细胞，游离 DNA，以及其他一些新的检测方式。

8.6 总　结

随着更多准确、可靠和廉价的分子检测手段的日益普及，细胞学不确定性结节的管理正在发生变化。结局和成本 – 效益分析显示，应将医疗干预措施应用于可能获得最大效益的患者中，同时减少不必要的检测和治疗。随着分子技术的不断改进，分子标记物检测的常规使用也越来越多，已成为标准检测方法[10,16]。

目前，很少有广泛可用的方法来评估细胞学不确定性甲状腺结节，Veracyte Afirma 基因表达分类系统和 17 基因组合突变检测是目前相对最独立的研究分析。大规模、前瞻性和盲法研究对于全面了解正在引入的许多分子检测手段的性能非常重要。目前已发表的研究主要基于小型、单一机构的经验，方法不理想，数据必须在其限制的环境下进行解释。

随着这些检测方法的广泛使用，其局限性也逐渐显露。人群多样性实践操作差异导致不同中心之间测试性能存在差异，这也与既往报道一致，且该局限性将会一直存在。

另外，随着检测技术的不断发展，越来越多的研究试图更好地解释所有分子变化的意义，提高对良性甲状腺结节中存在的突变的理解将有助于扩大我们的认知，即基因改变（碱基对改变或易位）不一定意味着恶性转化。

随着新的潜在分子标记物的鉴定和临床试验数据的发表，该领域的研究也正在积极开展，临床试验证实了这些标记物在临床实践中的实用性和局限性。随后的大规模、前瞻性临床试验非常重要。由于甲状腺细胞学和组织学的异质性、人群的差异以及临床中标记物的不同应用，透明的临床试验为了解真实环境中分子标记物的性能提供了最佳手段。事实上，大规模试验应被视为继分子标记物发现后的关键步骤。

无论是现在还是未来，甲状腺结节的评估将包括临床、生化、放射学、细胞学和分子检测，这些方法将为评估甲状腺结节的恶性风险以及选择最佳的管理方式提供客观依据。

参考文献

[1] Ahmed S, Horton KM, Jeffrey RB Jr, et al. Incidental thyroid nodules on chest CT: review of the literature and management suggestions. Am J Roentgenol, 2010, 195(5):1066–1071.

[2] Arslan N, Dehdashti F, Doherty GM, et al. Risk of malignancy in thyroid incidentalomas identiied by luorodeoxyglucose-positron emission tomography. Surgery, 2001, 130(6): 941–946.

[3] Gharib H, Goellner JR. Fine-needle aspiration biopsy of the thyroid: an appraisal. Ann Intern Med,1993,118(4):282–289.

[4] Mazzaferri EL. Management of a solitary thyroid nodule. N Engl J Med, 1993, 328(8): 553–559.

[5] Yassa L, Cibas ES, Benson CB, et al. Long-term assessment of a multidisci-plinary approach to thyroid nodule diagnostic evaluation. Cancer,2007,111(6):508–516.

[6] Kwong N, Medici M, Angell TE, et al. The inluence of patient age on thyroid nodule formation,multinodularity, and thyroid cancer risk. J Clin Endocrinol Metab, 2015, 100(12): 4434–4440.

[7] Ron E, Lubin JH, Shore RE, et al. Thyroid cancer after exposure to external radiation: a pooled analysis of seven studies. Radiat Res,1995,141(3):259–277.

[8] Moon WJ, Jung SL, Lee JH, et al. Benign and malignant thyroid nodules: US differentiation-multicenter retrospective study. Radiology,2008,247(3):762–770.

[9] Jarlov AE, Nygard B, Hegedus L, et al. Observer variation in ultrasound assessment of the thyroid gland. Br J Radiol,1993,66(787):625–627.

[10] Haugen BR, Alexander EK, Bible KC, et al. 2015 American Thyroid Association management guidelines for adult patients with thyroid nodules and differentiated thyroid cancer: the American Thyroid Association guidelines task force on thyroid nodules and differentiated thyroid cancer. Thyroid,2016,26(1):1–133.

[11] Cibas ES, Ali SZ, NCI Thyroid FNA State of the Science Conference. The Bethesda system for reporting thyroid cytopathology. Am J Clin Pathol, 2009, 132(5): 658–665.

[12] Ali SZ, Cibas ES. The Bethesda system for reporting thyroid cytopathology: deinitions, crite-ria, and explanatory notes. New York: Springer,2009.

[13] Piana S, Frasoldati A, Ferrari M, et al. Is a ive-category reporting scheme for thyroid ine needle aspiration cytology accurate? Experience of over 18,000 FNAs reported at the same institution during 1998–2007. Cytopathology, 2010, 22(3): 164–173.

[14] Nayar R, Ivanovic M. The indeterminate thyroid fine-needle aspiration: experience from an academic center using terminology similar to that proposed in the 2007 National Cancer Institute Thyroid Fine Needle Aspiration State of the Science Conference. Cancer, 2009,117(3):195–202.

[15] Cibas ES, Baloch ZW, Fellegara G, et al. A prospective assessment deining the limitations of thyroid nodule pathologic evaluation. Ann Intern Med, 2013, 159(5):325–332.

[16] Gharib H, Papini E, Garber JR, et al. American Association of Clinical Endocrinologists, American College of Endocrinology, and Associazione Medici Endocrinologi medical guidelines for clinical practice for the diagnosis and management of thyroid nodules – 2016 update. Endocr Pract, 2016,22(5):622–639.

[17] Nikiforov YE, Seethala RR, Tallini G, et al. Nomenclature revision for encapsulated follicular variant of papillary thyroid carcinoma: a paradigm shift to reduce overtreatment of indolent tumors. JAMA Oncol,2016,2(8):1023–1029.

[18] Li H, Robinson KA, Anton B, et al. Cost-effectiveness of a novel molecular test for cytologically indeterminate thyroid nodules. J Clin Endocrinol Metab, 2011, 96(11): E1719–1726.

[19] Yip L, Farris C, Kabaker AS, et al. Cost impact of molecular testing for indeterminate thyroid nodule fine-needle aspiration biopsies. J Clin Endocrinol Metab, 2012, 97(6): 1905–1912.

[20] Liu FT, Rabinovich GA. Galectins as modulators of tumour progression. Nat Rev Cancer, 2005, 5(1):29–41.

[21] Chiu CG, Strugnell SS, Grifith OL, et al. Diagnostic utility of galectin-3 in thyroid cancer. Am J Pathol,2010,176(5):2067–2081.

[22] Bartolazzi A, Gasbarri A, Papotti M, et al. Application of an immunodiagnostic method for improving preoperative diagnosis of nodular thyroid lesions. Lancet, 2001,

357(9269): 1644–1650.

[23] Bartolazzi A, Orlandi F, Saggiorato E, et al. Galectin-3-expression analysis in the surgical selection of follicular thyroid nodules with indeterminate fine-needle aspiration cytology: a prospective multicentre study. Lancet Oncol,2008,9(6):543–549.

[24] Franco C, Martínez V, Allamand JP, et al. Molecular markers in thyroid fine-needle aspiration biopsy: a prospective study. Appl Immunohistochem Mol Morphol, 2009, 17(3): 211–215.

[25] Torregrossa L, Faviana P, Filice ME, et al. CXC chemokine receptor 4 immunodetection in the follicular variant of papillary thyroid carcinoma: comparison to galectin-3 and hector battifora mesothelial cell-1. Thyroid, 2010, 20(5):495–504.

[26] Moll R, Divo M, Langbein L. The human keratins: biology and pathology. Histochem Cell Biol, 2008, 129(6):705–733.

[27] Saggiorato E, De Pompa R, Volante M, et al. Characterization of thyroid 'follicular neoplasms' in fine-needle aspiration cytological specimens using a panel of immunohistochemical markers: a proposal for clinical application. Endocr Relat Cancer, 2005, 12(2):305–317.

[28] Fadda G, Rossi ED, Raffaelli M, et al. Follicular thyroid neoplasms can be classiied as low- and high-risk according to HBME-1 and Galectin-3 expression on liquid-based fine-needle cytology. Eur J Endocrinol, 2011,165(3):447–453.

[29] Saleh HA, Feng J, Tabassum F, et al. Differential expression of galectin-3, CK19, HBME1, and Ret oncoprotein in the diagnosis of thyroid neoplasms by ine needle aspiration biopsy. Cytojournal,2009,6:18.

[30] Cui W, Sang W, Zheng S, et al. Usefulness of cytokeratin-19, galectin-3, and Hector Battifora mesothelial-1 in the diagnosis of benign and malignant thyroid nodules. Clin Lab, 2012,58(7–8):673–680.

[31] Trimboli P, Guidobaldi L, Amendola S, et al. Galectin-3 and HBME-1 improve the accuracy of core biopsy in indeterminate thyroid nodules. Endocrine,2016,52(1):39–45.

[32] Garnett MJ, Marais R. Guilty as charged: *BRAF* is a human oncogene. Cancer Cell, 2004, 6(4):313–319.

[33] Xing M. BRAF mutation in papillary thyroid cancer: pathogenic role, molecular bases, and clinical implications. Endocr Rev,2007,28(7):742–762.

[34] Kebebew E, Weng J, Bauer J, et al. The prevalence and prognostic value of BRAF mutation in thyroid cancer. Ann Surg, 2007,246(3):466–470.

[35] Xing M, Clark D, Guan H, et al. *BRAF* mutation testing of thyroid fine-needle aspiration biopsy specimens for preoperative risk stratiication in papillary thyroid cancer. J Clin Oncol, 2009, 27(18):2977–2982.

[36] Xing M, Alzahrani AS, Carson KA, et al. Association between *BRAF V*600*E* mutation and recurrence of papillary thyroid cancer. J Clin Oncol, 2015,33(1):42–50.

[37] Xing M, Alzahrani AS, Carson KA, et al. Association between BRAF V600E mutation and mortality in patients with papillary thyroid cancer. JAMA,2013,309(14):1493–1501.

[38] Repasky GA, Chenette EJ, Der CJ. Renewing the conspiracy theory debate: does Raf function alone to mediate Ras oncogenesis? Trends Cell Biol, 2004, 14(11):639–647.

[39] Nikiforov YE, Nikiforova MN. Molecular genetics and diagnosis of thyroid cancer. Nat Rev Endocrinol,2011,7(10):569–580.

[40] Yoo S-K, Lee S, Kim S-j, et al. Comprehensive analysis of the transcriptional and mutational landscape of follicular and papillary thyroid cancers. PLoS Genet, 2016, 12(8): e1006239.

[41] Nikiforov YE, Yip L, Nikiforova MN. New strategies in diagnosing cancer in thyroid nodules: impact of molecular markers. Clin Cancer Res,2013,19(9):2283–2288.

[42] Medici M, Kwong N, Angell TE, et al. The variable phenotype and low-risk nature of RAS-positive thyroid nodules. BMC Med, 2015,13(1):184.

[43] Tallini G, Asa SL. RET oncogene activation in papillary thyroid carcinoma. Adv Anat Pathol, 2001, 8(6):345–354.

[44] Elisei R, Romei C, Vorontsova T, et al. RET/PTC rearrangements in thyroid nodules: studies in irradiated and not irradiated, malignant and benign thyroid lesions in children and adults. J Clin Endocrinol Metab,2001,86(7):3211–3216.

[45] Marques AR, Espadinha C, Catarino AL, et al. Expression of PAX8-PPAR gamma 1 rearrangements in both follicular thyroid carcinomas and adenomas. J Clin Endocrinol Metab, 2002, 87(8):3947–3952.

[46] Nikiforov YE, Steward DL, Robinson-Smith TM, et al. Molecular testing for mutations in improving the fine-needle aspiration diagnosis of thyroid nodules. J Clin Endocrinol Metab, 2009, 94(6):2092–2098.

[47] Beaudenon-Huibregtse S, Alexander EK, Guttler RB, et al. Centralized molecular testing for oncogenic gene mutations complements the local cytopathologic diagnosis of thyroid nodules. Thyroid, 2014,24(10):1479–1487.

[48] Cantara S, Capezzone M, Marchisotta S, et al. Impact of proto-oncogene mutation detection in cytological specimens from thyroid nodules improves the diagnostic accuracy of cytology. J Clin Endocrinol Metab,2010,95(3):1365–1369.

[49] Nikiforov YE, Ohori NP, Hodak SP, et al. Impact of mutational testing on the diagnosis and management of patients with cytologically indeterminate thyroid nodules: a prospective analysis of 1056 FNA samples. J Clin Endocrinol Metab, 2011, 96(11): 3390–3397.

[50] Eszlinger M, Krogdahl A, Münz S, et al. Impact of molecular screening for point mutations and rearrangements in routine air-dried ine-needle aspiration samples of thyroid nodules. Thyroid,2014,24(2):305–313.

[51] Eszlinger M, Piana S, Moll A, et al. Molecular testing of thyroid fine-needle aspirations improves presurgical diagnosis and supports the histologic identiication of minimally invasive follicular thyroid carcinomas. Thyroid, 2015, 25(4):401–409.

[52] Labourier E, Shifrin A, Busseniers AE, et al. Molecular testing for miRNA, mRNA, and DNA on fine-needle aspiration improves the preoperative diagnosis of thyroid nodules with indeterminate cytology. J Clin Endocrinol Metab, 2015, 100(7):2743–2750.

[53] Agrawal N, Akbani R, Aksoy BA, et al. Cancer Genome Atlas Research Network. Integrated genomic characterization of papillary thyroid carcinoma. Cell, 2014, 159(3): 676–690.

[54] Nikiforov YE, Carty SE, Chiosea SI, et al. Highly accurate   diagnosis of cancer in thyroid nodules with follicular neoplasm/suspicious for a follicular neoplasm cytology by ThyroSeq v2 next-generation sequencing assay. Cancer, 2014, 120(23):3627–3634.

[55] Nikiforov YE, Carty SE, Chiosea SI, et al. Impact of the multi-gene ThyroSeq next-generation sequencing assay on cancer diagnosis in thyroid nodules with atypia of undetermined signiicance/follicular lesion of undetermined signiicance cytology. Thyroid, 2015,25(11):1217–1223.

[56] Bartels CL, Tsongalis GJ. MicroRNAs: novel biomarkers for human cancer. Clin Chem, 2009, 55(4):623–631.

[57] Weber F, Teresi RE, Broelsch CE, et al. limited set of human MicroRNA is deregulated in

follicular thyroid carcinoma. J Clin Endocrinol Metab, 2006,91(9):3584–3591.

[58] Pallante P, Visone R, Ferracin M, et al. MicroRNA deregulation in human thyroid papillary carcinomas. Endocr Relat Cancer,2006,13(2):497–508.

[59] Keutgen XM, Filicori F, Crowley MJ, et al. A panel of four miRNAs accurately differentiates malignant from benign indeterminate thyroid lesions on ine needle aspiration. Clin Cancer Res,2012,18(7):2032–2038.

[60] Shen R, Liyanarachchi S, Li W, et al. MicroRNA signature in thyroid fine needle aspiration cytology applied to "atypia of undetermined signiicance" cases. Thyroid, 2012, 22:9–16.

[61] Kitano M, Rahbari R, Patterson EE, et al. Evaluation of candidate diagnostic microRNAs in thyroid fine-needle aspiration biopsy samples. Thyroid, 2012, 22:285–291.

[62] Chudova D, Wilde JI, Wang ET, et al. Molecular classiication of thyroid nodules using high-dimensionality genomic data. J Clin Endocrinol Metab, 2010, 95(12):5296–5304.

[63] Alexander EK, Kennedy GC, Baloch ZW, et al. Preoperative diagnosis of benign thyroid nodules with indeter-minate cytology. N Engl J Med,2012,367(8):705–715.

[64] Alexander EK, Schorr M, Klopper J, et al. Multicenter clinical experience with the Airma gene expression classiier. J Clin Endocrinol Metab,2014,99(1):119–125.

[65] Duick DS, Klopper JP, Diggans JC, et al. The impact of benign gene expression classiier test results on the endocrinologist-patient decision to operate on patients with thyroid nodules with indeterminate fine-needle aspiration cytopathology. Thyroid, 2012, 22(10): 996–1001.

[66] Wu JX, Lam R, Levin M, et al. Effect of malignancy rates on cost-effectiveness of routine gene expression classiier testing for indeterminate thyroid nodules. Surgery, 2016, 159(1):118–126.

[67] Lee L, How J, Tabah RJ, Mitmaker EJ. Cost-effectiveness of molecular testing for thyroid nodules with atypia of undetermined signiicance cytology. J Clin Endocrinol Metab, 2014, 99(8):2674–2682.

[68] Harrell RM, Bimston DN. Surgical utility of Airma: effects of high cancer prevalence and oncocytic cell types in patients with indeterminate thyroid cytology. Endocr Pract, 2014, 20(4):364–369.

[69] McIver B, Castro MR, Morris JC, et al. An independent study of a gene expression classiier (Airma™) in the evaluation of cytologically indeterminate thyroid nodules. J Clin Endocrinol Metab, 2014,99(11):4069–4077.

[70] Lastra RR, Pramick MR, Crammer CJ, et al. Implications of a suspicious airma test result in thyroid fine-needle aspiration cytology: an institutional experience. Cancer Cytopathol, 2014, 122(10):737–744.

[71] Marti JL, Avadhani V, Donatelli LA, et al. Wide inter-institutional variation in performance of a molecular classifier for indeterminate thyroid nodules. Ann Surg Oncol, 2015, 22(12):3996–4001.

[72] Brauner E, Holmes BJ, Krane JF, et al. Performance of the Airma gene expression classiier in Hürthle cell thyroid nodules differs from other indeterminate thyroid nodules. Thyroid, 2015, 25(7):789–796.

[73] Angell TE, Frates MC, Medici M, et al. Airma benign thyroid nodules show similar growth to cytologically benign nodules during follow-up. J Clin Endocrinol Metab, 2015, 100(11):E1477–1483.

[74] Yang SE, Sullivan PS, Zhang J, et al. Has Airma gene expression classiier testing reined the indeterminate thyroid category in cytology? Cancer Cytopathol, 2016, 124(2):100–109.

126

[75] Sacks WL, Bose S, Zumsteg ZS, et al. Impact of Airma gene expression classiier on cytopathology diagnosis and rate of thyroidectomy. Cancer Cytopathol, 2016, 124(10): 722–728.

[76] Chaudhary S, Hou Y, Shen R, et al. Impact of the Airma gene expression classiier result on the surgical management of thyroid nodules with category III/IV cytology and its correlation with surgical outcome. Acta Cytol, 2016,60(3):205–210.

[77] Villabona CV, Mohan V, Arce KM, et al. Utility of ultrasound vs. gene expression classiier in thyroid nodules with atypia of undetermined signiicance. Endocr Pract, 2016, 22(10): 1199–1203.

[78] Celik B, Whetsell CR, Nassar A. Airma GEC and thyroid lesions: an institutional experience. Diagn Cytopathol,2015,43(12):966–970.

[79] Chowdhury S, Veyhl J, Jessa F, et al. Programmed death-ligand 1 overexpression is a prognostic marker for aggressive papillary thyroid cancer and its variants. Oncotarget, 2016, 7(22):32318–32328.

第 9 章
甲状腺结节的甲状腺素治疗

Alan A. Parsa, Hossein Gharib

9.1 引　言

　　使用抑制剂量的甲状腺素来治疗甲状腺结节以使之缩小的方法目前仍存在争议。理论上，通过抑制 TSH，可以阻断其对甲状腺结节上 TSH 敏感受体的刺激，从而达到使结节萎缩的目的。虽然抑制治疗可能会使结节缩小，但这仅见于少数患者，而更重要的是，长期的低 TSH 会引起更多的并发症。最新的美国甲状腺协会（ATA）和美国临床内分泌学家协会（AACE）的临床指南并不推荐在细针穿刺 （FNA）确诊为良性结节的患者中常规使用甲状腺素（T_4）进行抑制治疗。在这里，我们搜集了一些支持当前不推荐使用 T_4 抑制疗法治疗甲状腺结节的历史证据和最新研究。

A.A. Parsa, MD, FACE (✉)
Department of Medicine, University of Hawaii, John A. Burns School of Medicine,
Honolulu, HI, USA
e-mail: alan.parsa@gmail.com

H. Gharib, MD, MACP, MACE
Division of Endocrinology, Diabetes, Metabolism & Nutrition, Mayo Clinic College of
Medicine, Rochester, MN, USA

© Springer International Publishing AG 2018
H. Gharib (ed.), *Thyroid Nodules*, Contemporary Endocrinology,
DOI 10.1007/978-3-319-59474-3_9

9.2　甲状腺素治疗的历史

在古代，甲状腺肿大很早便引起了人类的兴趣，早在公元前 2700 年，中国人就有关于它的描述[1]。此外，不管是在古希腊的历史记录中[2]，还是在达·芬奇的解剖插图中[3]，抑或是在希波克拉底和盖伦的著作里[1]，以及一些美术作品如扬·凡·艾克的"玛格丽特·凡·艾克的肖像"和达·芬奇的"持康乃馨的圣母"[4]中都有关于甲状腺肿大的描述或者体现。人们发现，甲状腺肿大引起的颈前外观改变似乎是热情的来源。

很久以前，在亚洲和欧洲，人们发现服用烧焦的海绵或海草能够有效缩小甲状腺结节[1]。直到在 19 世纪初期的拿破仑战争中，由于制造火药的原料硝石（硝酸钾）短缺才使得法国制造商 Bernard Courtois 意外地在海藻灰中发现了碘元素[1]。1820 年，一项包含 150 例受试者的研究表明，每天使用 250mg 碘可成功缩小甲状腺肿[9]，从此奠定了碘在甲状腺肿治疗中的地位。在接下来的半个世纪，碘成为治疗甲状腺功能异常的重要选择之一。但随着一些碘治疗导致甲状腺毒症报道的出现[6,10]，其热度逐渐减弱，治疗方向随之转移到使用甲状腺本身来治疗甲状腺疾病。

早期的一些小型研究表明，通过使用绵羊或猪的甲状腺来缩小甲状腺肿似乎具有一定成效[6,11]，而在一些大型研究中，其效果却微乎其微。19 世纪 90 年代，Burns 评估了 326 名接受甲状腺提取物治疗的受试者，其中 8% 的受试者表现出良好的治疗反应，36% 的受试者显示出部分治疗效果，而 56% 的受试者没有任何效果[6,12]。此外，一些研究认为结节的消退是主观的，与其通过减少周围正常甲状腺组织的血供导致周围组织的萎缩相关，而非甲状腺结节真正缩小[13,14]。

9.3　甲状腺素治疗的现状

在目前的临床实践中，早在 1987 年左甲状腺素（LT4）抑制疗法就受到了来自梅奥诊所 Gharib 等的质疑[15]。一项随机、双盲、含安慰剂对照的研究通过使用高分辨率超声和超敏 TSH 检测，发现 LT4 抑制治疗未能显著缩小良性甲状腺结节。随后，世界各地的许多研究人员分别发表了支持[14,16-19]和否定[20-24]这些观察结果的数据。

为了更好地评估 LT_4 抑制疗法的疗效，出现了几项荟萃分析。2002 年，Richter 等在评估了 9 项共包含 596 例患者[18]的研究后，得出结论：只有少于 20% 的患者在接受 LT_4 抑制治疗后甲状腺结节显著缩小。

Castro 等[25]在一项荟萃分析中回顾了 6 项随机对照研究（表 9-1），虽然超过 50% 的结节因 TSH 抑制而缩小，但其治疗效果与安慰剂相似 [RR=1.9；95% CI（0.95~3.81）]。Sdano 等[26]评估了 9 项随机研究，共计 609 名受试者。尽管与安慰剂组相比，88% 的受试者的甲状腺结节体积缩小 >50% 以上，但进一步的风险分析表明，每有 1 名受试者从治疗中受益，就有 8 名受试者将面临与 TSH 抑制相关的心脏和骨骼副作用的风险。他们还报告了在一项长达 5 年的研究中，服用安慰剂与 TSH 抑制治疗的受试者的甲状腺结节体积减小差别并不显著。2014 年 Cochrane 在其综述[27]中提到，16% 接受 TSH 抑制治疗的患者和 10% 接受安慰剂治疗的患者的甲状腺结节都显示出超过 50% 体积的缩小，两者差异非常小。且在这些研究中，都未提及健康相关生存质量或全因死亡率。来自丹麦的 Fast 等[19]在对 822 例患者进行评估后，主张反对使用 TSH 抑制疗法治疗良性非毒性甲状腺结节，更加强调长期 TSH 抑制带来的相关风险。

表 9-1　Castro 等对 6 项研究的荟萃分析（2002 年）

研究	研究设计	受试者数量（例）	治疗组中治疗有效的患者	安慰剂组中治疗有效的患者	显著差异
Gharib 等（1987）	前瞻性随机双盲	53	14	20	无
Reverter 等（1992）	前瞻性随机对照	40	20	15	无
Papini 等（1993）	前瞻性安慰剂对照	101	20	6	无
LaRosa 等（1995）	前瞻性无安慰剂对照	45	39	—	有
Zelmanovitz 等（1998）	安慰剂对照	45	29	8	无
Larijani 等（1999）	前瞻性安慰剂对照	62	19	13	无

TSH 抑制，尤其是 TSH<0.1mIU/L 时，会导致许多严重的不良事件，包括继发性骨质疏松症以及因为骨矿物质动员增加和皮质破骨细胞吸收增加导致的骨折风险[28-32]。房颤风险可增加高达 20%[33,34]，同时伴随心肌病和心衰风险的增加[35,37,32]。也可能出现伴有呼吸困难和外周水肿的运动不耐受[38]。过度的 TSH 抑制将会导致发病率和死亡率增加[39,40]，以及健康水平、情绪和决策能力下降[41-43]。因此，临床医生在治疗良性甲状腺结节时应综合权衡治疗风险、治疗策略和治疗目标。

虽然最新的文献大多都反对使用 LT₄ 抑制疗法来治疗甲状腺结节，但临床实践似乎有些滞后。为了评估当前的临床治疗现状，Bennedbaek 等分别于 1999 年和 2000 年在欧洲甲状腺协会（ETA）[44] 和美国甲状腺协会（ATA）的成员中进行了调查[45]，询问如何管理一例"伴有 2cm × 3cm 孤立性非可疑恶性甲状腺结节的 42 岁女性"患者。所有人都同意首先行细针穿刺活检（FNA）以排除恶性肿瘤，其中 60% 的 ETA 成员和 53% 的 ATA 成员反对使用 TSH 抑制疗法缩小良性孤立结节。值得注意的是，这些研究是在十多年前进行的，相信现在我们对 TSH 抑制疗法的热情会更低。因此，ATA[46]、AACE/AME[47] 等协会在最新的指南中均不建议使用 TSH 抑制疗法来治疗细胞学阴性的甲状腺结节，从而达到缩小结节体积的目的。

9.4 总 结

虽然争议仍在继续，治疗也需要考虑个体化，但我们首先应该强调"不伤害"原则。1998 年，Gharib 和 Mazzaferri 考虑到 T₄ 抑制疗法的风险和获益，指出"结节即使缩小，也可能对患者或医生并没有临床价值"[16]。2003 年在 Hegedus 发表的一篇综述中，表示："在丹麦，LT₄ 疗法已被废弃"[48]。我们相信这一趋势在许多其他国家也是如此。在我们看来，关于 TSH 抑制疗法缺乏疗效且伴有显著潜在并发症的观点，已成为 20 世纪内分泌临床实践领域具有里程碑意义的成就之一。

参考文献

[1] Rosenfeld L. Discovery and early uses of iodine. J Chem Educ,2000,77:984–987.

[2] Swain VAJ. History and iconography of endemic goitre and cretinism. Med Hist, 1985, 29(2): 226–227.

[3] Eustachi B. Tabulae anatomicae clarissimi viri Bartholomaei Eustachii quas e tenebris tandem vindicatas et Clementis papae 11. muniicentia dono acceptas, praefatione, acnotis illustrauit Ioh. Maria Lancisius archiater pontiicus. s.l.: sumptibus Laurentii, & Thomae Pagliarini bibliop. sub signo Palladis ex typographia Rochi Bernabò. 1728: 225.

[4] Ignjatović M. The thyroid gland in works of famous old anatomists and great artists. Langenbeck's Arch Surg,2010,395(7):973–985.

[5] Leoutsakos V. A short history of the thyroid gland. Hormones (Athens), 2004,3(4):268–271.

[6] Greer MA, Astwood EB. Treatment of simple goiter with thyroid. J Clin Endocrinol Metab, 1953,13(11):1312–1331.

[7] Boussingault JB. Recherches sur la cause qui produit le goître dans les Cordilieres de la Nouvelle-Grenade. Ann Chim Phys, 1833,48:41–69.

[8] Niazi AK, Kalra S, Irfan A, et al. Thyroidology over the ages. Indian J Endocrinol Metab, 2011, 15(Supp 2):S121–126.

[9] Coindet JR. Nouvelles recherches sur le elfets de l'iode, et sur les precautions a suivre dans le traitement du goitre par un nouveau remade. Ann Chim Phys, 1821,16:252–266.

[10] Hartsock CL. Iodized salt in the prevention of goiter: is it a safe measure for general use? JAMA, 1926,86(18):1334–1338.

[11] Reinhold G. Ueber Schilddrusentherapie bei kropleidenden Geisteskranken. Munchen Med Wchnschr,1894,41:613–614.

[12] Burns P. Beobachtungen und Untersuchungen uber die Schilddrusen behandlung des Kropfes. Beitr Klin Chir, 1896,16:521.

[13] Rienhoff WF. Microscopic changes induced in thyroid gland by oral administration of desiccated thyroid use of the substance in treatment of congenital and simple colloid goiter. Arch Surg, 1940,41(2):487–507.

[14] Papini E, Bacci V, Panunzi C, et al. A prospective randomized trial of levothyroxine suppressive therapy for solitary thyroid nodules. Clin Endocrinol,1993,38(5):507–513.

[15] Gharib H, James EM, Charboneau JW, et al. Suppressive therapy with levothyroxine for solitary thyroid nodules. A double-blind controlled clinical study. N Engl J Med, 1987, 317(2):70–75.

[16] Gharib H, Mazzaferri EL. Thyroxine suppressive therapy in patients with nodular thyroid disease. Ann Intern Med,1998,128(5):386–394.

[17] Cheung PS, Lee JM, Boey JH. Thyroxine suppressive therapy of benign solitary thyroid nodules: a prospective randomized study. World J Surg,1989,13(6):818–821.

[18] Richter B, Neises G, Clar C. Pharmacotherapy for thyroid nodules. A systematic review and meta-analysis. Endocrinol Metab Clin N Am,2002,31(3):699–722.

[19] Fast S, Bonnema SJ, Hegedüs L. The majority of Danish nontoxic goitre patients are ineligible for Levothyroxine suppressive therapy. Clin Endocrinol (Oxf),2008,69(4):653–658.

[20] Celani MF, Mariani M, Mariani G. On the usefulness of levothyroxine suppressive therapy in the medical treatment of benign solitary, solid or predominantly solid, thyroid nodules. Acta Endocrinol (Copenh),1990,123(6):603–608.

[21] Celani MF. Levothyroxine suppressive therapy in the medical management of nontoxic benign multinodular goiter. Exp Clin Endocrinol,1993,101(5):326–332.

[22] Cesareo R, Iozzino M, Isgrò MA, et al. Short term effects of levothyroxine treatment in

thyroid multinodular disease. Endocr J,2010,57(9):803–809.

[23] Puzziello A, Carrano M, Angrisani E, et al. Evolution of benign thyroid nodules under levothyroxine non-suppressive therapy. J Endocrinol Investig, 2014, 37(12):1181–1186.

[24] Yousef A, Clark J, Doi SA. Thyroxine suppression therapy for benign, non-functioning solitary thyroid nodules: a quality-effects meta-analysis. Clin Med Res, 2010, 8(3–4): 150–158.

[25] Castro MR, Caraballo PJ, Morris JC. Effectiveness of thyroid hormone suppressive therapy in benign solitary thyroid nodules: a meta-analysis. J Clin Endocrinol Metab, 2002, 87(9):4154–4159.

[26] Sdano MT, Falciglia M, Welge JA, et al. Eficacy of thyroid hormone suppression for benign thyroid nodules: meta-analysis of randomized trials. Otolaryngol Head Neck Surg, 2005, 133(3):391–396.

[27] Bandeira-Echtler E, Bergerhoff K, Richter B. Levothyroxine or minimally invasive therapies for benign thyroid nodules. Cochrane Database Syst Rev, 2014, 6:CD004098.

[28] Mosekilde L, Melsen F, Bagger JP, et al. Bone changes in hyperthyroidism: interrelationships between bone morphometry, thyroid function and calcium- phosphorus metabolism. Acta Endocrinol (Copenh),1977,85(3):515–525.

[29] Mosekilde L, Christensen MS. Decreased parathyroid function in hyperthyroidism: interrela-tionships between serum parathyroid hormone, calcium-phosphorus metabolism and thyroid function. Acta Endocrinol (Copenh), 1977, 84(3):566–575.

[30] Baqui L, Payer J, Killinger Z, et al. The level of TSH appeared favourable in maintaining bone mineral density in postmenopausal women. Endocr Regul, 2010, 44(1):9–15.

[31] Baqi L, Payer J, Killinger Z, et al. Thyrotropin versus thyroid hormone in regulating bone density and turnover in premenopausal women. Endocr Regul, 2010, 44(2):57–63.

[32] Ross DS. Subclinical hyperthyroidism: possible danger of overzealous thyroxine replacement therapy. Mayo Clin Proc,1988,63(12):1223–1229.

[33] Petersen P, Hansen JM. Stroke in thyrotoxicosis with atrial ibrillation. Stroke, 1988, 19(1):15–8.

[34] Heeringa J, Hoogendoorn EH, van der Deure WM, et al. High-normal thyroid function and risk of atrial ibrillation: the Rotterdam study. Arch Intern Med, 2008, 168(20):2219–2224.

[35] Banovac K, Papic M, Bilsker MS, et al. Evidence of hyperthy-roidism in apparently euthyroid patients treated with levothyroxine. Arch Intern Med, 1989, 149(4):809–812.

[36] Ertek S, Cicero AF. Hyperthyroidism and cardiovascular complications: a narrative review on the basis of pathophysiology. Arch Med Sci,2013,9(5):944–952.

[37] Nanchen D, Gussekloo J, Westendorp RG, et al. Subclinical thyroid dysfunction and the risk of heart failure in older persons at high cardiovascular risk. J Clin Endocrinol Metab, 2012, 97(3):852–861.

[38] Ghandour A, Reust C. Hyperthyroidism: a stepwise approach to management. J Fam Pract, 2011, 60(7):388–395.

[39] Brandt F, Green A, Hegedüs L, et al. A critical review and meta-analysis of the association between overt hyperthyroidism and mortality. Eur J Endocrinol, 2011, 165(4): 491–497.

[40] Gencer B, Collet TH, Virgini V, et al. Subclinical thyroid dysfunction and car-diovascular outcomes among prospective cohort studies. Endocr Metab Immune Disord Drug Targets, 2013,13(1):4–12.

[41] Samuels MH, Kolobova I, Smeraglio A, et al. Effect of thyroid function variations within

the laboratory reference range on health status, mood, and cognition in levothyroxine-treated subjects. Thyroid, 2016,26(9):1173–1184.

[42] Samuels M, Kolobova I, Smeraglio A, et al. Effects of levothyroxine replacement or suppressive therapy on energy expenditure and body composition. Thyroid, 2015.

[43] Samuels MH, Kolobova I, Smeraglio A, et al. The effects of levothyroxine replacement or suppressive therapy on health status, mood, and cognition. J Clin Endocrinol Metab, 2014, 99(3):843–851.

[44] Bennedbaek FN, Perrild H, Hegedüs L. Diagnosis and treatment of the solitary thyroid nodule. Results of a European survey. Clin Endocrinol, 1999,50(3):357–363.

[45] Bennedbaek FN, Hegedüs L. Management of the solitary thyroid nodule: results of a North American survey. J Clin Endocrinol Metab,2000,85(7):2493–2498.

[46] Haugen BR, Alexander EK, Bible KC, et al. 2015 American Thyroid Association management guidelines for adult patients with thyroid nodules and differentiated thyroid cancer: the American Thyroid Association guidelines task force on thyroid nodules and differentiated thyroid cancer. Thyroid,2016,26(1):1–133.

[47] Gharib H, Papini E, Garber JR, et al. American Association of Clinical Endocrinologists, American College of Endocrinology, and Associazione Medici Endocrinologi Medical Guidelines for Clinical Practice for the Diagnosis and Management of Thyroid Nodules-2016 Update. Endocr Pract, 2016,22(5):622–639.

[48] Hegedüs L, Bonnema SJ, Bennedbaek FN. Management of simple nodular goiter: current status and future perspectives. Endocr Rev,2003,24(1):102–132.

第 10 章
结节性甲状腺肿

Sina Jasim,*Hossein Gharib*

10.1 引 言

甲状腺肿的发病率在不同地区有较大的差异，这主要与碘摄入水平、其他致甲状腺肿物质、遗传因素及射线暴露等相关。甲状腺肿既包括因碘缺乏导致的地方性甲状腺肿，也包括各种其他因素导致的散发性甲状腺肿。甲状腺结节在美国和西方国家很常见。其相关流行病学及发病率等资料详见第 1 章（甲状腺结节的流行病学）。

10.2 病因与发病机制

甲状腺肿是一种复杂的疾病，目前对导致甲状腺肿形成的病理生理机制以及促甲状腺激素（TSH）在其中的作用尚不完全清楚。TSH分泌的增加似乎在甲状腺肿的发展中起着重要作用，尤其是在碘缺乏或慢性自身免疫性甲状腺炎（桥本甲状腺炎）患者中较为常见。但这似乎并不是导致结节性甲状腺肿的唯一因素。实际上，大多数散发性

S. Jasim, MD, MPH (✉) • H. Gharib, MD, MACE, MACP
Division of Endocrinology, Diabetes, Metabolism & Nutrition,
Mayo Clinic College of Medicine, Rochester, 200 First Street SW, MN 55905, USA
e-mail: Jasim.Sina@mayo.edu; gharib.hossein@mayo.edu

© Springer International Publishing AG 2018
H. Gharib (ed.), *Thyroid Nodules*, Contemporary Endocrinology,
DOI 10.1007/978-3-319-59474-3_10

非毒性结节性甲状腺肿患者的血清 TSH 水平在正常参考范围内。一些 TSH 依赖性或非依赖性的生长因子也可能影响甲状腺滤泡细胞的生长并促甲状腺肿的发展。甲状腺滤泡细胞在 TSH 等因素的长期刺激下可导致甲状腺增生，进一步发展可形成胶质样甲状腺肿[1]。而部分长期存在的弥漫性甲状腺肿最终还可能发展为自主性高功能甲状腺结节。因此，结节性甲状腺肿的发生和发展受到遗传、环境和人口等多种因素的共同影响。

遗传因素在结节性甲状腺肿尤其是非毒性结节性甲状腺肿发生中的作用目前尚不明确。一些关于双胞胎、家族遗传性、女性易感的散发性结节以及非碘缺乏性甲状腺肿的研究提示，遗传因素在甲状腺肿的发生发展中发挥了一定作用[2]。

一些基因突变可能是导致甲状腺肿发生的潜在因素。一些基因的自发突变（如 $TSH-R$ 突变）能够导致 cAMP 级联激活，从而进一步刺激多种基因发生功能性突变，如甲状腺球蛋白基因（Tg）、甲状腺过氧化物酶基因（TPO）、双重氧化酶 2 基因（$THOX2$）、碘化钠同向转运基因（$SLC5A5$）、Pendred 综合征基因（$SLC26A4$）、TSH 受体基因（$TSHR$）、碘代酪氨酸脱碘酶基因（DEHAL 1）以及甲状腺氧化酶 2 基因（$THOX2$）等[2]。结节性甲状腺肿中的结节成分既可来源于单克隆的单祖细胞，也可来源于多克隆的甲状腺前体细胞，抑或二者兼有[2-5]。

研究发现，家族性结节性甲状腺肿与 microRNA 加工基因 $DICER1$ 的胚系突变密切相关[6]。同时，结节性甲状腺肿也被视为 DICER1 综合征的典型表型，尤其是在携带有该胚系突变的女性患者中[7]。

此外，一些环境因素也可以刺激甲状腺细胞生长或促进其功能，从而导致结节性甲状腺肿或自主高功能结节的形成。

环境和食物中还存在着一些天然的致甲状腺肿物质，如含碘丰富的海藻、海带以及一些能够降低碘吸收的十字花科蔬菜和木薯等[8]。它们能够通过不同的机制减少甲状腺素的合成或促进甲状腺生长。此外，蛋白质 - 热量营养不良、维生素 A 以及铁、硒等微量元素缺乏也可诱发缺碘相关的甲状腺肿大[8,9]。

非毒性结节性甲状腺肿可随着时间的推移从小的、无功能的结节逐渐演变成较大的、自主高功能结节，从而使患者从亚临床甲状腺功能亢进进展为具有明显症状的甲状腺功能亢进[10]，如自主高功能结节同时合并 Graves 病，也被称为 Marine-Lenhart 综合征。

10.3　结节性甲状腺肿发生甲状腺癌的风险

在手术切除标本中发现甲状腺癌的概率与报道的甲状腺癌的死亡率之间存在着一定的差异。由于目前还没有可靠的标志物能够准确预测甲状腺结节的恶性风险，因此监测结节性甲状腺肿是否发生恶变极具挑战性[11]。

目前的一些报道表明，结节性甲状腺肿患者发生甲状腺癌的风险为 2%~3%[12-14]，但是在一些检测了甲状腺术后切除标本的研究中这个数值可能会更高[15,16]。较高的 TSH 水平[17]和血清中甲状腺球蛋白抗体阳性[18]可能作为结节性甲状腺肿患者发生甲状腺癌的预测因子和预后指标。总体上来讲，诊断时较小的年龄、男性以及大于 4cm 的固定病灶均可能增加患癌风险[19,20]。然而，较大或生长较快的结节并非总是预示恶性肿瘤的发生，因此可能并不需要每年都常规对它们进行超声引导下的甲状腺细针穿刺活检（FNA）。多项研究表明，单发甲状腺结节与结节性甲状腺肿发生甲状腺癌的风险相当（表 10-1）[21]。此外，近期的一项研究提示，FNA 诊断不明的甲状腺结节的恶性风险约为 3%[22]。

10.4　临床评估

临床评估包括了解症状的严重程度和持续时间，有无甲状腺疾病或甲状腺癌家族史以及头颈部放射暴露史。年龄和性别因素也与预后相关。

甲状腺肿的临床表现因其位置、范围和功能而异。小的、非毒性结节大多没有任何症状，通常在常规体检或非甲状腺原因的影像学检查中偶然发现，如颈动脉超声、胸部 X 线、MRI，或者颈部 / 胸部 CT。非毒性结节性甲状腺肿有时会出现颈部压迫症状，如颈部压迫感、咳嗽、

表 10-1 结节性甲状腺肿与单发甲状腺结节发生甲状腺癌的风险（修改自 Brito 等的研究[21]）

研究 （国家，年份）	结节性甲状腺肿 （例）		单发甲状腺结节 （例）		诊断 方法	OR（95% CI）
	甲状腺癌	总人数	甲状腺癌	总人数		
Abu-Eshy 等（沙特阿拉伯，1995）	14	172	16	105	手术	0.49 （0.23~1.06）
Belfiore 等（意大利，1992）	49	1 152	211	4 485	手术	0.86 （0.62~1.19）
Deandrea 等（意大利，2002）	12	174	15	246	FNA*	1.14 （0.52~2.50）
Edino 等（尼日利亚，2010）	24	160	1	13	手术	2.12 （0.26~17.05）
Franklyn 等（英国，1993）	1	72	19	321	FNA	0.22 （0.03~1.70）
Frates 等（美国，2006）	119	804	175	1 181	FNA	1.00 （0.78~1.29）
Khairy 等（沙特阿拉伯，2004）	16	124	24	172	手术	0.91 （0.46~1.80）
Marqusee 等（美国，2000）	8	90	4	60	FNA	0.37 （0.39~4.75）
Matesa 等（克罗地亚，2005）	15	289	6	117	FNA	1.01 （0.38~2.68）
McCall 等（美国，1986）	9	69	16	96	手术	0.75 （0.31~1.81）
Papini 等（意大利，2002）	13	207	18	195	FNA	0.66 （0.31~1.38）
Rago 等（意大利，2010）	411	19 923	446	13 549	FNA	0.62 （0.54~0.71）
Sachmechi 等（美国，2000）	9	92	4	50	FNA	1.25 （0.36~4.27）
Taneri 等（土耳其，2005）	35	237	24	133	手术	0.79 （0.45~1.39）
合计	733	23 565	979	20 723		0.80 （0.67~0.96）

*FNA：细针穿刺活检

呼吸急促和吞咽困难。而因喉返神经受累引起的声音嘶哑较为罕见。胸骨后或纵隔的大甲状腺肿（图 10-1、10-2）可导致气管偏移或受压、位置性呼吸困难或因胸廓入口梗阻而导致的一系列征象（Pemberton 征）。如果囊性结节出血，则可能会出现疼痛。

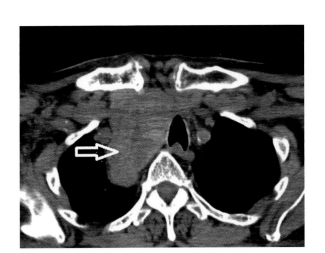

图 10-1　颈部和上胸部 CT 扫描。箭头所示为纵隔内大甲状腺肿导致气管偏移

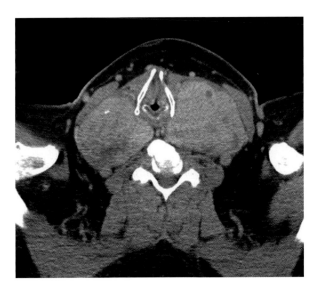

图 10-2　颈部 CT 扫描。大甲状腺肿导致气管受压

　　毒性结节性甲状腺肿（Plummer 病）可表现为亚临床或明显的甲状腺功能亢进症状。这些症状与代谢和肾上腺素能反应性增加有关，如怕热、体重变化、紧张、易怒、出汗、心悸和震颤，以及肌无力、心动过速、腱反射亢进、眼睑迟滞和（或）回缩等迹象。然而，在老年患者中，这些症状可能并不明显甚至表现为"冷漠性甲状腺功能亢进症"，从而导致病情被掩盖。多达 25% 的结节性甲状腺肿患者可出现亚临床或明显的甲状腺功能亢进症状[23]。

体格检查可发现甲状腺肿大伴不规则结节。颈部触诊在确定甲状腺形态和大小方面不够精确[24]。胸骨上切迹饱满可提示胸骨后甲状腺肿。目前，尚没有特异性的检查可以预测甲状腺肿的良恶性；然而，声音嘶哑、结节快速生长和颈部淋巴结肿大是可能相关的恶性特征，尤其是在有阳性家族史或颈部辐射暴露史的情况下。

一定要仔细评估甲状腺结节的影像学特征，以便筛选出需要进一步评估或行 FNA 的结节。

10.5　实验室检查

结节性甲状腺肿患者没有特异性的实验室检查指标。应在所有患者中检测超敏 TSH，它可表现为正常、偏低，甚至偏高。然而，在大多数结节性甲状腺肿病例中，血清 TSH 处于正常范围内[25]。TSH 抑制（血清 FT_4 水平正常或升高）通常提示毒性结节性甲状腺肿（Plummer 病），但诊断需要影像学检查的进一步支持。其他实验室检查，如抗甲状腺过氧化物酶（TPO）抗体，在诊断结节性甲状腺肿方面或许有帮助，但价值有限，因为其水平升高仅提示存在自身免疫性甲状腺疾病。桥本甲状腺炎可能在超声影像上出现假结节，这些通常是良性病变；此外，还可能合并双侧颈部淋巴结良性肿大。血清甲状腺球蛋白（Tg）或降钙素（Ct）的常规检测对结节性甲状腺肿患者没有价值。只有在怀疑髓样癌或 FNA 结果异常时才应检测降钙素[26]。本章稍后将讨论血清 TSH 和 Tg 水平在评估甲状腺结节恶性风险中的作用。

10.6　影像学诊断

在评估毒性或非毒性结节性甲状腺肿时，可以采用多种影像诊断方法，包括颈部超声（US）、CT、MRI、甲状腺核素显像及 FDG-PET。

10.6.1　甲状腺超声（US）

高分辨率超声是一种应用广泛、价格低廉、灵敏度高（约 95%）的检查方法，多用于检测体积微小、触诊阴性的甲状腺结节（图 10-3），以补充颈部触诊。临床实践中，在美国和其他地方有很高的甲状腺结节检出率[27]。由于超声的敏感性，通常会意外地发现一些临床意义不大的微小实性或囊性甲状腺结节。

所有可疑或确诊的甲状腺结节患者都应该做全面的颈部超声检查，以评估结节的位置、大小、数量和其他特征。超声（US）可以帮助筛查需要 FNA 的甲状腺结节，同时还可引导细针穿刺（图 10-4）[26,28]。高达 50% 的查体单发结节患者会通过超声发现额外的结节，这一事实突显了甲状腺超声检查的重要性[29]。然而，单发结节和多发结节发生恶性肿瘤的风险是相似的[21,30,31]。

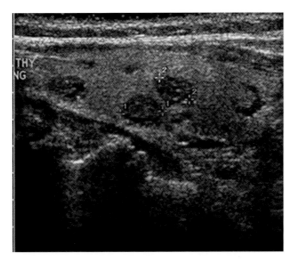

图 10-3 图中所示甲状腺超声图像为触诊阴性的甲状腺微小（亚厘米）结节

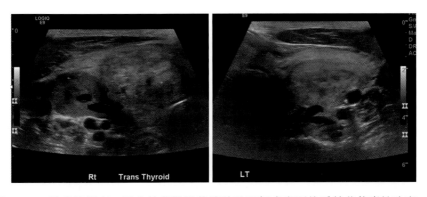

图 10-4 甲状腺超声。巨大结节性甲状腺肿及双侧多发不均质结节伴囊性改变

10.6.2 CT 和 MRI

CT 或 MRI 可以更好地评估甲状腺的大小及其与周围组织结构的关系，特别是有压迫症状的患者和疑似胸骨后甲状腺肿的患者（图 10-5）。然而，由于成本较高，这些检查并非常规使用。值得注意的是，最好不使用造影剂行增强 CT，以避免多发性结节性甲状腺肿可能出现的碘诱导甲状腺功能亢进（iodine-induced hyperthyroidism，IIH）[23]。

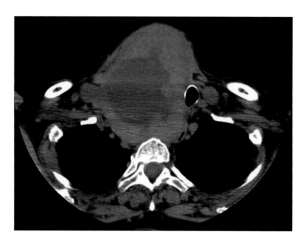

图 10-5　颈部及上胸部 CT。结节性甲状腺肿伴巨大结节及中央变性。结节导致明显的气管压迫和偏移，并进入纵隔

10.6.3 甲状腺核素显像（放射性同位素扫描）

甲状腺核素显像一般用于确定甲状腺结节或与低血清 TSH 相关的结节性甲状腺肿的功能状态，并不作为结节性甲状腺肿的常规检查[32]。可以使用 ^{99m}Tc 或 ^{123}I 进行甲状腺核素显像，它们检出功能性结节的敏感度分别约为 91% 和 83%。由于正常甲状腺组织对放射性同位素摄取的干扰，甲状腺扫描的特异性较低（5%~25%）。在进行结节性甲状腺肿的检查时，甲状腺核素显像应与颈部超声检查一起进行，以确定是否需要行 FNA。功能性结节不怀疑为恶性肿瘤时，不需要接受 FNA。"热"结节在所有甲状腺结节中占比不到 10%，并且几乎都是良性的[25]。在毒性结节性甲状腺肿中，"热"结节多表现出高水平的放射性碘元素摄取能力，而其周围甲状腺组织的摄碘能力被抑制，从而呈现出"斑片状摄取"的影像（图 10-6）。

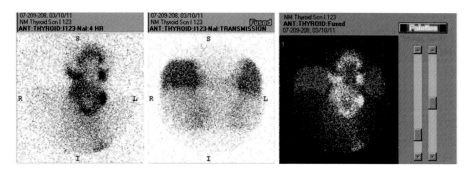

图 10-6　甲状腺核素显像。^{123}I 显示增大的腺体伴斑片状摄取

10.6.4　FDG-PET 阳性甲状腺结节

近年来，FDG-PET 扫描常用于肿瘤的分期和检测。当 FDG-PET 扫描显示甲状腺床局灶性摄取 FDG 时，恶性风险很高，约为 35%；因此结节需要进一步行 FNA[34-36]。另一方面，甲状腺床弥漫性摄取 FDG 提示桥本甲状腺炎，可通过超声进一步评估，不一定需要行 FNA。

10.6.5　细针穿刺活检（FNA）

在甲状腺结节性疾病的诊断和治疗中，FNA 是一种安全、有效、经济的检查手段。在 FNA 中，虽然可能出现取样不足的情况，但是相关报道指出 95% 的病例都可获得足够的标本量[37,38]。超声引导下细针穿刺联合细胞学检查可以进一步减少样本不足的问题。当然值得说明的是，并非所有的甲状腺结节都需要进行 FNA。在临床诊疗过程中，由于多发性结节通常不止 1 个结节需要穿刺，因此结节性甲状腺肿中对需要穿刺的结节进行选择判断比单个结节行穿刺活检会更具挑战性[21,30,31,41]。一般来说，FNA 推荐用于 ≥ 10mm 的高超声风险甲状腺病变、>20mm 的中度超声风险甲状腺病变，以及伴有高风险病史或体积不断增大的 >20mm 的低风险甲状腺病变（图 10-7）[26]。该标准同样适用于有多个结节的情况；然而，同一个结节性甲状腺肿患者很少需要对 2 个以上的结节进行 FNA。此外，成人患者没有必要对核素扫描提示的"热"结节进行穿刺活检[26]。

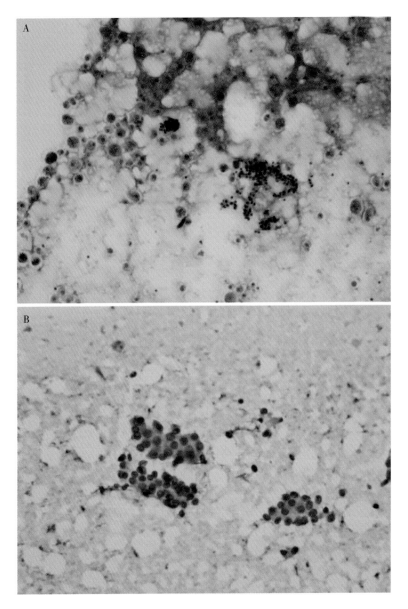

图 10-7　A. 良性甲状腺结节，巴氏染色，10 倍放大：可见成簇的滤泡状细胞，背景中有胶质和组织细胞,提示囊性变(图片由梅奥诊所病理科 Heidi D. Lehrke 提供)。B. 甲状腺乳头状癌，巴氏染色，40 倍放大：可见成簇的上皮细胞，伴细胞核混杂、核沟以及部分核内假包涵体 (图片由梅奥诊所病理科 Heidi D. Lehrke 提供)

10.7　治 疗

对于结节性甲状腺肿的治疗受到结节或甲状腺肿的生长速度、大小、位置、局部压迫症状、结节功能状态及恶性风险的影响[42]。治疗方案的选择取决于多个方面，包括患者是否有相关的合并症。通常，良性、微小、无症状和无功能的甲状腺肿可以通过体格检查、促甲状腺激素水平和颈部超声进行监测，而不需要其他干预。

10.7.1 毒性及非毒性结节性甲状腺肿

对于良性非毒性结节性甲状腺肿患者，治疗的主要目的是缩小体积、解除梗阻或防止其进一步生长。在世界上许多国家，补充碘剂是治疗与碘缺乏相关的弥漫性甲状腺肿的常用手段；然而，这对治疗结节性甲状腺肿的效果非常有限。此外，较高的碘负荷还可能导致亚临床或临床甲状腺功能亢进（Jod-Basedow 效应）。

大多数甲状腺肿是比较稳定的，有些甚至可能消退[43]。无症状、甲状腺功能正常的非梗阻性结节性甲状腺肿患者可能并不需要进行干预，可以通过 TSH 检测、颈部超声以及 CT 来监测其是否继续生长、导致梗阻或形成自主功能性结节。

手术治疗

对于持续增大并可能引起梗阻症状或影响颈部美观的非毒性、非梗阻性甲状腺肿首选手术治疗而不是放射性碘治疗。

有梗阻症状的巨大甲状腺肿或胸骨后甲状腺肿应行甲状腺近全切除或全切术（图 10-8）。手术后，根据残留甲状腺组织的大小，前 10 年的复发率为 10%~20%[44]。术后并发症在有经验的治疗中心很少见，但由手术量较少的非专科医生完成手术的患者，术后并发症可能高达 10%[45]，包括甲状旁腺功能减退、气管损伤或喉返神经损伤，尤其是在巨大甲状腺肿或胸骨后甲状腺肿患者中更易出现[46,47]。此外，外科医生在进行手术治疗前应充分评估老年患者的风险和获益，尤其注意那些已有严重合并症的患者。

放射性碘（^{131}I）治疗

在美国，放射性碘治疗并不常规用于非毒性结节性甲状腺肿。然而，许多其他国家会使用这一疗法，并取得了良好的效果[48-50]。有研究显示，通过 ^{131}I 治疗，甲状腺肿在 1 年内体积可缩小 40%，在 2 年内缩小 55%，有些甚至在短短 3 个月内体积减小 60%[51]，并且大多数患

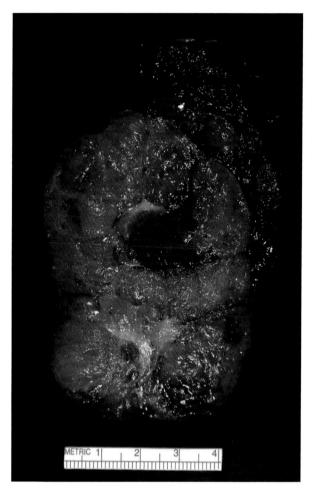

图 10-8　结节性甲状腺肿大体标本图像。图示为甲状腺左叶内呈分叶状、亮黄褐色的多发性结节性肿块，是结节性甲状腺肿的典型特征（图片由梅奥诊所病理科 Heidi D. Lehrke 提供）

者的梗阻症状得到改善 [52,53]。在治疗后的第 1 个月，部分患者可能会发生一过性疼痛性甲状腺炎及轻度甲状腺功能亢进 [51]，随后其中约有一半的患者会出现甲状腺功能减退 [54]。而在一些接受 [131]I 治疗的甲状腺功能正常的结节性甲状腺肿患者中，若治疗前合并甲状腺过氧化物酶抗体（TPOAb）水平增高，则可能导致 Graves 甲状腺功能亢进和 TSH 受体抗体升高 [55]。

　　由于非毒性结节性甲状腺肿患者的 24h 摄碘率通常低于毒性结节性甲状腺肿，因此在其治疗过程中需要更大剂量的放射性碘。虽然小剂量重组人促甲状腺激素（recombinant human TSH，rhTSH）可以增加甲状腺对 ^{131}I 的摄取，从而降低 ^{131}I 的治疗剂量，但这种方法可能会刺激甲状腺素的产生，因此在使用之前应排除甲状腺功能亢进[56]，但这种方法在美国还未获批准。虽然放射性碘并非治疗非毒性结节性甲状腺肿的首选，但对于拒绝手术和手术风险较高的患者来说，它是一个可选的替代方案。

TSH 抑制治疗

TSH 抑制治疗被广泛用于良性甲状腺肿的治疗，在弥漫性甲状腺肿治疗中的应用比结节性甲状腺肿更多。目前认为，TSH 在结节性甲状腺肿的致病机制中发挥着重要作用，因此希望通过此疗法能够减小结节体积[57,58]。但有早期研究显示，TSH 抑制治疗仅有 60% 的应答率[59]，而其他一些研究则表明该疗法并无明显获益[42]，其有效性受到质疑。

对 TSH 抑制治疗不同的应答率可能受某些因素变化的影响，如碘摄入量、年龄、甲状腺肿的大小和持续时间、治疗持续时间和抑制程度。此外，据报道，抑制疗法在预防甲状腺部分切除术后甲状腺肿复发方面是有效的，但是这一点并未在大型临床试验中得到证实[59]。

TSH 抑制治疗有可能出现多种严重的不良反应，尤其是对于老年男性和绝经后女性患者而言，存在心血管并发症和骨质疏松的风险[60,61]。由于甲状腺结节在停止 TSH 抑制治疗后通常会恢复到原来的大小（治疗前），因此在长期接受该治疗的患者中这些不良反应就表现得尤为明显[25]。TSH 抑制疗法用于甲状腺肿治疗的利弊在医学界尚有争议，最新的美国临床内分泌学家协会（AACE）[27]和美国甲状腺协会（ATA）[62]指南都不推荐该项治疗。

其他治疗方案

经皮无水乙醇注射是一种安全有效的替代治疗方式，可用于复发症状性囊性结节的治疗[62,63]。其他一些非手术微创治疗方法包括激光消融、冷冻消融和射频消融，这些消融方式通常在一些有经验的治疗中心被用于不能进行手术的特定患者[63,64]。

10.7.2 毒性结节性甲状腺肿

手术和放射性碘治疗都是毒性结节性甲状腺肿的有效治疗方式。

两者之间如何选择取决于患者的偏好、手术风险、专业的甲状腺外科医生以及核医学药物或设备的可及性。

放射性碘治疗

比起非毒性结节性甲状腺肿，放射性碘治疗在毒性结节性甲状腺肿中的应用更多见，也更有效。对大多数毒性结节性甲状腺肿患者而言，单剂放射性碘治疗后 2~4 个月内甲状腺功能能够恢复正常[50]，3 个月应答率为 50%~60%，6 个月应答率高达 80%，平均失败率约为 15%[65-67]。对于不适合进行手术的患者，尤其是高龄、存在多种合并症、有既往颈部手术史或者在缺乏外科手术专家的情况下，放射性碘治疗是一种有效的治疗选择[68]。

相对于 Graves 病的治疗剂量（10~15mCi），结节性甲状腺肿需要更大剂量的放射性碘（30~50mCi）。有 10%~20% 的患者在单剂量放射性碘治疗后无法恢复到正常甲状腺功能状态，后续治疗往往需要追加治疗剂量。可以采用包括固定剂量和计算法在内的多种方法来确定治疗剂量，以最大限度地增加治愈概率和避免不必要的高剂量辐射。

梅奥诊所的一项研究显示，在治疗后的前 3 个月内，82% 的手术患者的甲状腺功能恢复正常或出现甲状腺功能减退，相比之下，接受放射性碘治疗后，这一比例为 21%。而高达 20% 的接受放射性碘治疗的患者需要二次治疗[65]。治疗 5 年后，使用小剂量放射性碘治疗的复发率为 39%，甲状腺功能减退率为 24%[69]。放射性碘治疗的绝对禁忌证包括怀孕、哺乳或计划在 3~6 个月内怀孕的患者。

手术治疗

对于巨大的梗阻性甲状腺肿和疑似并存恶性肿瘤的患者，手术治疗是一种值得推荐的方法。如果需要紧急治疗以缓解气道阻塞或快速解决甲状腺功能亢进症，手术是首选，因为甲状腺功能可以在几天到几周内恢复正常。甲状腺全切术和近全切术都是可以接受的，治疗失败或需要再次手术的风险低于 1%[65,70]。为了最大限度地减少并发症，建议选择有高手术量外科医生的治疗中心。术后应检查血钙水平，并给予相应治疗。

药物治疗

在选定治疗方法之前，可使用 β 受体阻滞剂来控制甲状腺功能亢进症状。由于较高的复发率，硫代酰胺类药物不是毒性结节性甲状腺肿的一线治疗选择。硫代酰胺类药物可以减少甲状腺激素的产生并恢复甲状腺正常功能，但与治疗 Graves 病不同的是，它在结节性甲状腺疾病患者的治疗中并不能使甲状腺功能亢进症状获得持续缓解并常常导致再次复发[71]。因此，硫代酰胺类药物仅仅推荐暂时性用于那些在选择手术或放射性碘治疗方案之前、不适合行消融治疗、拒绝行手术及放射性碘治疗的毒性结节性甲状腺肿患者。

其他治疗方案

超声引导下经皮无水乙醇注射对于孤立"热"结节且体积不是很大（<15mL）的结节是有效的[72]，而一些研究认为在更大的结节中应用该方法也是安全的[73]。此外，超声引导下激光光凝术（laser photocoagulation）也可用于部分患者。与放射性碘治疗相比，两者在缩小结节大小方面的效果相似，但在激光治疗后 6 个月，只有 47% 的患者达到甲状腺功能正常状态，而接受放射性碘治疗的患者这一比例为 87%[74]。一些研究表明，射频消融治疗（radiofrequency ablation，RFA）甲状腺结节优于激光治疗，因为 82% 的患者在 20 个月内可达到正常甲状腺功能状态[75]。虽然关于这些技术治疗效果的报道令人鼓舞，但目前它们仍然无法取代前面提到的传统治疗方法。

10.8　治疗后监测

放射性碘治疗后必须要监测是否存在甲状腺功能减退或持续/复发性甲状腺功能亢进。单纯地早期监测 TSH 可能还存在评估不足的风险，目前建议还需要监测血清游离 T_4 和总 T_3 水平，推荐放射性碘治疗后 6 个月内每 4~6 周随访一次或直到患者出现甲状腺功能减退并进行稳定的甲状腺激素替代后结束随访[68]。甲状腺全切术或近全切术后应尽早开始左甲状腺素替代治疗。对于因"热"结节行甲状腺部分切除术的患者，我们倾向于随访，只有当 TSH 开始上升时，才进行替代治疗。

甲状腺功能亢进及其治疗对健康相关生存质量（health-related quality of life，HRQoL）的影响尚不清楚。在治疗这些患者时，需要重视这一点。一项研究表明，甲状腺功能亢进，包括毒性结节性甲状腺肿，可引起疾病特异性和非特异性的健康相关生存质量损害，并且这种损害可能会在治疗后持续 6 个月之久 [76]。

参考文献

[1] Taylor S. The evolution of nodular goiter. J Clin Endocrinol Metab, 1953, 13(10): 1232–1247.

[2] Krohn K, Fuhrer D, Bayer Y, et al. Molecular pathogenesis of euthyroid and toxic multinodular goiter. Endocr Rev,2005,26(4):504–524.

[3] Harrer P, Broecker M, Zint A, et al. Thyroid nodules in recurrent multinodular goiters are predominantly polyclonal. J Endocrinol Investig,1998,21(6):380–385.

[4] Kopp P, Kimura ET, Aeschimann S, et al. Polyclonal and monoclonal thyroid nodules coexist within human multinodular goiters. J Clin Endocrinol Metab, 1994, 79(1):134–139.

[5] Namba H, Matsuo K, Fagin JA. Clonal composition of benign and malignant human thyroid tumors. J Clin Invest,1990,86(1):120–125.

[6] Rio Frio T, Bahubeshi A, Kanellopoulou C, et al. DICER1 mutations in familial multinodular goiter with and without ovarian Sertoli-Leydig cell tumors. JAMA, 2011, 305(1):68–77.

[7] Foulkes WD, Priest JR, Duchaine TF. DICER1: mutations, microRNAs and mechanisms. Nat Rev Cancer,2014,14(10):662–672.

[8] Knobel M, Medeiros-Neto G. An outline of inherited disorders of the thyroid hormone generating system. Thyroid,2003,13(8):771–801.

[9] Zimmermann MB, Wegmuller R, Zeder C, et al. The effects of vitamin A deiciency and vitamin A supplementation on thyroid function in goitrous children. J Clin Endocrinol Metab, 2004,89(11):5441–5447.

[10] Elte JW, Bussemaker JK, Haak A. The natural history of euthyroid multinodular goitre. Postgrad Med J,1990,66(773):186–190.

[11] Kato MA, Fahey TJ. Molecular markers in thyroid cancer diagnostics. Surg Clin North Am, 2009,89(5):1139–1155.

[12] Abu-Eshy SA, Khan AR, Khan GM, et al. Thyroid malignancy in multinodular goitre and solitary nodule. J R Coll Surg Edinb,1995,40(5):310–312.

[13] Hermus AR, Huysmans DA. Treatment of benign nodular thyroid disease. N Engl J Med, 1998, 338(20):1438–1447.

[14] Hurley DL, Gharib H. Evaluation and management of multinodular goiter. Otolaryngol Clin N Am,1996,29(4):527–540.

[15] Lasithiotakis K, Grisbolaki E, Koutsomanolis D, et al. Indications for surgery and signiicance of unrecognized cancer in endemic multinodular goiter. World J Surg, 2012, 36(6):1286–1292.

[16] Luo J, McManus C, Chen H, et al. Are there predictors of malignancy in patients with multinodular goiter. J Surg Res,2012,174(2):207–210.

[17] Boelaert K, Horacek J, Holder RL, et al. Serum thyrotropin concentration as a novel predictor of malignancy in thyroid nodules investigated by fine-needle aspiration. J Clin Endocrinol Metab,2006,91(11):4295–4301.

[18] Kim ES, Lim DJ, Baek KH, Let al. Thyroglobulin antibody is associated with increased

cancer risk in thyroid nodules. Thyroid,2010,20(8):885–891.

[19] Schlinkert RT, van Heerden JA, Goellner JR, et al. Factors that predict malignant thyroid lesions when fine-needle aspiration is "suspicious for follicular neoplasm". Mayo Clin Proc, 1997, 72(10):913–916.

[20] Tuttle RM, Lemar H, Burch HB. Clinical features associated with an increased risk of thy-roid malignancy in patients with follicular neoplasia by fine-needle aspiration. Thyroid, 1998,8(5):377–383.

[21] Brito JP, Yarur AJ, Prokop LJ, et al. Prevalence of thyroid cancer in multinodular goiter versus single nodule: a systematic review and meta-analysis. Thyroid, 2013, 23(4):449–455.

[22] Espinosa De Ycaza AE, Lowe KM, Dean DS, et al. Risk of malignancy in thyroid nodules with non-diagnostic ine needle aspiration: a retrospective cohort study. Thyroid, 2016, 26(11):1598–1604.

[23] Rieu M, Bekka S, Sambor B, et al. Prevalence of subclinical hyperthyroid-ism and relationship between thyroid hormonal status and thyroid ultrasonographic parameters in patients with non-toxic nodular goitre. Clin Endocrinol (Oxf), 1993,39(1):67–71.

[24] Wiest PW, Hartshorne MF, Inskip PD, et al. Thyroid palpation versus high-resolution thyroid ultrasonography in the detection of nodules. J Ultrasound Med, 1998, 17(8):487–496.

[25] Hegedus L, Bonnema SJ, Bennedbaek FN. Management of simple nodular goiter: current status and future perspectives. Endocr Rev,2003,24(1):102–132.

[26] Gharib H, Papini E, Garber JR, et al. American Association of Clinical Endocrinologists, American College of Endocrinology, and Associazione Medici Endocrinologi medical guidelines for clinical practice for the diagnosis and Management of Thyroid Nodules–2016 update. Endocr Pract, 2016,22(5):622–639.

[27] Dean DS, Gharib H. Epidemiology of thyroid nodules. Best Pract Res Clin Endocrinol Metab, 2008,22(6):901–911.

[28] Haugen BR, Alexander EK, Bible KC, et al. 2015 American Thyroid Association management guidelines for adult patients with thyroid nodules and differentiated thyroid cancer: the American Thyroid Association guidelines task force on thyroid nodules and differentiated thyroid cancer. Thyroid,2016,26(1):1–133.

[29] Tan GH, Gharib H. Thyroid incidentalomas: management approaches to nonpalpable nodules discovered incidentally on thyroid imaging. Ann Intern Med, 1997, 126(3):226–231.

[30] Frates MC, Benson CB, Doubilet PM, et al. Prevalence and distribution of carcinoma in patients with solitary and multiple thyroid nodules on sonography. J Clin Endocrinol Metab, 2006, 91(9):3411–3417.

[31] Papini E, Guglielmi R, Bianchini A, et al. Risk of malignancy in nonpalpable thyroid nodules: predictive value of ultrasound and color-Doppler features. J Clin Endocrinol Metab, 2002, 87(5):1941–1946.

[32] Becker D, Charles ND, Dworkin H, et al. Procedure guideline for thyroid scintigraphy: 1.0] Society of Nuclear Medicine. J Nucl Med,1996,37(7):1264–1266.

[33] Meier DA, Kaplan MM. Radioiodine uptake and thyroid scintiscanning. Endocrinol Metab Clin N Am,2001,30(2):291–313, viii.

[34] Kim JM, Ryu JS, Kim TY, et al. 18F-luorodeoxyglucose positron emission tomography does not predict malignancy in thyroid nodules cytologically diagnosed as follicular neoplasm. J Clin Endocrinol Metab, 2007,92(5):1630–1634.

[35] Soelberg KK, Bonnema SJ, Brix TH, et al. Risk of malignancy in thyroid incidentalomas detected by 18F-luorodeoxyglucose positron emission tomography: a systematic review. Thyroid, 2012, 22(9):918–925.

[36] Van den Bruel A, Maes A, De Potter T, et al. Clinical relevance of thyroid luorodeoxyglucose-whole body positron emission tomography incidentaloma. J Clin Endocrinol Metab, 2002,87(4):1517–1520.

[37] Carmeci C, Jeffrey RB, McDougall IR, et al. Ultrasound-guided fine-needle aspiration biopsy of thyroid masses. Thyroid,1998,8(4):283–289.

[38] Danese D, Sciacchitano S, Farsetti A, et al. Diagnostic accuracy of con-ventional versus sonography-guided fine-needle aspiration biopsy of thyroid nodules. Thyroid, 1998, 8(1): 15–21.

[39] Baloch ZW, Tam D, Langer J, et al. Ultrasound-guided fine-needle aspiration biopsy of the thyroid: role of on-site assessment and multiple cytologic preparations. Diagn Cytopathol, 2000,23(6):425–429.

[40] Mikosch P, Gallowitsch HJ, Kresnik E, et al. Value of ultrasound-guided ine-needle aspiration biopsy of thyroid nodules in an endemic goitre area. Eur J Nucl Med, 2000, 27(1):62–69.

[41] Marqusee E, Benson CB, Frates MC, et al. Usefulness of ultrasonography in the management of nodular thyroid disease. Ann Intern Med, 2000,133(9):696–700.

[42] Castro MR, Caraballo PJ, Morris JC. Effectiveness of thyroid hormone suppressive therapy in benign solitary thyroid nodules: a meta-analysis. J Clin Endocrinol Metab, 2002, 87(9):4154–4159.

[43] Vanderpump MP, Tunbridge WM, French JM, et al. The incidence of thyroid disorders in the community: a twenty-year follow-up of the Whickham survey. Clin Endocrinol (Oxf), 1995, 43(1):55–68.

[44] Berghout A, Wiersinga WM, Drexhage HA, et al. The long-term outcome of thyroidectomy for sporadic non-toxic goitre. Clin Endocrinol (Oxf), 1989, 31(2):193–199.

[45] Agerbaek H, Pilegaard HK, Watt-Boolsen S, et al. Complications of 2,028 operations for benign thyroid disease. Quantitative signiicance of various risk factors. Ugeskr Laeger, 1988, 150(9):533–536.

[46] Katlic MR, Grillo HC, Wang CA. Substernal goiter. Analysis of 80 patients from Massachusetts General Hospital. Am J Surg,1985,149(2):283–287.

[47] Pieracci FM, Fahey TJ. Substernal thyroidectomy is associated with increased morbid-ity and mortality as compared with conventional cervical thyroidectomy. J Am Coll Surg, 2007, 205(1):1–7.

[48] Kay TW, d'Emden MC, Andrews JT, et al. Treatment of non-toxic multinodular goiter with radioactive iodine. Am J Med,1988,84(1):19–22.

[49] Nygaard B, Faber J, Hegedus L, et al. [131]I treatment of nodular non-toxic goitre. Eur J Endocrinol, 1996,134(1):15–20.

[50] Nygaard B, Hegedus L, Gervil M, et al. Radioiodine treatment of multinodular nontoxic goitre. BMJ, 1993,307(6908):828–32.

[51] Bonnema SJ, Nielsen VE, Hegedus L. Long-term effects of radioiodine on thyroid function, size and patient satisfaction in non-toxic diffuse goitre. Eur J Endocrinol, 2004, 150(4): 439–445.

[52] Bonnema SJ, Bertelsen H, Mortensen J, et al. The feasibility of high dose iodine 131 treatment as an alternative to surgery in patients with a very large goiter: effect on thyroid

function and size and pulmonary function. J Clin Endocrinol Metab, 1999,84(10):3636–3641.

[53] Huysmans DA, Hermus AR, Corstens FH, et al. Large, compressive goiters treated with radioiodine. Ann Intern Med,1994,121(10):757–762.

[54] Wesche MF, Tiel Vbmm, Lips P, et al. A randomized trial compar-ing levothyroxine with radioactive iodine in the treatment of sporadic nontoxic goiter. J Clin Endocrinol Metab, 2001, 86(3):998–1005.

[55] Nygaard B, Knudsen JH, Hegedus L, et al. Thyrotropin receptor antibodies and Graves' disease, a side-effect of 131I treatment in patients with nontoxic goiter. J Clin Endocrinol Metab, 1997,82(9):2926–2930.

[56] Graf H, Fast S, Pacini F, et al. Modiied-release recombinant human TSH (MRrhTSH) augments the effect of (131) I therapy in benign multinodular goiter: results from a multicenter international, randomized, placebo-controlled study. J Clin Endocrinol Metab, 2011, 96(5):1368–1376.

[57] Maenhaut C, Lefort A, Libert F, et al. Function, proliferation and differentiation of the dog and human thyrocyte. Horm Metab Res Suppl,1990,23:51–61.

[58] Milazzo G, La Rosa GL, Catalfamo R, et al. Effect of TSH in human thyroid cells: evidence for both mitogenic and antimitogenic effects. J Cell Biochem, 1992, 49(3): 231–238.

[59] Ross DS. Thyroid hormone suppressive therapy of sporadic nontoxic goiter. Thyroid, 1992, 2(3):263–269.

[60] Biondi B, Wartofsky L. Treatment with thyroid hormone. Endocr Rev, 2014, 35(3):433–512.

[61] Surks MI, Ortiz E, Daniels GH, et al. Subclinical thyroid disease: scientiic review and guidelines for diagnosis and management. JAMA,2004,291(2):228–238.

[62] Zingrillo M, Torlontano M, Chiarella R, et al. Percutaneous ethanol injection may be a deinitive treatment for symptomatic thyroid cystic nodules not treatable by surgery: ive-year follow-up study. Thyroid,1999,9(8):763–767.

[63] Gharib H, Hegedus L, Pacella CM, et al. Clinical review: nonsurgical, image-guided, minimally invasive therapy for thyroid nodules. J Clin Endocrinol Metab, 2013, 98(10): 3949–3957.

[64] Papini E, Guglielmi R, Bizzarri G, et al. Ultrasound-guided laser thermal ablation for treatment of benign thyroid nodules. Endocr Pract,2004,10(3):276–283.

[65] Erickson D, Gharib H, Li H, et al. Treatment of patients with toxic multinodular goiter. Thyroid, 1998, 8(4):277–282.

[66] Erkan ME, Demirin H, Asik M, et al. Eficiency of radio-active I-131 therapy in geriatric patients with toxic nodular goiter. Aging Clin Exp Res,2012,24(6):714–717.

[67] Nygaard B, Hegedus L, Ulriksen P, et al. Radioiodine therapy for multi-nodular toxic goiter. Arch Intern Med,1999,159(12):1364–1368.

[68] Ross DS, Burch HB, Cooper DS, et al. 2016 American Thyroid Association guidelines for diagnosis and management of hyperthyroidism and other causes of thyrotoxicosis. Thyroid, 2016,26(10):1343–1421.

[69] Danaci M, Feek CM, Notghi A, et al. 131-I radioiodine therapy for hyperthyroidism in patients with Graves' disease, uninodular goitre and multi-nodular goitre. N Z Med J, 1988, 101(858):784–786.

[70] Kang AS, Grant CS, Thompson GB, et al. Current treatment of nodular goiter with hyperthyroidism (Plummer's disease): surgery versus radioiodine. Surgery, 2002, 132(6):

916–923; discussion 23.

[71] van Soestbergen MJ, van der Vijver JC, Graaland AD. Recurrence of hyperthyroidism in multinodular goiter after long-term drug therapy: a comparison with Graves' disease. J Endocrinol Investig, 1992,15(11):797–800.

[72] Lippi F, Ferrari C, Manetti L, et al. Treatment of solitary autonomous thyroid nodules by percutaneous ethanol injection: results of an Italian multicenter study. The multicenter study group. J Clin Endocrinol Metab,1996,81(9):3261–3264.

[73] Monzani F, Caraccio N, Goletti O, et al. Five-year follow-up of percutaneous ethanol injection for the treatment of hyperfunctioning thyroid nodules: a study of 117 patients. Clin Endocrinol, 1997,46(1):9–15.

[74] Dossing H, Bennedbaek FN, Bonnema SJ, et al. Randomized prospective study comparing a single radioiodine dose and a single laser therapy session in autonomously functioning thyroid nodules. Eur J Endocrinol, 2007,157(1):95–100.

[75] Sung JY, Baek JH, Jung SL, et al. Radiofrequency ablation for autonomously functioning thyroid nodules: a multicenter study. Thyroid,2015,25(1):112–117.

[76] Cramon P, Winther KH, Watt T, et al. Quality-of-life impairments persist six months after treatment of graves' hyperthyroidism and toxic nodular goiter: a prospective cohort study. Thyroid, 2016, 26(8):1010–1018.

第 11 章
甲状腺意外瘤

Danae A. Delivanis，M. Regina Castro

11.1　引　言

　　甲状腺意外瘤是一种常见的肿瘤，随着科学技术的进步，尤其是超声（US）、CT、MRI、[18]FDG-PET 等影像学检查图像质量的提高，大大提升了偶发性肿瘤的意外检出率[1-3]。甲状腺意外瘤是颈部影像学研究中最常见的意外发现之一，被定义为在影像学检查或与甲状腺无关的手术中发现的不可触及、无症状的甲状腺结节。在尸检中，有 50%~60% 的患者发现了临床未知的甲状腺结节[4, 5]。甲状腺意外瘤在超声检查中最常见，其次是 CT、MRI、[18]FDG PET-CT[6] 和胸部 X 线（chest X-ray，CXR）等检查。这些结节的发现引起了对甲状腺恶性肿瘤和甲状腺功能亢进的关注。

　　既往的综述记录了临床发现的甲状腺结节恶性率约为 5%[7]。不可触及的结节与相同大小的临床可触及结节具有相同的恶性风险[8]。甲状腺意外瘤的恶性风险因结节的影像学特征而异。非甲状腺影像学检查如 CT、MRI 和 CXR 并不能特征性地表现出甲状腺结节的形态和回声。

D.A. Delivanis, MD • M. Regina Castro, MD (✉)
Division of Endocrinology, Diabetes, Nutrition, and Metabolism, Mayo Clinic,
200 First Street, S.W., Rochester, MN 55905, USA
e-mail: Castro.regina@mayo.edu

© Springer International Publishing AG 2018
H. Gharib (ed.), *Thyroid Nodules*, Contemporary Endocrinology,
DOI 10.1007/978-3-319-59474-3_11

因此，大多数甲状腺意外瘤应当有完善的超声评估[9]。在甲状腺 PET 影像中，FDG 的摄取模式与恶性可能性相关，相较于双侧弥散摄取，局灶或单侧的 FDG 摄取与恶性肿瘤相关性更强[10]，而前者常见于桥本甲状腺炎[11]。

几项研究表明，甲状腺意外瘤检出率的提高以及超声引导下细针穿刺活检使得隐匿性微小乳头状癌的检出率迅速增加[12,13]。这导致从 1975—2009 年诊断甲状腺癌的患者增加了近 3 倍，尤其是微小乳头状癌的发病率不成比例地上升。然而，尽管其发病率有所上升，但死亡率却无显著变化[13]，支持"诊断和治疗这些癌症对生存没有获益"的观点[14]。

不必要的检查和手术（包括诊断性手术）不仅增加了患者的焦虑情绪，也使得甲状腺癌发病率上升，并最终导致医疗保健成本增加[15]。因此，一部分临床医生开始进一步反思偶发甲状腺恶性肿瘤的临床意义，本章将对甲状腺意外瘤的诊断评估和管理策略进行讨论。

11.2　发病率

甲状腺意外瘤是内分泌意外瘤中最常见的类型[3,4]。甲状腺结节的发病率取决于所调查的人群、碘摄入水平、年龄、性别、射线暴露史和影像学检查方式[16,17]。在低碘摄入地区、女性、老年人以及有头颈部放射史的人群中，甲状腺结节发病率更高[18,19]。而在不同的诊断方式下，甲状腺意外瘤的发病率为 2%~67%[20,21]。

11.3　甲状腺意外瘤的发现方式

11.3.1　甲状腺超声

在行颈部非甲状腺超声检查时如颈动脉（图 11-1）[22]、颈部淋巴结、甲状旁腺或其他各种颈部肿块发现的甲状腺结节，是超声检查发现甲状腺意外瘤的主要原因[9]。

早期研究报告称，颈部超声检查中意外瘤发现率为 10%~30%。然而，随着新一代超声分辨率的提高，意外瘤发现率可高达 67%，与尸检的检出率相当[20]。在不同的研究中，超声发现的甲状腺意外瘤的恶性率为 1.3%~12%[26,27]。

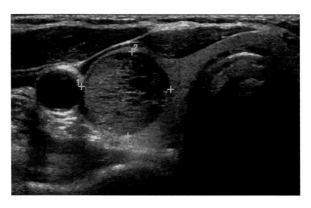

图 11-1　颈动脉超声检查时意外发现的甲状腺右叶结节

11.3.2　CT 和 MRI

高达 25% 的胸部增强 CT[28] 和 15% 的颈部 CT 可发现甲状腺意外瘤（图 11-2）[29,30]。由于缺乏足够的分辨率来辨识超声检查中常见的一些特征，如囊性变、微钙化和边缘不规则等，CT 检查在区分良性和恶性甲状腺病变方面不太可靠[31,32]。在 Shetty 等的一项研究中，只有 53% 的患者的 CT 结果与超声特征相匹配，30% 的患者正确识别了主要的结节，但忽略了其余结节，10% 的患者低估了结节的数量[32]。然而，美国甲状腺结节意外发现委员会（Incidental Thyroid Findings Committee, ITFC）的最新建议似乎考虑了某些 CT 和 MRI 特征（如异常淋巴结 / 甲状腺结节对局部组织的侵犯）的参考价值，通过这些特征将甲状腺意外瘤患者分为甲状腺癌高风险和低风险类别[15]。

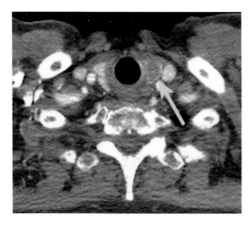

图 11-2　胸部 CT 发现甲状腺左叶结节

MRI 中，恶性和良性甲状腺结节都可以表现为 T1 等信号和 T2 高信号（图 11-3)[33]。在 CT 和 MRI 发现的甲状腺意外瘤的恶性率为 0~11%[30,34]。

11.3.3 ^{18}FDG-PET

^{18}FDG-PET 越来越多地被用于评估恶性和非恶性疾病。正常甲状腺组织对 FDG 摄取很低，在全身 ^{18}FDG-PET 扫描中通常不显影[35-39]。在 ^{18}FDG-PET 检查中，甲状腺组织的偶然摄取可表现为局灶性，也可表现为弥散性（图 11-4 ）。在 1%~2% 的患者中偶然检测到甲状腺局灶性摄取，而 2% 的患者显示出弥散性摄取[40,41]。在不同的研究中，^{18}FDG-PET 扫描发现甲状腺意外瘤的概率为 1%~4%[36,38,42]，然而，在这些研究中甲状腺癌的发病率非常高，为 14%~56%[21,37-39,42-45]。

弥散性甲状腺摄取常代表良性疾病，即桥本甲状腺炎或其他弥漫性甲状腺疾病。然而，如果检测到甲状腺弥散性 ^{18}FDG-PET 摄取，需进一步行超声检查，以排除具有临床意义的潜在结节。

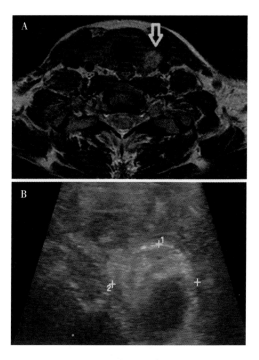

图 11-3　A. 颈椎 MRI 发现甲状腺左叶结节。B. 颈部 MRI 意外发现的甲状腺结节的相应超声图像

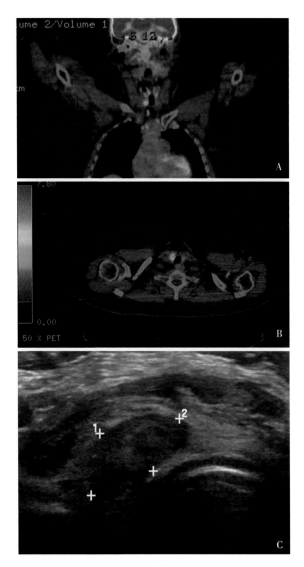

图 11-4　A、B. 甲状腺左叶局灶性 [18]FDG-PET 摄取。C.[18]FDG-PET 发现的甲状腺左叶结节的相应超声图像

最后，甲状腺意外瘤也可以在其他一些核医学检查中被发现，如 ^{99m}Tc-MIBI 和 [111] 奥曲肽扫描，但这些病例很少见 [46,47]。

11.3.4　胸部 X 线

如图 11-5 所示，当甲状腺邻近器官发生结构性偏移时，一些较大的甲状腺结节可以在胸部 X 线检查中被偶然发现。胸部 X 线意外发现的甲状腺结节仍然需要进行颈部超声评估，以更好地确定结节的大小、

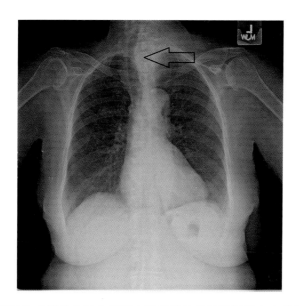

图 11-5　胸部正位 X 线片显示左侧巨大甲状腺结节导致气管向右偏移

数量和超声特征，并根据这些结果判断是否需要进一步的检查。

11.4　诊断与治疗

当发现甲状腺意外瘤时，首要任务是排除甲状腺癌，并确定少数需要进行额外检查和适当干预的患者，减少不必要的检查，避免引起患者不必要的焦虑[48]。尽管甲状腺癌的检出率正在大幅上升，但其死亡率却并没有改变。这种现象并不意外，因为我们发现了更多的惰性/低风险病变[13]。因此，对于甲状腺意外瘤的合理管理仍然是一个公共卫生难题。

考虑到在偶然发现的甲状腺结节中甲状腺癌的患病风险并不小，对大多数甲状腺意外瘤患者应进行全面的超声评估。一旦通过超声确认了甲状腺结节，就应该采取与其他甲状腺结节患者相同的管理措施，因为这些结节的恶性风险是相同的[9]。在意外发现的甲状腺结节中，需要特别注意 18FDG-PET 摄取增加的结节，这些结节具有更高的恶性风险[39,42]。美国甲状腺协会（ATA）和 ITFC 为这些患者的合理治疗提供了相关指南[9,15]。

11.4.1　病史与体格检查

对于所有甲状腺意外瘤患者都应采集完整的病史，并对甲状腺和颈部淋巴结进行有针对性的查体。病史中需增加考虑恶性肿瘤的相关信息，包括：年龄 <35 岁或 >60 岁 [34]，男性，儿童时期头颈部放射治疗史，骨髓移植后全身放射治疗史 [49]，儿童或青少年时期核辐射暴露史 [50]，甲状腺癌家族史或与甲状腺癌相关的其他综合征（表 11-1）。

如前所述，患者的年龄是一个重要的临床参考因素。在 Shetty 等的研究中，与 45 岁以上的患者相比，年龄 <35 岁的甲状腺意外瘤患者的恶性可能性明显更高（50% *vs.* 5%）[32]。其他一些研究也得到了类似的数据 [51]。导致上述差异的两个因素可能是年轻患者接受影像学检查的频率较低，以及良性甲状腺结节的发病率随着年龄的增长而增加，使得年轻患者的恶性甲状腺结节相比良性甲状腺结节概率更高 [32]。

此外，几项研究表明 [51,52]，与老年患者相比，患有亚临床、低风险甲状腺乳头状癌的年轻患者（年龄 <40 岁）的肿瘤生长风险略高。

以上研究强调了年龄因素在甲状腺意外瘤诊断评估中的重要性。

病史采集中还应关注恶性肿瘤的一些其他重要因素，包括结节快速生长的证据、声音嘶哑、吞咽困难、呼吸困难和颈部疼痛等症状。声音嘶哑可能是肿瘤侵犯或压迫喉返神经引起的；气管压迫可能导致呼吸困难、咳嗽和窒息；巨大甲状腺结节压迫食管可能导致吞咽困难 [48]。

体格检查对于确定结节是否可触及以及评估结节的大小、位置、质地和活动度非常重要。单个孤立结节比多结节腺体内的单个结节恶性可能性更高，两者的恶性肿瘤发生率分别为 2.7%~30% 和 1.4%~10% [53]。然而，由于多个结节的叠加风险，多结节腺体和单结节腺体的总体恶性风险几乎相当 [54]。

甲状腺结节可能的恶性体征包括声带固定、触诊时结节坚硬、颈部淋巴结肿大、结节直径 >4cm [55]、结节固定在毗邻组织等 [7]。仅仅通过患者的声音有时还无法充分评估局部声带固定的情况，在高度怀疑

表 11-1　甲状腺癌相关综合征

・PTEN 错构瘤综合征（Cowden 病）
・家族性腺瘤样息肉病（FAP）
・Carney 复合征
・Werner 综合征 / 早衰症
・多发性内分泌肿瘤综合征 2 型（MEN2）

肿瘤侵犯声带的情况下，建议行喉镜检查[56]。若查体时发现颈部触痛，应考虑急性或亚急性甲状腺炎。

另一方面，体格检查可能受到患者体质和临床医生颈部触诊经验的限制，因此进一步行甲状腺超声检查是这些患者诊断评估的重要步骤[57]。

11.4.2 实验室检查

甲状腺结节患者均应检测血清 TSH 水平。对于有甲状腺髓样癌、2a 或 2b 型多发性内分泌肿瘤综合征、嗜铬细胞瘤或甲状旁腺功能亢进家族史的患者，应测定血清降钙素水平[58,59]。对于 TSH 水平升高的患者应测定甲状腺过氧化物酶抗体（TPOAb）滴度，以诊断桥本甲状腺炎。此外，一些研究表明在恶性甲状腺结节病例中，TSH 水平的升高与更高的恶性可能相关，且在分期越晚的分化型甲状腺癌中越容易出现[60,61]。

TSH 水平受抑制的患者应检测血清游离 T_4 和总 T_3 水平并行 ^{123}I 扫描，评估是否存在甲状腺功能亢进[62]。因为高功能结节的恶性风险非常低（<1%），不必行细胞学活检[48]。

11.4.3 甲状腺超声

超声是评估甲状腺结节首选的影像学检查方法。超声在评估甲状腺质地（均质或非均质）、腺体大小、结节大小、位置和一些特征性的超声征象，以及是否存在颈部淋巴结肿大和动态监测结节大小、体积方面具有重要价值[48]。

与恶性风险相关的超声声像图特征包括实性，显著的低回声，内部微钙化，边缘不规则（图 11-6B、C），结节直径 >3cm，内部血流信号丰富，不存在晕环征，以及横向视图下测量的纵径大于横径的外形（纵横比 >1）[27,63]。甲状腺癌特异性最高的征象是微钙化、边缘不规则以及纵横比 >1[64]。以上特征的差异较大，从 41% 到 95% 不等，且敏感度一直较低[27,64,65]。但当同时存在 2 个或多个可疑征象时，恶性可能性显著增加[66]。

ATA 推荐对所有 CT、MRI 或 FDG-PET 意外发现的甲状腺结节患者都进行甲状腺超声检查[9]，而 ITFC 提出在一些特殊情况下可豁免超声检查[15]。意外发现甲状腺结节但无可疑 CT 或 MRI 表现（定义为正

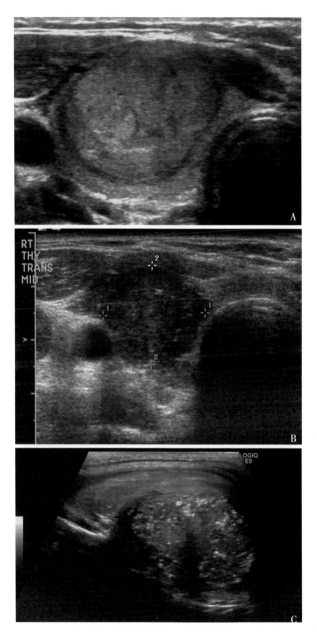

图 11-6　A. 良性甲状腺结节的典型超声图像，注意光滑、清晰的边界和等回声。B. 甲状腺乳头状癌的典型超声特征，注意低回声及边缘不规则。C. 甲状腺乳头状癌的典型超声特征，注意低回声、边缘不规则及微钙化

常淋巴结 / 甲状腺结节未侵犯局部组织）的患者，存在以下情况时，可不必行诊断性超声检查。这些情况包括：①由于合并症预期寿命有限的患者；②结节直径 <1cm 且年龄 ≤ 35 岁者；③结节直径 <1.5cm 且年

龄≥ 35 岁者。在几项验证上述标准的研究中，超声引导下细针穿刺活检的数量减少了 35%[47]，且仅有 1.2% 的偶发恶性肿瘤被漏诊[67]。

11.4.4 细针穿刺活检（FNA）

FNA 是评估意外发现的具有可疑超声特征的甲状腺结节最重要的检查手段。研究显示，与触诊相比，在超声引导下进行的 FNA 活检出现无法诊断和假阴性细胞学结果的概率更低[68,69]。因此，对于有囊性成分的结节、不可触及的深面结节，或者估计无法诊断或出现采样错误的风险较高时，应进行超声引导下 FNA[70]。甲状腺超声已被广泛用于甲状腺结节恶性风险分层以及协助判断是否需行 FNA。因此，根据甲状腺结节的可疑恶性超声特征以及结节大小，可指导 FNA 决策。

最新的 ATA 指南建议，只有直径≥ 1cm 且具有高度或中度可疑超声图像特征的结节才需要进行 FNA 评估，因为它们更有可能被诊断为具有临床意义的恶性肿瘤[9]。然而，对于一些直径 <1cm 的结节，如果存在相关临床症状或颈部淋巴结肿大，则也需要进一步的评估。

虽然 FNA 是一项风险很低的操作，但对于一些非恶性结节，有时很难做出确定的良性诊断，例如细胞学检查不能区分滤泡性癌和滤泡性腺瘤[59]。这导致大量良性结节患者只能通过诊断性切除手术才能确诊。在一项回顾性研究中，25%~41% 的甲状腺意外瘤患者在行 FNA 后进行了手术治疗，在这些接受手术治疗的患者中，有 36%~75% 最终诊断为良性结节[46,63]。未行手术治疗的患者中，绝大多数推荐进行甲状腺超声随访。

亚临床甲状腺癌在尸检中发现的概率约为 36%[71]。与临床症状明显的恶性肿瘤相比，意外发现的甲状腺癌多为乳头状癌，体积更小且发生转移的可能性很低[46,67]。一项对 340 例未经治疗的甲状腺微小乳头状癌（papillary thyroid micro carcinoma, PTMC）患者的观察性研究表明，即使未经治疗，大多数微小、局限的乳头状癌预后也很好。在该研究中，10 年内未发现患者因此死亡，且仅有 3% 的患者出现了新发淋巴结转移[72]。患者年龄是甲状腺意外瘤诊断时需要考虑的因素之一，年轻患者（<40 岁）发生甲状腺恶性肿瘤的概率更高[32,51]；此外，对于一些预期寿命有限的老年患者，甲状腺癌的诊断和治疗或许并不

能改善他们的生活质量和预期寿命，因此很难获益。

大多数有弥散性 ^{18}FDG-PET 摄取的甲状腺病变被证实是良性炎性病变，如桥本甲状腺炎，不需要进一步干预或行 FNA。对这部分患者可以行甲状腺功能检测。然而，每 3 个有局灶性 ^{18}FDG-PET 摄取的甲状腺结节中就有 1 个是恶性的，因此，所有直径 ≥ 1cm 且 ^{18}FDG-PET 阳性的甲状腺结节都需行细胞学评估 [37,40]。

对于未达到美国 FNA 标准、^{18}FDG-PET 阳性但直径 <1cm 的甲状腺结节，应采取和超声提示高危但未达到 FNA 标准的甲状腺结节相同的监测方式 [9]。几项研究表明，^{18}FDG-PET 阴性预测值高达 95%~100%，可以用于细胞学诊断不明确的甲状腺结节的辅助诊断 [73,74]。然而，^{18}FDG-PET 在这部分患者中的获益程度受到了后续前瞻性研究的质疑，该研究表明，已经进行甲状腺超声检查的患者进一步完善 ^{18}FDG-PET 检查，并没有获得额外的诊断价值，也不能提高风险评估效能 [75]。因此，不推荐 ^{18}FDG-PET 常规用于细胞学诊断不明确的甲状腺结节 [9]。

11.5 总　结

甲状腺意外瘤在临床工作中较为常见，大多数患者在经过详细的病史询问、体格检查以及实验室检查后，应当常规行甲状腺超声检查。当超声检查存在可疑恶性特征时应当进一步行 FNA。然而，大多数甲状腺意外瘤都是良性结节，因此，建立一个系统的评估标准显得尤为重要，这样可以避免一些非必要检查所带来的患者焦虑情绪和医疗费用的增加。

利益冲突

所有作者均声明没有利益冲突。

参考文献

[1] Black WC, Welch HG. Advances in diagnostic imaging and overestimations of disease prevalence and the beneits of therapy. N Engl J Med,1993,328(17):1237–1243.

[2] Bailey RH, Aron DC. The diagnostic dilemma of incidentalomas. Working through uncer-

tainty. Endocrinol Metab Clin N Am,2000,29(1):91–105.

[3] Vassiliadi DA, Tsagarakis S. Endocrine incidentalomas—challenges imposed by incidentally discovered lesions. Nat Rev Endocrinol,2011,7(11):668–680.

[4] Furmanchuk AW, Roussak N, Ruchti C. Occult thyroid carcinomas in the region of Minsk, Belarus. An autopsy study of 215 patients. Histopathology, 1993, 23(4): 319–325.

[5] Turner HE, Moore NR, Byrne JV, et al. Pituitary, adrenal and thyroid incidentalomas. Endocr Relat Cancer,1998,5:131–150.

[6] Mevawalla N, McMullen T, Sidhu S, et al. Presentation of clinically solitary thyroid nodules in surgical patients. Thyroid,2011,21(1):55–59.

[7] Hegedus L. Clinical practice. The thyroid nodule. N Engl J Med, 2004, 351(17):1764–1771.

[8] Hagag P, Strauss S, Weiss M. Role of ultrasound-guided fine-needle aspiration biopsy in evaluation of nonpalpable thyroid nodules. Thyroid, 1998,8(11):989–995.

[9] Haugen BR, Alexander EK, Bible KC, et al. 2015 American Thyroid Association management guidelines for adult patients with thyroid nodules and differentiated thyroid cancer: the American Thyroid Association guidelines task force on thyroid nodules and differentiated thyroid cancer. Thyroid,2016,26(1):1–133.

[10] Katz SC, Shaha A. PET-associated incidental neoplasms of the thyroid. J Am Coll Surg, 2008, 207(2):259–264.

[11] Rothman IN, Middleton L, Stack BC Jr, et al. Incidence of diffuse FDG uptake in the thyroid of patients with hypothyroidism. Eur Arch Otorhinolaryngol, 2011,268(10):1501–1504.

[12] Wiltshire JJ, Drake TM, Uttley L, et al. Systematic review of trends in the incidence rates of thyroid cancer. Thyroid,2016,26:1541–1552.

[13] Davies L, Welch HG. Increasing incidence of thyroid cancer in the United States, (1973–2002). JAMA,2006,295(18):2164–2167.

[14] Davies L, Welch HG. Current thyroid cancer trends in the United States. JAMA Otolaryngol Head Neck Surg,2014,140(4):317–322.

[15] Hoang JK, Langer JE, Middleton WD, et al. Managing incidental thyroid nodules detected on imaging: white paper of the ACR Incidental Thyroid Findings Committee. J Am Coll Radiol,2015,12(2):143–150.

[16] Dean DS, Gharib H. Epidemiology of thyroid nodules. Best Pract Res Clin Endocrinol Metab, 2008,22(6):901–911.

[17] Gharib H. Changing concepts in the diagnosis and management of thyroid nodules. Endocrinol Metab Clin N Am,1997,26(4):777–800.

[18] Tomimori E, Pedrinola F, Cavaliere H, et al. Prevalence of incidental thyroid disease in a relatively low iodine intake area. Thyroid,1995,5(4):273–276.

[19] Imaizumi M, Usa T, Tominaga T, et al. Radiation dose-response relationships for thyroid nodules and autoimmune thyroid diseases in Hiroshima and Nagasaki atomic bomb survivors 55–58 years after radiation exposure. JAMA, 2006,295(9):1011–1022.

[20] Ezzat S, Sarti DA, Cain DR, et al. Thyroid incidentalomas. Prevalence by palpation and ultrasonography. Arch Intern Med,1994,154(16):1838–1840.

[21] Cohen MS, Arslan N, Dehdashti F, et al. Risk of malignancy in thyroid incidentalomas identiied by luorodeoxyglucose-positron emission tomography. Surgery, 2001, 130(6): 941–946.

[22] Steele SR, Martin MJ, Mullenix PS, et al. The signiicance of incidental thyroid abnormalities identiied during carotid duplex ultrasonography. Arch Surg, 2005, 140(10):

981-985.

[23] Carroll BA. Asymptomatic thyroid nodules: incidental sonographic detection. Am J Roentgenol, 1982,138(3):499-501.

[24] Woestyn J, Afschrift M, Schelstraete K, et al. Demonstration of nodules in the normal thyroid by echography. Br J Radiol,1985,58(696):1179-1182.

[25] Brander AE, Viikinkoski VP, Nickels JI, et al. Importance of thyroid abnormalities detected at US screening: a 5-year follow-up. Radiology,2000,215(3):801-806.

[26] Nam-Goong IS, Kim HY, Gong G, et al. Ultrasonography-guided fine-needle aspiration of thyroid incidentaloma: correlation with pathological findings. Clin Endocrinol, 2004, 60(1): 21-28.

[27] Smith-Bindman R, Lebda P, Feldstein VA, et al. Risk of thyroid cancer based on thyroid ultrasound imaging characteristics: results of a population- based study. JAMA Intern Med, 2013, 173(19):1788-1796.

[28] Ahmed S, Horton KM, Jeffrey RB Jr, et al. Incidental thyroid nodules on chest CT: review of the literature and management suggestions. Am J Roentgenol, 2010, 195(5): 1066-1071.

[29] Yoon DY, Chang SK, Choi CS, Y et al. The prevalence and sig-niicance of incidental thyroid nodules identiied on computed tomography. J Comput Assist Tomogr, 2008, 32(5):810-815.

[30] Youserm DM, Huang T, Loevner LA, et al. Clinical and economic impact of incidental thyroid lesions found with CT and MR. Am J Neuroradiol, 1997,18(8):1423-1428.

[31] Frank L, Quint LE. Chest CT incidentalomas: thyroid lesions, enlarged mediastinal lymph nodes, and lung nodules. Cancer Imaging,2012,12:41-48.

[32] Shetty SK, Maher MM, Hahn PF, et al. Signiicance of incidental thyroid lesions detected on CT: correlation among CT, sonography, and pathology. Am J Roentgenol, 2006, 187(5):1349-1356.

[33] Miyakoshi A, Dalley RW, Anzai Y. Magnetic resonance imaging of thyroid cancer. Top Magn Reson Imaging,2007,18(4):293-302.

[34] Nguyen XV, Choudhury KR, Eastwood JD, et al. Incidental thyroid nodules on CT: evaluation of 2 risk-categorization methods for work-up of nodules. Am J Neuroradiol, 2013, 34(9):1812-1817.

[35] Are C, Hsu JF, Schoder H, et al. FDG-PET detected thyroid inci-dentalomas: need for further investigation. Ann Surg Oncol,2007,14(1):239-247.

[36] Salvatori M, Melis L, Castaldi P, et al. Clinical signiicance of focal and diffuse thyroid diseases identiied by (18)F-luorodeoxyglucose positron emission tomography. Biomed Pharmacother, 2007,61(8):488-493.

[37] Bogsrud TV, Karantanis D, Nathan MA, et al. The value of quantifying ^{18}F-FDG uptake in thyroid nodules found incidentally on whole-body PET-CT. Nucl Med Commun, 2007, 28(5):373-381.

[38] Choi JY, Lee KS, Kim HJ, et al. Focal thyroid lesions incidentally identiied by integrated ^{18}F-FDG PET/CT: clinical signiicance and improved character-ization. J Nucl Med, 2006, 47(4):609-615.

[39] Chu QD, Connor MS, Lilien DL, et al. Positron emission tomography (PET) positive thyroid incidentaloma: the risk of malignancy observed in a tertiary refer-ral center. Am Surg, 2006, 72(3):272-275.

[40] Soelberg KK, Bonnema SJ, Brix TH, et al. Risk of malignancy in thyroid incidentalomas detected by ^{18}F-luorodeoxyglucose positron emission tomography: a systematic review.

Thyroid, 2012,22(9):918–925.

[41] Nishimori H, Tabah R, Hickeson M, et al. Incidental thyroid "PETomas": clinical signiicance and novel description of the self-resolving variant of focal FDG-PET thyroid uptake. Can J Surg J Can Chir,2011,54(2):83–88.

[42] Are C, Hsu JF, Ghossein RA, et al. Histological aggressiveness of luorodeoxyglucose positron-emission tomogram (FDG-PET)-detected incidental thyroid carcinomas. Ann Surg Oncol,2007,14(11):3210–3215.

[43] Chen YK, Ding HJ, Chen KT, et al. Prevalence and risk of cancer of focal thyroid incidentaloma identiied by 18F-luorodeoxyglucose positron emission tomography for cancer screening in healthy subjects. Anticancer Res, 2005, 25(2B):1421–1426.

[44] Chun AR, Jo HM, Lee SH, et al. Risk of malignancy in thyroid incidentalomas identiied by luorodeoxyglucose-positron emission tomography. Endocrinol Metab (Seoul), 2015, 30(1):71–77.

[45] Chen W, Parsons M, Torigian DA, et al. Evaluation of thyroid FDG uptake incidentally identiied on FDG-PET/CT imaging. Nucl Med Commun, 2009, 30(3): 240–244.

[46] Bahl M, Sosa JA, Nelson RC, et al. Imaging-detected incidental thyroid nodules that undergo surgery: a single-center experience over 1 year. Am J Neuroradiol, 2014, 35(11): 2176–2180.

[47] Hobbs HA, Bahl M, Nelson RC, et al. Journal Club: incidental thyroid nodules detected at imaging: can diagnostic workup be reduced by use of the Society of Radiologists in Ultrasound recommendations and the three-tiered system. Am J Roentgenol, 2014, 202(1):18–24.

[48] Gharib H, Papini E. Thyroid nodules: clinical importance, assessment, and treatment. Endocrinol Metab Clin N Am,2007,36(3):707–735.

[49] Curtis RE, Rowlings PA, Deeg HJ, et al. Solid cancers after bone marrow transplantation. N Engl J Med, 1997,336(13):897–904.

[50] Pacini F, Vorontsova T, Demidchik EP, et al. Post-Chernobyl thyroid carcinoma in Belarus children and adolescents: comparison with naturally occurring thyroid carcinoma in Italy and France. J Clin Endocrinol Metab,1997,82(11):3563–3569.

[51] Ito Y, Miyauchi A, Kihara M, et al. Patient age is signiicantly related to the progression of papillary microcarcinoma of the thyroid under observation. Thyroid,2014,24(1):27–34.

[52] Miyauchi A, Kudo T, Kihara M, et al. Relationship of biochemically persistent disease and thyroglobulin-doubling time to age at surgery in patients with papillary thyroid carcinoma. Endocr J,2013,60(4):415–421.

[53] Barroeta JE, Wang H, Shiina N, et al. Is fine-needle aspiration (FNA) of multiple thyroid nodules justiied? Endocr Pathol,2006,17(1):61–65.

[54] Frates MC, Benson CB, Doubilet PM, et al. Prevalence and distribution of carcinoma in patients with solitary and multiple thyroid nodules on sonography. J Clin Endocrinol Metab, 2006,91(9):3411–3417.

[55] McCoy KL, Jabbour N, Ogilvie JB, et al. The incidence of cancer and rate of false-negative cytology in thyroid nodules greater than or equal to 4 cm in size. Surgery, 2007, 142(6): 837–844; discussion 44 e1-3.

[56] Hanna BC, Brooker DS. A preliminary study of simple voice assessment in a routine clinical setting to predict vocal cord paralysis after thyroid or parathyroid surgery. Clin Otolaryngol, 2008,33(1):63–66.

[57] Jarlov AE, Nygaard B, Hegedus L, et al. Observer variation in the clinical and laboratory evaluation of patients with thyroid dysfunction and goiter. Thyroid, 1998,8(5):393–398.

[58] Elisei R, Bottici V, Luchetti F, et al. Impact of routine measurement of serum calcitonin on the diagnosis and outcome of medullary thyroid cancer: experience in 10 864 patients with nodular thyroid disorders. J Clin Endocrinol Metab,2004,89(1):163–168.

[59] Castro MR, Gharib H. Continuing controversies in the management of thyroid nodules. Ann Intern Med,2005,142(11):926–931.

[60] Boelaert K, Horacek J, Holder RL, et al. Serum thyrotropin concentration as a novel predictor of malignancy in thyroid nodules investigated by fine-needle aspiration. J Clin Endocrinol Metab,2006,91(11):4295–4301.

[61] Haymart MR, Repplinger DJ, Leverson GE, et al. Higher serum thyroid stimulating hormone level in thyroid nodule patients is associated with greater risks of differentiated thyroid cancer and advanced tumor stage. J Clin Endocrinol Metab, 2008,93(3):809–814.

[62] Cases JA, Surks MI. The changing role of scintigraphy in the evaluation of thyroid nodules. Semin Nucl Med,2000,30(2):81–87.

[63] Kroeker TR, le Nobel G, Merdad M, et al. Outcomes of incidentally discovered thyroid nodules referred to a high-volume head and neck surgeon. Head Neck, 2014, 36(1):126–129.

[64] Brito JP, Gionfriddo MR, Al Nofal A, et al. The accuracy of thyroid nodule ultrasound to predict thyroid cancer: systematic review and meta-analysis. J Clin Endocrinol Metab, 2014, 99(4):1253–1263.

[65] Kwak JY, Han KH, Yoon JH, et al. Thyroid imaging reporting and data system for US features of nodules: a step in establishing better stratiication of cancer risk. Radiology, 2011, 260(3):892–899.

[66] Anil G, Hegde A, Chong FH. Thyroid nodules: risk stratiication for malignancy with ultrasound and guided biopsy. Cancer Imaging,2011,11:209–223.

[67] Bahl M, Sosa JA, Nelson RC, et al. Thyroid cancers incidentally detected at imaging in a 10-year period: how many cancers would be missed with use of the recommendations from the Society of Radiologists in Ultrasound. Radiology,2014,271(3):888–894.

[68] Danese D, Sciacchitano S, Farsetti A, et al. Diagnostic accuracy of conventional versus sonography-guided fine-needle aspiration biopsy of thyroid nodules. Thyroid, 1998, 8(1):15–21.

[69] Carmeci C, Jeffrey RB, McDougall IR, et al. Ultrasound-guided fine-needle aspiration biopsy of thyroid masses. Thyroid,1998,8(4):283–289.

[70] Alexander EK, Heering JP, Benson CB, et al. Assessment of nondiagnostic ultrasound-guided ine needle aspirations of thyroid nodules. J Clin Endocrinol Metab, 2002, 87(11):4924–4927.

[71] Harach HR, Franssila KO, Wasenius VM. Occult papillary carcinoma of the thyroid. A "normal" finding in Finland. A systematic autopsy study. Cancer,1985,56(3):531–538.

[72] Ito Y, Miyauchi A, Inoue H, et al. An observational trial for papillary thyroid microcarcinoma in Japanese patients. World J Surg, 2010,34(1):28–35.

[73] Mitchell JC, Grant F, Evenson AR, et al. Preoperative evaluation of thyroid nodules with [18]FDG-PET/CT. Surgery,2005,138(6):1166–1174; discussion 74-75.

[74] de Geus-Oei LF, Pieters GF, Bonenkamp JJ, et al. [18]FDG-PET reduces unnecessary hemithyroidectomies for thyroid nodules with inconclusive cytologic results. J Nucl Med, 2006, 47(5):770–775.

[75] Deandreis D, Al Ghuzlan A, Auperin A, et al. Is (18)F-luorodeoxyglucose-PET/CT useful for the presurgical characterization of thyroid nodules with indeterminate ine needle aspiration cytology? Thyroid,2012,22(2):165–172.

第 12 章
甲状腺结节的手术治疗

Randall P. Scheri，*Julie Ann Sosa*

12.1　引　言

可触及的甲状腺结节在一般人群中很常见，其发病率为 4%~7%[1]。亚临床甲状腺结节更为常见，在无已知甲状腺疾病的健康人群中检出率为 19%~68%[2]。甲状腺结节通常在影像学检查中被偶然发现，在病史及体格检查未提示甲状腺结节的情况下，约有 67% 的颈部超声、16% 的 CT、9% 的颈动脉超声以及 2%~3% 的 PET-CT 可意外发现甲状腺结节[3]。在美国，甲状腺结节的高意外检出率导致甲状腺活检数量和随之进行的手术量显著增加。5 年间，甲状腺的细针穿刺活检（FNA）量增加了 107%，到 2011 年，甲状腺活检占了所有组织活检的近 2/3。这也导致与甲状腺结节相关的手术量同期增长了 31%。在这些手术中，甲状腺全切率每年增加 12%，而单侧腺叶切除率每年仅增加 1%，到 2011 年，大多数患者（56%）进行了甲状腺全切术[4]。

在过去的几十年中，美国甲状腺癌的发病率以比其他任何恶性肿瘤都快的速度不断增长，仅 2015 年就确诊了 62 450 例新发病例[5]。甲

R.P. Scheri, MD (✉) • J.A. Sosa, MD, MA
Department of Surgery, Duke University Medical Center, 3513, Durham, NC 27708, USA
e-mail: r.scheri@duke.edu

© Springer International Publishing AG 2018
H. Gharib (ed.), *Thyroid Nodules*, Contemporary Endocrinology,
DOI 10.1007/978-3-319-59474-3_12

状腺癌发病率的增加几乎完全归因于甲状腺乳头状癌（papillary thyroid cancer, PTC）发病率的增加，而其他几种主要类别的甲状腺癌的发病率一直保持稳定。其他一些高收入国家也出现了 PTC 发病率上升的情况。最值得关注的是，1991 年韩国开始实施甲状腺癌筛查计划，最终导致 1993—2011 年韩国 PTC 发病率增加了 15 倍[6]。这表明甲状腺癌发病率的增加在一定程度上是由于监测偏差导致的，即临床上无意义的肿瘤检出增加（主要是影像学）[7]。但是，较大的甲状腺肿瘤发病数量也有所增加[8]，这表明除了检出率增加之外，其他一些因素如肥胖或环境因素，也可能导致甲状腺癌在世界范围内流行[9]。

甲状腺手术是治疗甲状腺癌和可疑甲状腺癌的主要手段。甲状腺手术的另外两个指征是甲状腺功能亢进和甲状腺肿导致压迫症状。美国甲状腺协会（ATA）根据已发表的临床证据制定了针对包括甲状腺功能亢进和其他原因甲状腺毒症（2016）[10]，成人甲状腺结节和分化型甲状腺癌（2015）[11]，儿童甲状腺结节和甲状腺癌（2015）[12]，甲状腺髓样癌（2015）[13]，以及妊娠期和产后甲状腺疾病（2011）[14] 的诊断和管理的相关临床指南，供临床医生、患者、研究人员和卫生决策者参考。这些指南为不同临床情况下甲状腺结节患者的外科治疗提供了临床决策依据，并将在以下章节中进行介绍。

12.2 术前评估

拟行甲状腺切除治疗的甲状腺结节患者应采集完整的病史，全面评估是否存在甲状腺功能亢进、甲状腺功能减退及局部压迫所引起的症状和体征，甲状腺癌的相关危险因素，以及甲状腺癌 / 其他内分泌疾病的家族史。甲状腺功能亢进的症状包括体重减轻、焦虑、脱发、心悸、畏热和失眠。甲状腺功能减退的症状包括体重增加、疲乏、不耐寒和便秘。局部压迫症状包括异物感、吞咽困难、呼吸困难和发音困难，主要是由于甲状腺肿或较大的结节压迫周围组织结构尤其是呼吸道和消化道导致。若为恶性肿瘤，这些症状可能与肿瘤局部进展侵犯周围组织结构有关。发音困难可能是由于肿瘤侵犯喉返神经或迷走神经。结节迅速生长或出现临床症状应考虑为侵袭性恶性肿瘤。甲状腺癌的危险因素包括辐射暴露史（特别是儿童或青春期），甲状腺癌家族史（如家族性髓样癌或乳头状癌），以及家族性肿瘤综合征病史如多发性内分泌肿瘤综合征（MEN）2型。

应注重甲状腺和颈部淋巴结的体格检查，质地较硬的结节或形态不规则的结节应考虑为恶性肿瘤。颈部淋巴结肿大应考虑肿瘤转移。固定结节或广泛的淋巴结肿大应考虑肿瘤局部进展。无法扪及甲状腺下缘或 Pemberton 征阳性应考虑甲状腺向纵隔延伸。此外，还应评估患者的甲状腺功能亢进症状和体征，包括焦虑、震颤、怕热、心动过速、心悸、体重减轻、眼睑迟滞、眼球突出、眶周水肿和胫前水肿。

"2015年ATA成人甲状腺结节和分化型甲状腺癌患者管理指南"[11]建议所有甲状腺结节患者都应进行 TSH 检测以评估甲状腺功能。如果TSH 被抑制，应该进行甲状腺放射性核素扫描以确定结节功能是否亢进。而对于 TSH 正常或升高的患者不建议进行放射性核素扫描。功能亢进的甲状腺结节恶性可能性很小，不推荐 FNA。在条件允许的情况下应检测血钙水平以评估甲状旁腺功能。如确诊甲状旁腺功能亢进，应在进行甲状腺切除术的同时切除病变的甲状旁腺。甲状腺髓样癌（MTC）或疑似髓样癌患者应在术前检测血清降钙素（Ct）和癌胚抗原（carcinoembryonic antigen，CEA）肿瘤标记物。以上两项指标的水平与疾病的严重程度和预后有关。降钙素水平 >500pg/mL 的患者有发生远处转移的风险，应行颈 / 胸部 CT、肝脏 MRI 和骨扫描来评估是否存在远处转移[13]。所有新诊断为 MTC 的患者都应进行遗传咨询和基因检测，因为其中 6%~7% 的患者可能存在 RET 基因胚系突变以及 MEN 2型[15]。RET 基因突变未知或阳性的患者术前应进行实验室检查以排除嗜铬细胞瘤和原发性甲状旁腺功能亢进。如果诊断为嗜铬细胞瘤，应先行肾上腺切除术，再行甲状腺切除术。

所有甲状腺结节患者术前应行颈部超声检查。应注意甲状腺体积，甲状腺结节的数量、位置、大小，以及结节与甲状腺及颈部周围结构的关系。FNA 是甲状腺结节首选的诊断方法，可以指导进一步的治疗和外科干预。2015 年 ATA 指南[11]建议对超声显示直径 >1cm 的中、高度可疑结节，直径 >1.5cm 的低度可疑结节以及直径 >2cm 的极低度可疑结节进行 FNA。对于超声提示良性的结节，不推荐行 FNA。
高度可疑结节（图 12-1）的特征是实性低回声结节，至少具有以下特
征之一：边缘不规则，微小钙化，结节纵横比 >1、边缘钙化伴软组织
影膨出，或者有甲状腺腺外侵犯的证据。高度可疑结节的恶性风险为
70%~90%。中度可疑结节（图 12-2）的特征是边缘光滑的低回声结节，

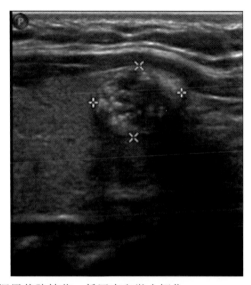

图 12-1　高度可疑甲状腺结节，低回声和微小钙化

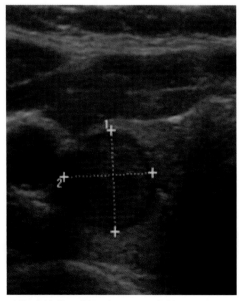

图 12-2　中度可疑甲状腺结节，低回声和边界光滑

无微小钙化、甲状腺腺外侵犯或纵/横比 >1，结节的恶性风险可能为10%~20%。低度可疑结节（图 12-3）的特征为等回声或高回声实性结节或部分囊性结节，无微小钙化、边缘不规则、甲状腺腺外侵犯或纵/横比 >1，恶性风险可能为 5%~10%。极低度可疑结节（图 12-4）的特征为海绵状结节，没有上述任何可疑特征，恶性风险 <3%。良性结节（图12-5）的特征为纯囊性结节，恶性风险 <1%。

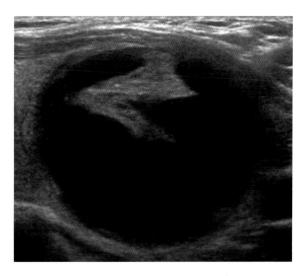

图 12-3　低度可疑甲状腺结节，部分囊性伴偏心实性表现

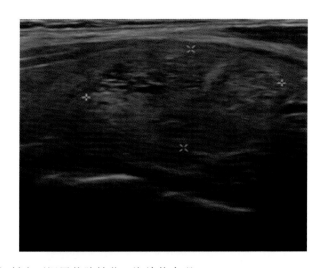

图 12-4　极低度可疑甲状腺结节，海绵状表现

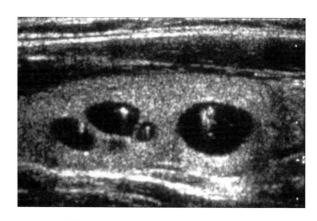

图 12-5 良性囊性甲状腺结节，可见胶质的彗星尾征

对于已确诊甲状腺癌或细胞学 / 分子检测结果提示可疑恶性肿瘤的患者，应行颈部超声检查评估中央区及颈侧区有无淋巴结转移。对于直径 ≥ 8mm 的淋巴结，如合并可疑恶性影像学征象如微小钙化、囊性成分、血供丰富、圆形以及高回声等（图 12-6），应行 FNA。细胞学检查不确定时，应对 FNA 抽吸物洗脱液进行甲状腺球蛋白检测以提高 FNA 诊断分化型甲状腺癌的准确性。穿刺洗脱液中甲状腺球蛋白浓度 < 1ng/mL 可诊断良性病变，但恶性肿瘤的最佳诊断界值尚不明确。Pak

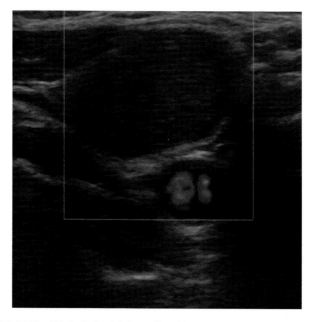

图 12-6 超声图像下肿大的高回声侧颈淋巴结，可疑转移灶

等的一项荟萃分析纳入了 8 篇相关研究，确定了洗脱液甲状腺球蛋白浓度鉴别良性和恶性淋巴结的最佳诊断界值为 32ng/mL[16]。一般情况下，CT 检查帮助不大，除非怀疑甲状腺肿延伸至纵隔或咽后间隙（超声评估受限），或局部晚期肿瘤向后浸润，或伴有巨大淋巴结等情况（图 12-7）。在这些情况下，增强 CT 对于评估肿瘤是否侵犯呼吸道、消化道、神经和重要血管进而制订相应的手术计划至关重要。

所有发生主观或客观声音改变、既往有颈前部或胸部手术史、局部晚期肿瘤的患者都应通过喉镜评估声带功能。声带麻痹会显著增加手术风险，并可能改变手术计划。麻痹声带对侧的手术操作应非常谨慎，因为患者发生双侧声带麻痹和进而行气管切开的风险会大大增加。

12.3　FNA/ 分子检测

甲状腺结节的治疗很大程度上取决于 FNA 的细胞学检查结果，但是这些结果必须结合超声和临床表现进行综合评估。FNA 的结果应使用 Bethesda 分类（表 12-1），它将穿刺的细胞学标本分为 6 种不同类别，并提示每种类别的恶性风险[17]。不同机构之间 Bethesda 各类别的恶

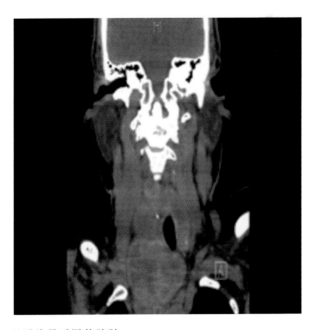

图 12-7　CT 显示胸骨后甲状腺肿

表 12-1 甲状腺细胞病理学 Bethesda 报告系统

分级	诊断标准	恶性肿瘤风险估计
Ⅰ	无法诊断	1%~4%
Ⅱ	良性	0~3%
Ⅲ	意义不明的非典型病变或滤泡性病变	5%~15%
Ⅳ	滤泡性肿瘤或可疑滤泡性肿瘤	15%~30%
Ⅴ	可疑恶性肿瘤	60%~75%
Ⅵ	恶性肿瘤	97%~99%

性风险可能存在一定差异，因此临床医生应该了解自己机构中每一种细胞学分类的恶性风险，以做出最佳的治疗决策[18]。一般情况下，甲状腺结节细胞学检查结果大部分（75%）为良性（Bethesda Ⅱ类），只有少数（2%~5%）为恶性（Bethesda Ⅵ类），其余 20%~30% 为细胞学诊断不确定性结节。细胞学诊断不确定性结节包括意义不明的非典型病变（atypia of undetermined significance，AUS）或意义不明的滤泡性病变（follicular lesion of undeter-mined significance，FLUS；Bethesda Ⅲ类）、滤泡性肿瘤（FN；Bethesda Ⅳ类）和可疑恶性肿瘤（suspicious for malignancy，SM；Bethesda Ⅴ类）。

对于细胞学诊断不确定性甲状腺结节，可行分子检测，作为临床和超声检查结果的补充，进一步帮助进行风险分层。一项分子检测研究分析了细胞学诊断不确定性结节的 167 个基因的表达谱，并将它们与良性和恶性病变的特征基因进行比较，使用特定算法将不确定性结节区分为良性或可疑恶性。该基因表达分类检测系统已针对细胞学诊断不明确的 265 个结节进行了验证[19]。研究表明，它对 AUS/FLUS 和 FN 的阴性预测值分别为 95% 和 94%，与良性细胞学结果相似。因此，许多人认为这足以"排除"恶性肿瘤。但它对 Bethesda Ⅴ类病变的阴性预测值仅为 85%，被认为不足以排除恶性肿瘤风险。此外，该系统对分类为 AUS/FLUS 和 FN 的结节的阳性预测值分别为 38% 和 37%，不足以确认恶性风险。另一种分子检查方法是评估 FNA 抽吸物中一组与甲状腺癌相关的 7 个基因突变或重排（包括 *BRAF*、*RAS*、*RET/PTC*、*PAX8/PPARG* 易位）。Nikiforov 等[20] 的一项单中心前瞻性研究分析了 513 个细胞学诊断不确定性结节的这 7 个基因突变，并进行了明确的组织病理学评估。研究表明，*BRAF*、*RET/PTC*、*PAX8/PPARG* 突变的恶性风险为 100%，而 *RAS* 突变的恶性风险为 85%。*RAS* 阳性的非恶性结节均为滤泡性腺瘤。基于以上结果，作者建议 *BRAF*、*RET/PTC/PAX8/PPARG* 突变阳性的患者应接受明确的甲状腺癌治疗，这可以避免诊断性甲状腺腺叶切除术和二次甲状腺切除术（腺叶切除术后再行甲状腺全切术）。然而，由于 7 个基因组合诊断恶性肿瘤的低敏感度，该检测不足以排除基因突变阴性患者的恶性可能。最近通过二代测序技术检测更多的基因组合显示出良好的结果，其对 FN 诊断的灵敏度和特异度分别为 90% 和 92%[21]，对 AUS/FLUS 诊断的灵敏度和特异度分别为 91% 和 92%[22]，但这尚未得到进一步验证。

12.4 甲状腺乳头状癌的手术治疗

对于甲状腺乳头状癌患者的手术范围以及甲状腺腺叶切除术和甲状腺全切术孰优孰劣的问题一直存在争议（表 12-2）。支持甲状腺腺叶切除的学者认为，甲状腺乳头状癌是一种预后良好的惰性肿瘤，而甲状腺全切术发生喉返神经损伤和甲状旁腺功能减退的风险较高，没有明确的生存获益，所以不适宜采用甲状腺全切术[23, 24]。此外，许多甲状腺腺叶切除患者可以避免终身的甲状腺激素替代治疗。而甲状腺全切术的支持者认为，手术是可以安全进行的，且完全切除甲状腺可以解除多灶和双侧肿瘤的风险，有利于放射性碘治疗，以及便于术后随访监测[25]。2015 年 ATA 成人甲状腺结节和分化型甲状腺癌患者管理指南建议直径 1~4cm 的甲状腺乳头状癌患者可以接受甲状腺腺叶切除术或甲状腺全切术。之前版本的 ATA 指南[26]建议直径 >1cm 的甲状腺乳头状癌均行甲状腺全切术。这项建议主要基于 Bilimoria 等的一项研究[27]，该研究使用国家癌症数据库（National Cancer

表 12-2　手术范围：支持或反对甲状腺乳头状癌行甲状腺全切术的理由

支持	反对
局部或远处转移病灶	局部肿瘤
处理多发病灶 / 双侧病灶	喉返神经损伤、甲状旁腺功能减退风险增加
便于甲状腺球蛋白 / 成像监测	无明显死亡、复发风险的惰性疾病
术后需要放射性碘治疗	需终身甲状腺激素替代治疗

Database，NCDB）纳入了 52 173 例甲状腺乳头状癌患者，研究表明行甲状腺全切术患者的 10 年生存率比行甲状腺腺叶切除的患者略高（分别为 98.4% *vs.* 97.1%；*P*<0.05）。但这项研究并没有考虑几个可能影响生存率的因素，包括甲状腺腺外浸润、切除的彻底性及患者的并发症。而 Adam 等的一项更新的使用国家癌症数据库的研究 [28] 纳入了 61 775 例甲状腺乳头状癌患者，考虑了上述以及其他一些危险因素，研究表明对于肿瘤直径 1~4cm 的患者，行甲状腺全切术与甲状腺腺叶切除术相比没有生存优势。这表明甲状腺腺叶切除术是治疗低风险分化型甲状腺癌的有效方法。另一项使用 SEER（Surveillance，Epidemiology，and End Results）数据库的研究纳入了 22 724 例甲状腺乳头状癌患者，结果也显示甲状腺腺叶切除术和甲状腺全切术的生存率没有显著差异[29]。由于甲状腺乳头状癌常常是多病灶的，一些研究表明甲状腺全切术后局部复发风险更低 [30]。然而 Vaisman 等 [31] 对 289 例行甲状腺腺叶切除术（*n*=72）和甲状腺全切术（*n*=217）的患者进行了回顾性研究，发现甲状腺腺叶切除术和全切术的结构性复发率分别为 4.2% 和 2.3%，差异无统计学意义（*P* >0.05），且没有患者死于甲状腺癌。更重要的是，88% 的复发患者通过进一步治疗得以治愈。这表明在适当的适应证范围内，甲状腺腺叶切除术的局部复发率很低，且复发后仍可以进行进一步的治疗而不影响患者的生存。

基于以上这些研究，2015 年 ATA 指南根据肿瘤特征、患者特点、患者偏好和外科医生的经验推荐了一种更加个体化的治疗方案。ATA 制定了一个复发风险分层系统，将患者分为低、中、高危复发风险，并将其纳入治疗决策（表 12-3）。中、高危肿瘤（肿瘤直径 >4cm 或存在明显的甲状腺腺外侵犯，临床上明显的淋巴结转移，远处转移，侵袭性组织学类型，以及血管侵犯）的患者应该接受甲状腺全切术以进行放射性碘治疗，降低复发风险并便于术后监测 [32]。对于有头颈部放射史、甲状腺癌家族史或双侧甲状腺结节的患者，无论肿瘤大小，都应考虑行甲状腺全切术，因为他们有患多灶或双侧甲状腺癌的风险 [11,33]。肿瘤直径 1~4cm 且没有中、高危特点的患者复发风险较低，也不太可能需要行放射性碘治疗，因此，他们接受甲状腺腺叶切除或甲状腺全

表 12-3　2015 年美国甲状腺协会（ATA）风险分层系统

ATA 低风险	・甲状腺乳头状癌具有以下所有特征： 　－ 无远处转移灶 　－ 无肿瘤侵犯局部结构 　－ 无侵袭性组织学类型（高细胞型、柱状细胞型、鞋钉型） 　－ 无血管侵犯 　－ 临床分期 N0 或 ≤ 5 个淋巴结微转移灶（<0.2cm） ・局限于甲状腺包膜内的滤泡变异型乳头状癌 ・局限于甲状腺内的分化良好的滤泡状癌伴包膜侵犯，无血管侵犯或微血管侵犯（≤ 4 灶） ・局限于甲状腺内的微小乳头状癌，单灶或多灶
ATA 中风险	・镜下肿瘤侵犯甲状腺周围软组织 ・甲状腺乳头状癌伴血管侵犯 ・临床分期 N1 或 >5 个但 <3cm 的病理证实的淋巴结转移 ・伴有甲状腺外侵犯和 *BRAF* 突变的多灶性微小乳头状癌 ・侵袭性组织学类型（高细胞型、柱状细胞型、鞋钉型）
ATA 高风险	・肉眼可见肿瘤侵犯甲状腺周围软组织 ・肿瘤不完全切除 ・远处转移灶 ・术后血清甲状腺球蛋白水平提示远处转移 ・病理证实 ≥ 3cm 的淋巴结转移 ・滤泡癌伴广泛血管侵犯（>4 灶）

切都是可以的。这些患者手术范围的确定应该基于一个全面的治疗计划，这个计划在理想状态下应由一个多学科团队在综合考虑患者风险及获益、总体治疗目标以及患者偏好的情况下制订。如果选择甲状腺腺叶切除术，患者应被告知（并同意）如果在手术中发现了高危肿瘤特征（例如肉眼可见的甲状腺腺外侵犯或淋巴结转移），应改行甲状腺全切术。同样地，如果在最终的病理结果中发现高危肿瘤特征，也应补充行甲状腺全切术。

　　如果 FNA 结果为可疑甲状腺乳头状癌（Bethesda V 类），则其恶性风险为 60%~75%。由于其恶性风险较高，这些患者应该接受和 FNA 结果为恶性肿瘤（Bethesda VI 类）的患者相似的治疗，即行甲状腺腺叶切除术或甲状腺全切术。此外，可行诊断性腺叶切除术并通过术中冰冻或细胞学印片以确定是否为恶性肿瘤。如果术中评估证实为恶性肿瘤，则需要按照明确的肿瘤手术的标准进行甲状腺腺叶切除或甲状腺全切术。如果术中冰冻或细胞学印片不能确定为恶性肿瘤，则应终止手术，并根据最终病理学结果决定是否再行甲状腺切除术。

直径 <1cm 且无淋巴结转移或其他高危特征的肿瘤，建议行甲状腺腺叶切除术，除非患者有其他甲状腺全切术的指征（头颈部辐射暴露史、甲状腺癌家族史或双侧甲状腺结节）。此外，可以考虑对这些低危肿瘤进行主动监测。Ito 等 [34] 在日本进行的一项研究对 1 235 例行非手术治疗的甲状腺微小乳头状癌患者进行了观察，平均随访 75 个月。10 年间，只有 6.8% 的患者进展为有临床意义的疾病，其定义为肿瘤大小增加到 12mm 或发生淋巴结转移。10 年内，年龄 <40 岁、40~60 岁和 >60 岁的患者中分别有 22.5%、4.5% 和 2.5% 的患者观察到疾病进展。研究中没有患者发生远处转移或死于甲状腺乳头状癌。因此，对于存在严重合并症手术风险较高、预期寿命有限或高龄患者，对亚厘米级乳头状癌采取非手术治疗并进行主动监测，可作为一种替代方案。

甲状腺切除术后患者的预后与外科医生手术量之间的关系已被广泛研究。已发表的研究一致表明，经高手术量外科医生治疗的患者预后更好，并发症更少且花费更低。Sosa 等 [35] 纳入了 1991—1996 年马里兰州的 5 860 例行甲状腺全切术的患者，分析了外科医生手术量对患者预后的影响，发现手术量 >100 例的外科医生治疗的患者的并发症发生率更低、住院时间更短、患者花费更低。在一项对 16 954 例接受甲状腺全切术患者的全国性研究中，Adam 等利用多变量建模和限制性立方样条（restrictive cubic spines，RCS）的方法寻找外科医生手术量界值 [36]。该研究表明发生并发症的概率随着外科医生的手术量增加而降低，直到外科医生每年进行的甲状腺手术量 >25 次。低手术量外科医生进行手术时，并发症发生率平均高出 51%。基于以上这些结果，作者将高手术量甲状腺外科医生定义为每年实施甲状腺全切数量 >25 次的外科医生，这对提高手术质量和确定转诊标准具有重要意义。对于转诊至高手术量外科医生有困难的地区，可以指定一名外科医生来施行所有甲状腺切除术，以增加外科医生经验，改善患者预后。

对于术前影像学检查、体格检查或术中提示有临床可疑淋巴结转移的甲状腺乳头状癌患者，建议行治疗性中央区（Ⅵ级）淋巴结清扫术（central lymph node dissection，CLND）。ATA2009 年发表了一份"中央区淋巴结清扫术相关术语和分类"的共识声明，以规范中央区淋巴结清扫术的手术方式[37]。完整的 CLND 应清除中央区内所有淋巴结，其解剖边界上方为舌骨，下方为无名动脉，侧方为颈动脉（图 12-8）。"摘草莓式"单独切除临床上受累的淋巴结没有意义，因为非整区域淋巴结清扫会增加术后复发风险，从而可能导致需要更高风险的补救性手术。预防性中央区淋巴结清扫术（prophylactic CLND，pCLND）对于临床上没有明显淋巴结转移的患者的作用尚存争议。预防性 CLND 被认为可以降低局部复发风险和术后甲状腺球蛋白水平，提供更准确的分期并指导放射性碘治疗[38]。然而，尚无证据表明 pCLND 可以提高生存率，但却会增加暂时性喉返神经损伤和甲状旁腺功能减退症的风险[39]。Wang 等[40]的一项评估 pCLND 的荟萃分析显示，单独接受甲状腺全切术的患者和接受甲状腺全切术联合 pCLND 的患者在长期并发症

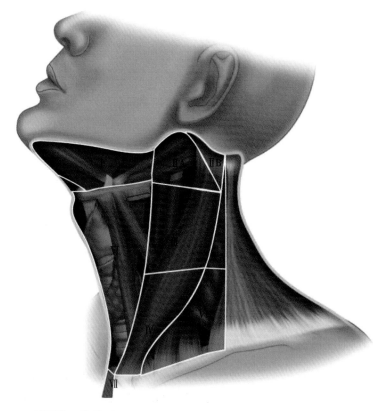

图 12-8　颈部淋巴结分区

或复发率方面没有差异。但是接受 pCLND 的患者有复发率降低的趋势；然而，为了每避免一次复发，就需要有 31 例患者接受 pCLND 治疗，这表明 pCLND 的获益很小且只有在大量手术中才能观察到。2015 年 ATA 成人分化型甲状腺癌指南建议对于分期较高的原发性肿瘤（T_3 或 T_4）或临床上累及颈侧区淋巴结的肿瘤，可以考虑行预防性中央区淋巴结清扫，而低风险肿瘤（T_1 或 T_2）只需行甲状腺切除术而无须行预防性 CLND[11]。如果术前超声检查发现可疑颈侧区淋巴结转移，建议进行 FNA，如果 FNA 结果证实为恶性，则应行保留颈内静脉、胸锁乳突肌和副神经的 ⅡA、Ⅲ、Ⅳ、VB 区颈侧方淋巴结清扫术（图 12-8）。ATA 在 2012 年发表了一篇关于 "分化型甲状腺癌侧颈淋巴结清扫术相关的解剖、术语和基本原理" 的共识性综述和声明[41]。预防性侧颈淋巴结清扫术对甲状腺乳头状癌没有意义。

12.5　不确定性结节

针对良恶性不确定的甲状腺结节的手术主要目的是明确诊断，同时尽量减少手术风险，如果明确了恶性肿瘤的诊断，则可提前进行适当的肿瘤治疗手术。如果在手术过程中明确诊断为恶性肿瘤，且具有甲状腺全切术的适应证时，包括甲状腺腺外侵犯或者淋巴结转移等高危肿瘤特征，患者应行甲状腺全切术，该情况应在术前告知并取得患者同意。如不确定性病变伴有甲状腺辐射暴露史或甲状腺癌家族史，且对侧甲状腺腺叶存在有临床意义的结节，则应行甲状腺全切术。术中冰冻切片 / 细胞学印片帮助不大，因此不推荐常规用于不确定性结节的诊断。在 Chen 等的一项研究中，对 120 例 FNA 诊断的滤泡性肿瘤行甲状腺腺叶切除术，术中送冰冻切片。冰冻切片仅诊断 4 例恶性肿瘤，有 104 例（87%）无法诊断，6 例（5%）出现假阳性结果。Zanocco 等对滤泡性肿瘤术中冰冻切片和单纯甲状腺腺叶切除术的成本分析表明，术中冰冻切片性价比较低。冰冻切片 / 细胞学印片无法通过评估包膜或血管侵犯诊断滤泡性或 Hürthle 细胞癌，因此应留意如甲状腺腺外侵犯或淋巴结转移等高度可疑恶性的临床特征。

AUS/FLUS（Bethesda Ⅲ类）病变的患者可采用诊断性甲状腺腺叶

切除术、重复的细胞学检查和分子检测或者定期监测。除了细胞学结果外，治疗决策还应考虑结节的超声表现、临床背景及患者意愿。虽然 AUS/FLUS 的恶性风险为 5%~15%，但评估结节的超声特征有助于进一步对 AUS/FLUS 结节进行风险分层。一项针对 155 个细胞学诊断 AUS/FLUS 结节的研究通过 ATA 超声特征对结节进行了分类[44]。研究表明仅 8% 的极低危结节为恶性病变，而 58% 的低危或中危结节以及 100% 的高危结节被证实为恶性。但需要注意的是，这项研究中 AUS 的恶性风险为 70%。在另一项 AUS 恶性风险较低（22%）的研究中，超声表现为高风险的结节中有 70% 是恶性的[45]。基于上述数据，超声诊断的可疑恶性结节患者应强烈建议行甲状腺腺叶切除术。对于无高危超声表现的结节，重复 FNA 或加做分子检测均可能有助于进一步对结节进行风险分层和治疗指导，同时还应考虑临床背景和患者意愿。此外，也可以考虑进行超声监测，特别是超声表现为极低风险结节的患者 / 高手术风险患者。如监测随访过程中结节增大或出现可疑超声特征，应考虑行甲状腺腺叶切除术。

滤泡性 /Hürthle 细胞肿瘤（FN；Bethesda Ⅳ 类）的甲状腺结节平均恶性风险为 15%~30%。甲状腺腺叶切除术一直是这些患者的治疗方案。然而，对于那些希望避免手术治疗以及具有低风险影像学和临床特征的肿瘤患者，可以进行分子检测以提供进一步的风险评估。但是如果分子检测也不能确定时，则建议行甲状腺腺叶切除术。

Hürthle 细胞肿瘤的恶性风险为 15%~45%，其治疗与 FN 类似，均为诊断性甲状腺腺叶切除术。与 FN 不同是的，Hürthle 细胞肿瘤体积较大时恶性可能性更大。结节直径 >4cm 时恶性肿瘤风险超过 50%，因此建议行甲状腺全切术[46]。分子检测对 Hürthle 细胞肿瘤似乎作用不大。在 Brauner 等[47] 的一项研究中，71 例 Hürthle 细胞肿瘤中有 45 例有可疑基因表达，然而在最终的组织病理学检查中，只有 14%（6/43）的结节是恶性的（4 例为 Hürthle 细胞癌，2 例为乳头状癌）。

假设甲状腺腺叶切除术的组织病理学显示肿瘤为中、高危甲状腺癌，建议行甲状腺全切术。甲状腺全切术一般不推荐用于低危甲状腺癌，但可以根据治疗的总体目标和患者意愿进行考虑。在行甲状腺全切术前，应进行喉镜检查以评估声带功能。声带麻痹会增加手术风险，并可能导致手术计划改变。甲状腺全切术应在首次手术后 1 周内或 2~3 个月内完成，以避免严重的炎症反应。

12.6　良性结节

良性甲状腺结节（Bethesda Ⅱ 类）通常不需要手术切除，但应进行超声监测。如果结节明显增大（体积增大 50% 或 2 个以上维度增加 > 2mm），应根据特定的临床情况和患者意愿重复行 FNA 或进行诊断性甲状腺腺叶切除术。对于有压迫性症状，比如吞咽困难或呼吸困难的良性结节推荐手术切除。此外，当 FNA 不太准确时，可以考虑手术治疗无症状的大结节。一些研究表明，10%~12% 的直径 <4cm 且 FNA 结果为良性的甲状腺结节，最终病理学诊断为恶性[48]。对于无法诊断的结节，应在超声引导下重复进行 FNA，并进行现场细胞病理学评估以尽可能保证足够的标本量。如结节具有高度可疑的超声特征或反复细胞学检查无法诊断则推荐行甲状腺腺叶切除术。

12.7　甲状腺髓样癌

对于 FNA 怀疑甲状腺髓样癌的患者，应对活检组织进行 Ct/CEA 免疫组化染色，并检测 FNA 洗脱液中 Ct/CEA 的水平[49]，以及血清中 Ct/CEA 水平。如果免疫组化或洗脱液中降钙素水平明确了甲状腺髓样癌的诊断，患者应按照甲状腺髓样癌进行治疗。如果这些指标不确定或正常，应进行诊断性甲状腺腺叶切除术。由于淋巴结转移率高且缺乏有效的辅助治疗手段，FNA 诊断为甲状腺髓样癌的患者，应行甲状腺全切术及双侧Ⅵ区淋巴结清扫术。Scollo 等[50]的一项研究显示，在 54 例散发性甲状腺髓样癌患者中，肿瘤直径 <1cm 的患者有 30% 伴有淋巴结转移，肿瘤直径 1~3cm 的患者有 50% 伴有淋巴结转移，肿瘤直径 >3cm 的患者有 100% 出现淋巴结转移。对于经活检证实的淋巴结转移，建议行选择性侧颈（Ⅱ~Ⅴ区）淋巴结清扫。对于血清降钙素水平升高但未经活检证实有侧颈淋巴结转移的患者，预防性侧颈清扫的作用存在争议。部分临床医生认为，当血清降钙素水平 >20pg/mL 时，应行预防性侧颈淋巴结清扫，因为甲状腺髓样癌中隐匿性淋巴结转移的概率较高，预防性侧颈淋巴结清扫可能增加生化治愈的机会[51]。然而，也有人认为侧颈淋巴结清扫只适用于经活检证实的转移。2015 年 ATA MTC 指南[13]声明"既不建议也不反对"对降钙素升高但并无远处转移的患者进行预防性侧颈淋巴结清扫。对于这部分患者，推荐进行个体化治疗，综合考虑患者的年龄、并发症、总体治疗目标和患者意愿。年轻、健康的患者可考虑采取更积极的预防性侧颈淋巴结清扫术，而老年、健康状况差以及那些因为未发现淋巴结转移而不愿意接受手术并发症风险的患者则推荐进行持续的超声观察。

12.8 甲状腺功能亢进

甲状腺结节伴随甲状腺功能亢进患者应通过促甲状腺素受体抗体水平或放射性碘扫描来初步评估甲状腺功能亢进的病因，鉴别可能存在的 Graves 病、毒性结节性甲状腺肿、毒性腺瘤或甲状腺炎。不建议 FNA 用于高功能结节（"热"结节），因为这些结节恶性可能性极小[52]。无功能结节（"冷"结节）应根据 2015 年 ATA 甲状腺结节管理指南进行治疗，并应根据结节的超声特征和大小决定是否行 FNA。与甲状腺功能正常的甲状腺癌相比，甲状腺功能亢进的甲状腺癌似乎更具有侵袭性[53]。在美国，大多数结节性 Graves 病、毒性结节性甲状腺肿和毒性腺瘤患者都会采用放射性碘治疗；然而，手术仍然是部分患者的首选治疗方法。2016 年 ATA 关于甲状腺功能亢进的诊断和管理指南推荐对年龄 <5 岁，怀孕，替代治疗失败，无法遵守辐射安全指南，考虑或确诊恶性结节，需要快速纠正甲状腺毒症状态，放射性碘摄取不足，甲状腺肿较大（≥ 80g）引起压迫症状，以及伴有中度至重度 Graves 眼眶病的患者，根据患者意愿进行手术治疗。对于没有明确手术指征的患者，使用抗甲状腺药物（甲巯咪唑）、放射性碘还是手术治疗应综合考虑治疗目标和患者意愿。甲状腺全切术是治疗 Graves 病或毒性结节性甲状腺肿的首选，因为甲状腺次全切术后甲状腺功能亢进复发的风险更高[54]。对于毒性腺瘤，建议行甲状腺腺叶切除术。甲状腺功能亢进患者在行甲状腺切除术前应先将甲状腺功能降至正常，以避免术

中甲状腺危象。可使用甲巯咪唑进行 4~6 周治疗。因肝脏衰竭风险较高，不推荐使用丙硫氧嘧啶[55]。甲巯咪唑初始剂量通常为 10~30mg，并根据服药后反应进行调整。β 受体阻滞剂可以用来控制心动过速和震颤。只要 T_3、T_4 正常，甲状腺手术就能够安全进行；因为 TSH 反应较为滞后，手术时不需要等待 TSH 恢复正常。结节性 Graves 病患者应在手术前 10d 开始服用过饱和碘化钾（supersaturated potassium iodine，SSKI），每天 3 次，每次 2 滴，以减少甲状腺血供，从而减少术中出血[56]。但口服碘剂不建议用于毒性结节甲状腺肿或毒性腺瘤患者，因为其可能加重这些患者的甲状腺功能亢进症状。如果选择手术，患者最好选择一名高手术量外科医生，因为由高手术量外科医生进行手术的患者结局优于低手术量外科医生[35,36,57]。甲状腺功能亢进患者接受甲状腺手术的风险甚至高于甲状腺癌患者。在 Kandil 等[57] 的一项全国性研究中，2000—2009 年，应用医疗保健使用项目 – 国家住院患者样本（Health Care Utilization Project National Inpatient Sample，HCUP-NIS）对 46 261 例患者进行调查，发现相较于其他行甲状腺全切术的良性疾病（13.9%）和恶性疾病（13.2%）患者的术后并发症发生率，Graves 病的并发症发生率最高（17.5%；$P<0.01$）。

结节性 Graves 病患者行甲状腺切除术后发生甲状旁腺功能减退和低钙血症的风险较高。术前补充钙 / 维生素 D 可降低术后低钙血症的风险。在 Oltmann 等[58] 的一项研究中，45 例 Graves 病患者在甲状腺切除术前 2 周连续服用 1g 碳酸钙，每天 3 次，并与 38 例未经术前治疗而接受甲状腺切除术的 Graves 病患者进行比较，未治疗组低钙血症发生率较高（26% vs. 9%；$P<0.05$）。Kim 等[59] 的一项回顾性研究表明，272 例接受甲状腺切除术的患者，维生素 D 不足的患者术后低钙血症的发生率为 43.8%。而维生素 D 充足的患者术后低钙血症发生率为 30.4%（$P=0.043$）。基于这些结果，2016 年 ATA 指南建议对维生素 D 不足的患者术前补充维生素 D，以及对发生甲状旁腺功能减退风险较高的患者术前补充骨化三醇。

12.9 结节性甲状腺肿

对于出现局部压迫、担心或考虑恶性肿瘤以及出于美容考虑的甲状腺肿患者，建议手术治疗。较大的甲状腺肿可能压迫食管或气管，导致吞咽困难或呼吸困难。在某些情况下，当甲状腺中多个结节都符合 FNA 标准时，即使某些结节经穿刺确诊是良性的，患者或临床医生可能更倾向于手术而不是观察。虽然巨大甲状腺肿患者没有一点压迫症状比较少见，但是较大的甲状腺肿患者如果出于美观考虑，也可以选择手术治疗。如果存在双侧甲状腺肿或甲状腺结节，推荐行甲状腺全切术，单侧甲状腺肿则推荐行单侧腺叶切除术。

12.10 儿 童

儿童甲状腺结节较成人少见，然而，儿童甲状腺结节恶性可能性更高（儿童恶性率为 22%~26%，成人为 5%）[60]。2015 年 ATA 儿童甲状腺结节和分化型甲状腺癌管理指南 [12] 建议，儿童甲状腺结节的初始评估和治疗应与成人相似，但存在一些例外。是否进行 FNA 主要基于超声特征（即边缘不规则、低回声和微钙化）和临床背景，而不仅仅是结节大小，因为甲状腺大小会随年龄而变化，结节的绝对大小不能预测良恶性。有细胞学不确定性结节的儿童患恶性肿瘤的风险高于成人。在儿童中，28% 诊断为意义不明的非典型病变或意义不明的滤泡性病变（AUS/FLUS）和 58% 诊断为滤泡性肿瘤（FN）的结节在手术切除后组织病理学证实为恶性 [61]。因此，对于这部分患者，甲状腺腺叶切除术优于重复的 FNA。分子检测在儿童不确定性结节风险分级中的作用尚未被验证，因此并不推荐。由于儿童甲状腺结节的恶性可能性较高，因此所有患有甲状腺结节的儿童都应通过超声评估颈部淋巴结情况并对可疑淋巴结行 FNA，评估是否伴有淋巴结转移。与成人相似，高功能结节不建议使用 FNA；由于放射性碘对儿童甲状腺组织可能有致突变作用，因此相较于放射性碘治疗，优先推荐行甲状腺腺叶切除术 [62]。最后，对于儿童甲状腺乳头状癌患者，建议行甲状腺全切术，因为儿童甲状腺乳头状癌发生多灶性疾病的风险高达 60%，而且有研究证实甲状腺全切术与复发风险降低相关 [63]。儿童甲状腺切除术并发症的风险高于成人。在 Sosa 等 [64] 的一项全国性研究中，使用 HCUP-NIS 对 1 199 例接受甲状腺切除术的儿童和 96 002 例成人患者进行研究，发现儿童比成人更容易出现内分泌相关并发症（分别为 9.1% *vs.* 6.3%；*P*<0.01）。在 Tuggle 等的另一项全国性研究中，使用 HCUP-NIS 对 607 例接受颈部内分泌系统手术的儿童进行研究，与低手术量外科医生相比，高手术量外科医生（年手术量 >30 台次）治疗的患者住院时间更短（1.5 *vs.* 2.1；*P*<0.01），费用更低（12 474 美元 *vs.* 15 662 美元；*P*<0.05），且有并发症更少的趋势（5.6% *vs.*10%；*P*=NS）。

12.11 孕 妇

ATA 于 2011 年发布了妊娠期甲状腺疾病管理指南[14]。与未怀孕的成人患者类似，甲状腺功能正常的妊娠患者的评估应从甲状腺超声开始。超声特征可疑的结节推荐行 FNA，考虑良性可能的结节可根据患者意愿推迟至妊娠足月后行 FNA。如果细胞学诊断为恶性肿瘤需要手术，而在怀孕期间还是分娩后进行手术必须因人而异。在 Moosa 等[66]的一项研究中，将 61 例妊娠患者与年龄匹配的非妊娠甲状腺癌患者进行比较。两者的临床结局相似：复发 9 例（15%）*vs.* 107 例（23%），远处复发 1 例（2%）*vs.* 12 例（3%），癌症死亡 0 例 *vs.* 6 例（1.2%）（以上结果 *P*=NS）。妊娠后接受手术的患者与妊娠期接受手术的患者结局相似［2 例（14%）*vs.* 7 例（15%）出现复发；*P*=NS］。Kuy 等[67]使用 HCUP-NIS 进行的一项全国性研究中比较了 201 例妊娠患者和年龄匹配的非妊娠患者。妊娠患者比非妊娠患者更易发生内分泌相关并发症（分别为 15.9 *vs.* 8.1；*P*<0.01）及一般并发症（11.4 *vs.* 3.6%，*P*<0.01），且住院时间更长（2d *vs.* 1d；*P*<0.01）。总的胎儿和母亲并发症发生率分别为 5.5% 和 4.5%。根据此项研究和其他研究表明，手术延迟并不影响临床结局，大部分患者应在分娩后进行手术，以降低对患者和胎儿的风险。但对于一些较大或局部进展的原发肿瘤，伴随广泛的淋巴结肿大，存在侵袭性组织学类型包括甲状腺髓样癌，肿瘤在妊娠早期进展等情况，应考虑在妊娠中期末选择性进行手术。

12.12 其他方式的甲状腺切除术

经腋下或腋 – 乳入路的机器人辅助甲状腺手术避免了颈部切口。

适合该术式的理想患者应具有较小的体型、较低的 BMI、正常大小的甲状腺和较小的结节（直径 <3cm）[68]。除甲状腺手术常见的并发症以外，这些替代性手术入路还可能导致胸壁麻木、臂丛神经损伤、气胸和皮瓣穿孔 / 坏死等。评估这些技术的绝大部分研究来自韩国。尽管美国最初对甲状腺切除术的微创技术很感兴趣，但除了部分中心以外，这项技术并未被广泛接受。Sun 等 [69] 的一项包含 11 项研究的荟萃分析纳入了 26 例接受机器人手术的患者和 1 205 例接受常规甲状腺切除术的患者。分析结果显示：机器人手术组患者更年轻（分别为 40.5 *vs.* 49.2 岁），BMI 值更低（23.1 *vs.* 24.2），甲状腺全切比例更低（58.1% *vs.* 75.1%）。行机器人手术的患者肿瘤较小，平均直径 8mm。机器人手术时间更长，平均 77min（*P*<0.001）。两组之间喉返神经损伤、甲状旁腺功能减退、术后出血或积液的发生率无显著差异。机器人手术组的美容满意度得分更高，但随访时间仅 3 个月。

12.13 术后处理

甲状腺切除术后，治疗团队成员之间的沟通对于更好的术后康复至关重要。甲状腺切除术是一种耐受性很好的手术，由经验丰富的外科医生进行时，并发症很少。术后应监测患者有无出血、声音改变和低钙血症。术后出血和血肿虽然少见（发生率 <1%），但可能导致紧急的气道压迫而危及生命。术后出现新发声音嘶哑可能是由于气管插管刺激、声带水肿 / 血肿或喉返神经损伤所致。高手术量的外科医生进行手术后，暂时性喉返神经损伤发生率为 3%，永久性喉返神经损伤发生率为 0.5%~1%。对于有明显呼吸困难或呼吸相关症状的患者，应进行喉镜检查，以评估声带功能是否受损。甲状旁腺功能减退导致低钙血症是甲状腺手术后最常见的并发症。甲状腺全切术后 10%~20% 的患者会出现暂时性甲状旁腺功能减退，1%~2% 的患者出现永久性甲状旁腺功能减退。暂时性甲状旁腺功能减退通常在 2 周内恢复，但也有可能需要 6 个月。需要选择性或常规补充钙和骨化三醇以避免低钙血症。可根据游离钙或校正的血钙值以及这些值在手术当天晚上和术后第 1 天早上之间的变化进行选择性补钙。或者根据甲状旁腺激素（parathyroid hormone，PTH）水平选择性补钙。例如，可以在恢复室检测血清 PTH 值，如果 PTH>10pg/mL，则给予患者 1 000mg 碳酸钙，每天 2 次，持续 1 周；如果 PTH <10pg/mL，则给予 0.25 μg 骨化三醇，每天 2 次，以及 1 000mg 碳酸钙，每天 3 次。甲状腺功能亢进患者术后甲状旁腺激素水平用于预测低钙血症的准确性较低。也有研究认为常规补充钙剂比选择性补充性价比更高[70]，一些外科医生选择对甲状腺切除术后的所有患者常规性补充 0.25 μg 骨化三醇，每天 2 次，以及 1 000mg 碳酸钙，每天 3 次。无论采取哪种策略，都应明确告知患者，如果出现低钙血症症状，如口周或四肢感觉异常，应及时联系手术团队。如果出现这些症状，可能需要增加补充剂量。术后 1~2 周内，只要患者没有出现低钙血症症状，应适当减少骨化三醇和钙剂的用量。

12.14 总 结

甲状腺切除术仍然是治疗不确定性甲状腺结节、甲状腺癌和伴有压迫症状的甲状腺结节的主要方法。对于一些高功能甲状腺结节合并甲状腺功能亢进的患者来说，手术也是一个很好的选择。不确定性甲状腺结节的处理应综合考虑超声特征、临床背景和患者意愿。随着分子检测的不断发展，其可能被用于提高不确定性结节的风险分层。对于甲状腺癌患者，甲状腺切除范围和淋巴结的处理需要因人而异，综合考虑风险分层、治疗指南和患者意愿等因素进行决策。患者应由高手术量外科医生进行手术以尽量降低术后并发症风险。

参考文献

[1] Tunbridge WM, Evered DC, Hall R, et al. The spectrum of thyroid disease in a community: the Whickham survey. Clin Endocrinol,1977,7(6):481–493.

[2] Tan GH, Gharib H. Thyroid incidentalomas: management approaches to nonpalpable nodules discovered incidentally on thyroid imaging. Ann Intern Med, 1997, 126(3):226–231.

[3] Jin J, McHenry CR. Thyroid incidentaloma. Best Pract Res Clin Endocrinol Metab, 2012, 26(1):83–96.

[4] Sosa JA, Hanna JW, Robinson KA, et al. Increases in thyroid nodule fine- needle aspirations, operations, and diagnoses of thyroid cancer in the United States. Surgery, 2013, 154(6):1420–1426;discussion 6–7.

[5] Siegel R, Ma J, Zou Z, et al. Cancer statistics, 2014. CA Cancer J Clin, 2014, 64(1): 9–29.

[6] Ahn HS, Kim HJ, Welch HG. Korea's thyroid-cancer "epidemic"–screening and overdiagnosis. N Engl J Med,2014,371(19):1765–1767.

[7] Leenhardt L, Grosclaude P, Cherie-Challine L, et al. Increased incidence of thyroid carcinoma in France: a true epidemic or thyroid nodule management effects. Report from the French Thyroid Cancer Committee. Thyroid, 2004,14(12):1056–1060.

[8] Morris LG, Myssiorek D. Improved detection does not fully explain the rising incidence of well- differentiated thyroid cancer: a population-based analysis. Am J Surg, 2010, 200(4): 454–461.

[9] Kitahara CM, Sosa JA. The changing incidence of thyroid cancer. Nat Rev Endocrinol, 2016, 12(11):646–653.

[10] Ross DS, Burch HB, Cooper DS, et al. 2016 American Thyroid Association guidelines for diagnosis and management of hyperthyroidism and other causes of thyrotoxicosis. Thyroid, 2016,26(10):1343–1421.

[11] Haugen BR, Alexander EK, Bible KC, et al. 2015 American Thyroid Association management guidelines for adult patients with thyroid nodules and differentiated thyroid cancer: The American thyroid association guidelines task force on thyroid nodules and differentiated thyroid cancer. Thyroid,2016,26(1):1–133.

[12] LaFranchi SH. Inaugural management guidelines for children with thyroid nodules and differentiated thyroid cancer: children are not small adults. Thyroid, 2015, 25(7): 713–715.

[13] Wells SA Jr, Asa SL, Dralle H, et al. Revised American Thyroid Association guidelines for the management of medullary thyroid carcinoma. Thyroid, 2015, 25(6):567–610.

[14] Stagnaro-Green A, Abalovich M, Alexander E, et al. Guidelines of the American Thyroid Association for the diagnosis and management of thyroid disease during pregnancy and postpartum. Thyroid,2011,21(10):1081–125.

[15] Eng C, Mulligan LM, Smith DP, et al. Low frequency of germline mutations in the RET proto-oncogene in patients with apparently sporadic medullary thyroid carcinoma. Clin Endocrinol, 1995,43(1):123–127.

[16] Pak K, Suh S, Hong H, et al. Diagnostic values of thyroglobulin measurement in fine-needle aspiration of lymph nodes in patients with thyroid cancer. Endocrine, 2015, 49(1):70–77.

[17] Cibas ES, Ali SZ. The Bethesda system for reporting thyroid cytopathology. Am J Clin Pathol, 2009,132(5):658–665.

[18] Bongiovanni M, Spitale A, Faquin WC, et al. The Bethesda system for reporting thyroid cytopathology: a meta-analysis. Acta Cytol,2012,56(4):333–339.

[19] Alexander EK, Kennedy GC, Baloch ZW, et al. Preoperative diagnosis of benign thyroid nodules with indeterminate cytology. N Engl J Med, 2012,367(8):705–715.

[20] Nikiforov YE, Ohori NP, Hodak SP, et al. Impact of mutational testing on the diagnosis and management of patients with cytologically indeterminate thyroid nodules: a prospective analysis of 1056 FNA samples. J Clin Endocrinol Metab, 2011, 96(11): 3390–3397.

[21] Nikiforov YE, Carty SE, Chiosea SI, et al. Highly accurate diagnosis of cancer in thyroid

nodules with follicular neoplasm/suspicious for a follicular neoplasm cytology by ThyroSeq v2 next-generation sequencing assay. Cancer, 2014, 120(23):3627–3634.

[22] Nikiforov YE, Carty SE, Chiosea SI, et al. Impact of the multi-gene thyroseq next-generation sequencing assay on cancer diagnosis in thyroid nodules with atypia of undetermined signiicance/follicular lesion of undetermined signiicance cytology. Thyroid, 2015,25(11):1217–1223.

[23] Nixon IJ, Ganly I, Patel SG, et al. Thyroid lobectomy for treatment of well differentiated intrathyroid malignancy. Surgery,2012,151(4):571–579.

[24] Matsuzu K, Sugino K, Masudo K, et al. Thyroid lobectomy for papillary thyroid cancer: long-term follow-up study of 1,088 cases. World J Surg,2014,38(1):68–79.

[25] Kebebew E, Clark OH. Differentiated thyroid cancer: "complete" rational approach. World J Surg,2000,24(8):942–951.

[26] Cooper DS, Doherty GM, Haugen BR, et al. Revised American Thyroid Association management guidelines for patients with thyroid nodules and differentiated thyroid cancer. Thyroid, 2009,19(11):1167–1214.

[27] Bilimoria KY, Bentrem DJ, Ko CY, et al. Extent of surgery affects survival for papillary thyroid cancer. Ann Surg,2007,246(3):375–381, discussion 81–84.

[28] Adam MA, Pura J, Gu L, et al. Extent of surgery for papillary thyroid cancer is not associated with survival: an analysis of 61,775 patients. Ann Surg, 2014,260(4):601–605; discussion 5–7.

[29] Mendelsohn AH, Elashoff DA, Abemayor E, et al. Surgery for papillary thyroid carcinoma: is lobectomy enough. Arch Otolaryngol Head Neck Surg,2010,136(11):1055–1061.

[30] Grant CS, Hay ID, Gough IR, et al. Local recurrence in papillary thyroid carcinoma: is extent of surgical resection important? Surgery, 1988,104(6):954–962.

[31] Vaisman F, Shaha A, Fish S, et al. Initial therapy with either thyroid lobectomy or total thyroidectomy without radioactive iodine remnant ablation is associated with very low rates of structural disease recurrence in properly selected patients with differentiated thyroid cancer. Clin Endocrinol,2011,75(1):112–119.

[32] Hay ID, Thompson GB, Grant CS, et al. Papillary thyroid carcinoma managed at the Mayo Clinic during six decades (1940–1999): temporal trends in initial therapy and long-term outcome in 2444 consecutively treated patients. World J Surg,2002,26(8):879–885.

[33] Mazzaferri EL, Kloos RT. Clinical review 128: current approaches to primary therapy for papillary and follicular thyroid cancer. J Clin Endocrinol Metab,2001,86(4):1447–1463.

[34] Ito Y, Miyauchi A, Kihara M, et al. Patient age is signii-cantly related to the progression of papillary microcarcinoma of the thyroid under observation. Thyroid, 2014,24(1):27–34.

[35] Sosa JA, Bowman HM, Tielsch JM, et al. The importance of surgeon experience for clinical and economic outcomes from thyroidectomy. Ann Surg, 1998,228(3):320–330.

[36] Adam MA, Thomas S, Youngwirth L, et al. Is there a minimum number of thyroidectomies a surgeon should perform to optimize patient outcomes. Ann Surg, 2016, 265:402–407.

[37] American Thyroid Association Surgery Working Group, American Association of Endocrine Surgeons, American Academy of Otolaryngology-Head and Neck Surgery, et

al. Consensus statement on the terminology and classiication of central neck dissection for thyroid cancer. Thyroid,2009,19(11):1153–1158.

[38] White ML, Gauger PG, Doherty GM. Central lymph node dissection in differentiated thyroid cancer. World J Surg,2007,31(5):895–904.

[39] Giordano D, Valcavi R, Thompson GB, et al. Complications of central neck dissection in patients with papillary thyroid carcinoma: results of a study on 1087 patients and review of the literature. Thyroid,2012,22(9):911–917.

[40] Wang TS, Cheung K, Farrokhyar F, et al. A meta-analysis of the effect of prophylactic central compartment neck dissection on locoregional recurrence rates in patients with papillary thyroid cancer. Ann Surg Oncol, 2013, 20(11): 3477–3483.

[41] Stack BC Jr, Ferris RL, Goldenberg D, et al. American Thyroid Association consensus review and statement regarding the anatomy, terminology, and rationale for lateral neck dissection in differentiated thyroid cancer. Thyroid, 2012, 22(5): 501–508.

[42] Chen H, Nicol TL, Udelsman R. Follicular lesions of the thyroid. Does frozen section evalua-tion alter operative management? Ann Surg,1995,222(1):101–106.

[43] Zanocco K, Heller M, Elaraj D, et al. Cost effectiveness of intraoperative pathology examination during diagnostic hemithyroidectomy for unilateral follicular thyroid neoplasms. J Am Coll Surg,2013,217(4):702–710.

[44] Gweon HM, Son EJ, Youk JH, et al. Thyroid nodules with Bethesda system III cytology: can ultrasonography guide the next step. Ann Surg Oncol, 2013, 20(9): 3083–3088.

[45] Rosario PW. Thyroid nodules with atypia or follicular lesions of undetermined signiicance (Bethesda category III): importance of ultrasonography and cytological subcategory. Thyroid,2014,24(7):1115–1120.

[46] Phitayakorn R, McHenry CR. Follicular and Hürthle cell carcinoma of the thyroid gland. Surg Oncol Clin N Am,2006,15(3):603–23, ix-x.

[47] Brauner E, Holmes BJ, Krane JF, et al. Performance of the Airma gene expression classiier in Hürthle cell thyroid nodules differs from other indeterminate thyroid nodules. Thyroid, 2015,25(7):789–796.

[48] Wharry LI, McCoy KL, Stang MT, et al. Thyroid nodules (≥4cm): can ultrasound and cytology reliably exclude cancer. World J Surg, 2014,38(3):614–621.

[49] Trimboli P, Cremonini N, Ceriani L, et al. Calcitonin measurement in aspiration needle washout luids has higher sensitivity than cytology in detecting medullary thyroid cancer: a retrospective multicentre study. Clin Endocrinol, 2014, 80(1):135–140.

[50] Scollo C, Baudin E, Travagli JP, et al. Rationale for central and bilateral lymph node dissection in sporadic and hereditary medullary thyroid cancer. J Clin Endocrinol Metab, 2003, 88(5):2070–2075.

[51] Machens A, Dralle H. Biomarker-based risk stratiication for previously untreated medullary thyroid cancer. J Clin Endocrinol Metab,2010,95(6):2655–2663.

[52] Gharib H, Papini E. Thyroid nodules: clinical importance, assessment, and treatment. Endocrinol Metab Clin N Am,2007,36(3):707–735, vi.

[53] Beliore A, Russo D, Vigneri R, et al. Graves' disease, thyroid nodules and thyroid cancer. Clin Endocrinol, 2001,55(6):711–718.

[54] Guo Z, Yu P, Liu Z, et al. Total thyroidectomy vs bilateral subtotal thyroidectomy in patients with Graves' diseases: a meta-analysis of randomized clinical trials. Clin

Endocrinol, 2013,79(5):739–746.

[55] Bahn RS, Burch HS, Cooper DS, et al. The role of propylthiouracil in the management of Graves' disease in adults: report of a meeting jointly sponsored by the American Thyroid Association and the Food and Drug Administration. Thyroid,2009,19(7):673–674.

[56] Erbil Y, Ozluk Y, Giris M, et al. Effect of lugol solu-tion on thyroid gland blood low and microvessel density in the patients with Graves' disease. J Clin Endocrinol Metab, 2007, 92(6):2182–2189.

[57] Kandil E, Noureldine SI, Abbas A, et al. The impact of surgical volume on patient outcomes following thyroid surgery. Surgery,2013,154(6):1346–1352; discussion 52–53.

[58] Oltmann SC, Brekke AV, Schneider DF, et al. Preventing postoperative hypocalcemia in patients with Graves disease: a prospective study. Ann Surg Oncol, 2015,22(3):952–958.

[59] Kim WW, Chung SH, Ban EJ, et al. Is preoperative vitamin D deiciency a risk factor for postoperative symptomatic hypocalcemia in thyroid cancer patients undergoing total thyroidectomy plus central compartment neck dissection. Thyroid, 2015,25(8):911–918.

[60] Gupta A, Ly S, Castroneves LA, et al. A standardized assessment of thyroid nodules in children conirms higher cancer prevalence than in adults. J Clin Endocrinol Metab, 2013, 98(8):3238–3245.

[61] Monaco SE, Pantanowitz L, Khalbuss WE, et al. Cytomorphological and molecular genetic findings in pediatric thyroid fine-needle aspiration. Cancer Cytopathol, 2012, 120(5):342–350.

[62] Niedziela M, Breborowicz D, Trejster E, et al. Hot nodules in children and adolescents in western Poland from 1996 to 2000: clinical analysis of 31 patients. J Pediatr Endocrinol Metab, 2002,15(6):823–830.

[63] Hay ID, Gonzalez-Losada T, Reinalda MS, et al. Long-term outcome in 215 children and adolescents with papillary thyroid cancer treated during 1940 through 2008. World J Surg, 2010,34(6):1192–1202.

[64] Sosa JA, Tuggle CT, Wang TS, et al. Clinical and economic outcomes of thyroid and parathyroid surgery in children. J Clin Endocrinol Metab, 2008,93(8):3058–3065.

[65] Tuggle CT, Roman SA, Wang TS, et al. Pediatric endocrine surgery: who is operating on our children. Surgery,2008,144(6):869–877; discussion 77.

[66] Moosa M, Mazzaferri EL. Outcome of differentiated thyroid cancer diagnosed in pregnant women. J Clin Endocrinol Metab,1997,82(9):2862–2866.

[67] Kuy S, Roman SA, Desai R, et al. Outcomes following thyroid and parathyroid surgery in pregnant women. Arch Surg,2009,144(5):399–406.

[68] Berber E, Bernet V, Fahey TJ, et al. American Thyroid Association statement on remote-access thyroid surgery. Thyroid,2016,26(3):331–337.

[69] Sun GH, Peress L, Pynnonen MA. Systematic review and meta-analysis of robotic vs conventional thyroidectomy approaches for thyroid disease. Otolaryngol Head Neck Surg, 2014,150(4):520–532.

[70] Wang TS, Cheung K, Roman SA, et al. To supplement or not to supplement: a cost-utility analysis of calcium and vitamin D repletion in patients after thyroidectomy. Ann Surg Oncol, 2011,18(5):1293–1299.

第 13 章
甲状腺结节的微创治疗

Enrico Papini, Rinaldo Guglielmi, Antonio Bianchini, Giancarlo Bizzarri

13.1　为什么需要新手段治疗症状性甲状腺结节？

　　最近几十年间，无论是单发结节还是结节性甲状腺肿的发病率都在逐年递增[1]，其原因主要是超声和其他敏感成像方法如 CT、MRI 和 [18]FDG-PET 等在颈部或全身检查中的广泛应用，提高了甲状腺结节检出率。大部分甲状腺结节是在超声检查下偶然发现的，多表现为良性特征，无需进一步检查[2]。然而，对于有伴随症状或查体、超声检查中提示与临床表现相关的甲状腺结节，应行细针穿刺活检（FNA）以进一步明确诊断[3-5]。大多数经 FNA 诊断为良性的结节定期随访即可，仅少数细胞学检查提示为恶性或可疑恶性的结节需要手术治疗[2,3]。然而，5%~15%的甲状腺良性结节（包括实性病变和囊性病变），在随访期间可能存在伴随症状或体积逐渐增大[6,7]。对于这部分患者，除了高功能甲状腺

E. Papini (✉) • R. Guglielmi, MD
Department of Endocrinology and Metabolism, Regina Apostolorum Hospital,
Via San Francesco 50, 00041 Albano, Rome, Italy
e-mail: papinie@gmail.com

A. Bianchini • G. Bizzarri
Department of Diagnostic Imaging, Regina Apostolorum Hospital,
Via San Francesco 50, 00041 Albano, Rome, Italy

© Springer International Publishing AG 2018
H. Gharib (ed.), *Thyroid Nodules*, Contemporary Endocrinology,
DOI 10.1007/978-3-319-59474-3_13

结节可安全地使用放射性碘进行治疗外，其余良性结节均缺乏有效的非手术治疗手段 [2]。甲状腺良性结节的手术治疗主要适用于出现颈部压迫症状或出于美容考虑的患者 [3]。对于较大的甲状腺外科中心而言，甲状腺手术能够快速、有效地治疗甲状腺结节，且永久性并发症发生率低 [8]。然而，甲状腺手术费用较高，且常伴颈部瘢痕和不同程度的甲状腺功能减退。因此，对很多症状性良性甲状腺结节患者而言，手术治疗可能对患者的生活质量带来不利影响 [9]。根据目前的发展趋势，多数甲状腺疾病甚至低风险的甲状腺恶性肿瘤都倾向于采取创伤更小的个体化治疗措施 [10]。对于确诊为良性的甲状腺病变，减少行开放手术的比例似乎更加合理。由于甲状腺结节的生长速度稳定，因此在其产生症状前，应努力干预，以改变其自然病史。

目前多种在超声引导下的微创治疗（minimally invasive procedures, MIT）可作为有症状或进展期甲状腺病变的非外科治疗方式 [11]。与传统手术相比，这些治疗技术具有一定优势。MIT 是低成本的门诊手术，既不会导致颈部疤痕，也不会使甲状腺功能减退，且发生永久性并发症的风险极低 [12]，但治疗区域周围病变组织残留是 MIT 的主要缺点。因此，所有接受 MIT 治疗的患者都应重复行细胞学检查以确保病变组织为良性，在临床或超声评估中为可疑恶性的病变不适用 MIT[12]。

不同结节需采取不同的治疗手段：经皮乙醇注射（percutanemous ethanol injection, PEI）[13,14] 常用于甲状腺囊性结节；激光热消融（laser, LA）[15] 或射频消融（radiofrequency, RF）在甲状腺实性结节治疗中具有良好的效果 [16]；高强度聚焦超声（sound therapy, HIFU）具有一定治疗前景，但具体效果有待确认 [17]；微波消融（microwaves, MW）目前仍处于临床试验阶段 [18]。

13.2　操作步骤及临床适应证

13.2.1　经皮乙醇注射（PEI）

操作步骤：PEI 是一种无需局部麻醉、快速且几乎无痛的治疗方式。超声评估囊性结节的位置和结构，并在超声引导下将细针（一般为 23G）头端插入甲状腺病变中心。对于结节内胶质黏稠的患者，可以使用更粗的针（可达到19G）[19]。通过插入的细针连接注射器抽吸出结节内液体成分，而后将95%乙醇缓慢注射入残腔，注射量为抽出液体量的25%~50%。操作过程中应注意避免针头移位。需要注意的是，囊腔内液体不应完全排出，因为少量残留的囊液有助于我们在超声引导下判断针尖位置，从而规避乙醇结节外注射的风险[12]。治疗结束，向针头内注射0.5mL利多卡因（少数麻醉不耐受者可使用生理盐水）以冲洗出针头内剩余的乙醇，以避免退针时乙醇外渗导致疼痛。无压力使用无菌敷料；治疗后无须进一步观察和治疗（图13-1）。

临床适应证：PEI可有效治疗单纯囊性和常见的以液体成分为主的甲状腺结节。对于穿刺抽吸后复发、体积逐渐增大或有伴随症状的囊性和混合性结节，可实施PEI[12]。在治疗前需对病变的液体和实性成分进行重复的细胞学检查，以排除囊性癌的风险。正规操作下，PEI耗时少、患者耐受性好、安全性高，临床随机对照试验显示PEI可显著降低复发囊性结节的大小（下降幅度常>80%）[20,21]，并改善局部症状[19,22]。而且，对治疗后患者的长期随访未见结节体积增大，提示PEI对囊性结节的治疗效果持久[22,23]。

并发症和局限性：误将乙醇注射至甲状腺结节囊腔外，可致声带麻痹，但这种并发症多呈一过性，且发生率低。尚无报道显示PEI治疗后发生甲状腺功能丧失或自身免疫性疾病。值得注意的是，对于较大的囊性病变，通常需要在1个月内进行2次或以上的治疗。囊肿引流期间偶发的囊内快速出血可导致治疗效果欠佳[12]。

对于甲状腺实性结节，即使PEI治疗可减少结节近50%的体积，但无论是"冷"结节的还是高功能结节（"热"结节），均不推荐PEI治疗[23,24]。因为实性结节中乙醇注射可致局部疼痛，且需要多次治疗，此外还可出现多种不良反应。由于乙醇在实性结节中的分布具有不确定性，可能会渗漏到周围的甲状腺和颈部组织，此时患者通常会表现出严重的颈部疼痛，伴下颌和胸腔放射痛[11]。相对于甲状腺囊性病变的PEI治疗，实性结节PEI治疗并发症更为常见，甚至可能导致颈部结构纤维化，这些问题都增加了采用PEI治疗甲状腺实性结节的难度[12]。

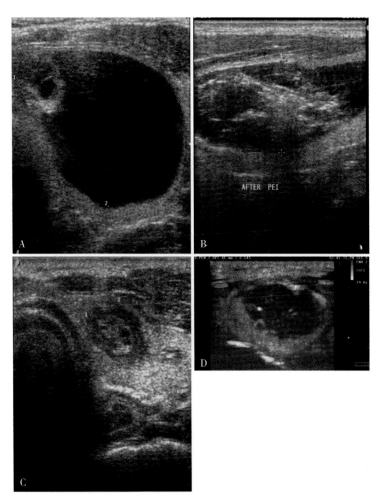

图 13-1　经皮无水乙醇注射（PEI）。A.甲状腺左叶超声图像,甲状腺较大囊性结节,
经皮穿刺抽吸后复发,细胞学良性。B.超声引导下穿刺抽吸＋腔内乙醇注射 1h 后
的超声图像。C.同一病例治疗 6 个月后。甲状腺囊性结节内无液体,体积明显缩小。
D.治疗后 6h 行超声造影检查,结节内大部分组织被消融,超声造影检查表现为静
脉注射造影剂后病灶区域血供消失

13.2.2　激光热消融（LA）

操作步骤： 在行 LA 之前,应沿着光纤插入的路径对皮肤、甲状腺
前肌群和甲状腺包膜用利多卡因进行逐层局部麻醉。在超声引导下将
1~2 根 21G 的针插入结节,然后将一根 300μm 光纤穿过针套置入目标区
域,使针尖插入组织约 5mm[25,26]。超声下仔细监测以确保光纤置于合适
位置,并保证其与颈部重要结构存在 10mm 的安全距离。之后以 3~5W

的输出功率启动激光，进行 5~10min 消融，使输出总能量达 1 800~
3 000J。甲状腺结节经激光消融后会产生气泡而在超声图像上表现为高
回声区，当高回声区停止扩大并变得稳定时，需停止消融。对于体积较
大的结节，在一次治疗中可将消融针沿病灶的纵轴退出 1.0~1.5cm 后行
二次消融，即"回拉技术（pullback technique）"[27]（图 13-2）。

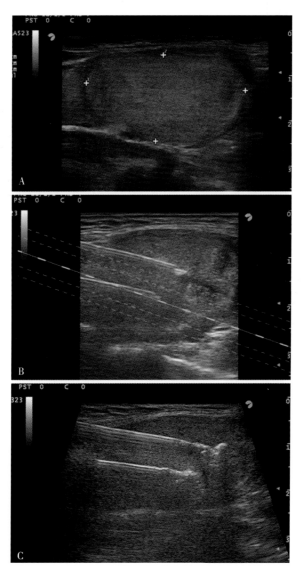

图 13-2　经皮激光热消融（LA）。A. 甲状腺右叶超声检查，等回声结节，边缘规
则，直径 30mm，逐年增大。细针穿刺活检细胞学检查确诊良性。B. 超声引导下将
两根针插入结节下部。C. 超声可见激光发射引起的高回声点

激光治疗速度快，患者通常耐受性较好。颈部疼痛多较轻，少部分患者出现局部疼痛并放射至胸部，多于 1h 内缓解，且应用普通镇痛药物效果较好。术后很少观察到低热。该手术对外观影响小，其他如颈部出血、皮肤损伤或皮下肿胀以及甲状腺功能异常等并发症少见，其中主要并发症（声带麻痹或颈部结构损伤）的风险远低于 1%，通常由处于学习曲线中的医生的不正确操作引起 [12,28]。

临床适应证：LA 可显著缩小症状性甲状腺结节的体积，也能够防止无功能结节进一步生长。随机对照试验 [29,30] 和多中心回顾性研究 [28] 结果显示，单次 LA 治疗后，结节大小可减少约 50%。在治疗后的 12 个月内，结节体积可进一步缩小，大多数患者的治疗效果可维持数年。不同中心之间的结果相似，且均表明治疗后结节缩小可显著改善局部症状 [28]。

如今，由于放射性碘临床应用的安全性和有效性均较好，已替代常规手术，广泛应用于甲状腺功能亢进或高功能甲状腺结节的治疗。因此，对于高功能甲状腺结节，目前临床上很少使用 LA 治疗。一些体积较小的功能性结节，可能对正常甲状腺组织的功能有不完全的抑制作用，部分患者接受放射性碘治疗后有甲状腺功能减退的风险，此时可考虑 LA 治疗 [31]。对于存在高功能结节的儿童及孕妇，或由于药物、造影剂等致碘蓄积而不适合或无法行放射性碘治疗时，建议使用 LA 治疗。此外，对于部分巨大毒性结节患者，由于手术风险大，治疗初期 LA 联合放射性碘治疗可快速控制局部压迫症状 [32,33]。

对于含有较大实性成分的混合性结节，LA 治疗可达到囊内液体排出和实性成分缩小的目的，但 PEI 仍是复发性囊性结节的一线非手术治疗方式 [34]。

13.2.3　射频消融（RF）

射频设备由连接到外部射频发生器的电极针在病灶内产生交变电场，随着离子的快速运动，组织逐渐加热，最终因为高温致组织坏死 [35]。

操作步骤：RF 可在局部麻醉或清醒镇静下进行。最初的临床试验是通过大型设备如带膨胀钩的多极射频针（14G）对清醒镇静的受试者进行的 [36,37]，近年来已开发出更细（18G 或 19G）和更短的内冷电极针应用于甲状腺病变的消融治疗。这些工具更加实用，创伤小，且可采用"移动消融"技术（"moving shot" technique），将针尖重复插入目标区域[38]。首先通过峡部入路将电极置于结节远端，进行该区域的消融后，再按计划路径插入甲状腺结节的中央和近端区域进行相应部位的消融（图 13-3）。

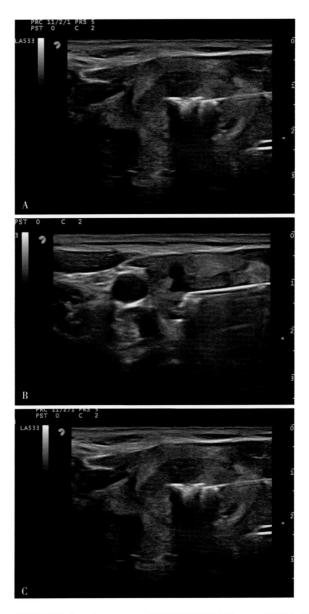

图 13-3　经皮射频消融（RF）。A~C.超声监测下利用 18G 射频电极针对症状性甲状腺结节进行消融治疗，结节细针穿刺活检诊断良性。电极针尖端在结节内次序移动，通过"移动消融"产生多个热坏死灶。D. 消融 6h 后行超声造影检查，可见结节内大面积被消融的组织血供消失

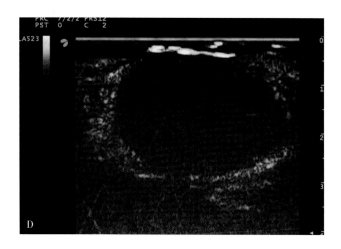

（续）图 13-3

　　临床适应证："移动消融"技术[39, 40]可产生多个热坏死的融合区域，随后消融病变相应缩小。多个 RF 相关研究显示，在治疗 6 个月后，结节体积平均缩小了 60%~80%，在具有液体成分的混合性结节中，缩小程度甚至可达基线的 90%[40]。RF 治疗后结节体积一般会逐渐缩小，若结节增大，则需行进一步治疗[40]。RF 的疼痛较为适中，治疗可在门诊进行，且一般无需镇痛药或抗生素。其副作用不常见，且持续时间通常短暂（在大型回顾性研究中约为 3.0%）[41]。前期研究报道了一些少见但严重的并发症，如甲状腺腺外出血、声带麻痹、结节破裂、感染及皮肤损伤等。因此，在开展 RF 治疗前，应进行专业培训，操作者需要熟练掌握颈部的解剖结构[41]。

　　与 LA 相似，RF 可用于高功能结节的消融[42,43]。尽管一些对照和非对照试验都报道了 RF 在治疗毒性甲状腺结节中的成功应用[42,43]，且和 LA 一样，RF 很少导致高功能结节周围区域损伤。然而，由于存在潜在的自主功能组织残留和甲亢复发的风险，即使对于有放射性碘治疗禁忌证的患者，选择 RF 治疗时仍需慎重。

　　RF 很少用于治疗囊性或以液体成分为主的甲状腺结节。RF 可通过单次治疗使大的囊性病变缩小，达到与多次 PEI 治疗相似的效果[44]。然而，由于 PEI 治疗的有效性、简便性和安全性，其仍是复发性甲状腺囊性结节的一线治疗方法[45]。

13.2.4　高强度聚焦超声（HIFU）

HIFU（又称海扶刀）治疗时，体外多束超声波会聚焦在体内目标病变上。每个单独的波束以最小的伤害穿过皮肤，多束超声波聚焦在体内焦点处，引起组织发热、细胞蛋白变性和凝固性坏死。此外，聚焦超声还可通过超声波场中的气泡振荡产生机械作用达到破坏细胞的目的，这种机制与组织加热无关[46]。

操作步骤： 该治疗在超声引导下通过实时 HIFU 系统进行，该系统包括能量发生器、带治疗探头的机械臂、用于皮肤保护的冷却系统和用于治疗程序控制的触屏界面。治疗探头包括成像传感器和将能量传输到目标区域的 HIFU 传感器。此外，该系统还包含激光运动探测器，可在患者移动或吞咽时断开电源。

操作时患者取仰卧位，颈部过伸，给予轻度镇静。在触屏界面的两条坐标轴上确定治疗体积和重要结构（颈动脉、气管和皮肤）的边界后，HIFU 脉冲依次传递到目标病灶。在治疗过程中，由操作者控制超声波束焦点，必要时需调整治疗探头位置。治疗中根据组织凝固产生的强回声声像或颈部疼痛程度来调整 HIFU 的能量大小[47]（图13-4）。

临床适应证： 少数患者治疗 6 个月后结节体积缩小近 50%[47,,48]。报道显示该治疗方法耐受性好，并且大多数患者在治疗后无需镇痛。皮肤轻度发红和皮下水肿等症状在治疗后几小时或几天内可消失。颈部水疱或严重水肿偶见报道，而严重不良事件（如发音障碍、气管/食管损伤或霍纳综合征）罕见[47]。

HIFU 在临床应用中具有一定的局限性，现有临床证据质量低。目前的研究多是小型非对照试验，随访时间短，并且仅在少数几个中心进行。治疗过程中，需要严格保持超声波束在治疗区域内，且和皮肤及颈部重要结构之间保持一定的安全距离。因此该技术在一部分结节（如位置较差）的治疗中受到了限制。此外，与其他微创治疗方法相比，该设备更昂贵，普及性较低，并且治疗时间相对更长。所以该项新技术的应用还需要更多的设置严格纳入标准和随访规范的大型、随机、前瞻性试验来进行验证。

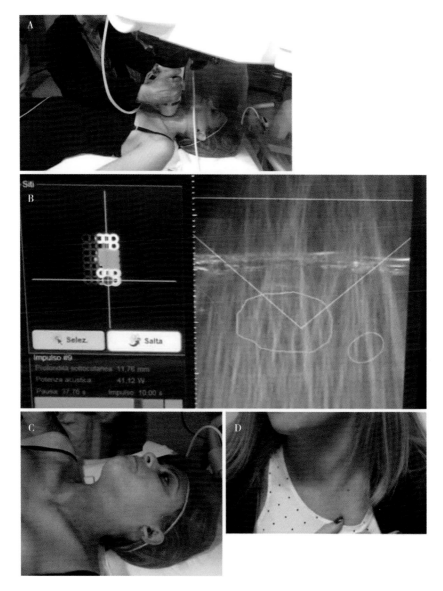

图 13-4　高强度聚焦超声（HIFU）消融。A. 将配备超声传感器的 HIFU 机械臂在患者颈部定位。B. 左图：绿色区域为 HIFU 治疗甲状腺结节的安全区域，红色区域为危险区域；右图：监测聚焦发射在甲状腺结节中央区的高强度超声波。C. 在 HIFU 治疗结束时，由于超声探头上冷却装置的压力，在颈部皮肤上可见充血区域。D. 在治疗 4h 后，皮肤红肿几乎完全恢复正常

13.2.5　微波消融（MW）

　　MW 是一种已用于治疗肝脏、肺脏和肾脏等部位的多种良、恶性

肿瘤的微创技术 [48]。目前，只有少数研究报道了 MW 在甲状腺良性或恶性结节中的治疗。有中国学者对 254 例甲状腺良性结节的 MW 治疗进行了回顾性研究，这些患者在局部麻醉下使用 16G 消融针进行了结节消融 [49]，在 6 个月的随访中，结节的体积平均减少 50% 以上。现有研究显示，该治疗耐受性较好，但也有患者出现消融部位疼痛和不明原因的嗓音变化等并发症。

目前，该技术的一些缺陷尚未解决，例如 MW 设备过大、能量传输模式控制不足和现有临床证据质量较差等。因此 MW 技术的效果还有待进一步验证。

13.3 结 论

甲状腺结节的发病率逐年增加，相应地，进展期或症状性良性病变的数量也在增加。在大多数情况下，良性病变应考虑采用非手术治疗以避免手术资源的不合理使用和手术对患者生活质量产生的不利影响。及时、恰当地使用微创治疗技术可能会改变症状性或进展期甲状腺良性结节的自然病程。根据不同作用原理和临床适应证可选择不同的微创治疗方式 [12]。经皮乙醇注射可作为复发性良性囊性病变的一线治疗方法，在具备超声引导下细针穿刺活检技术的中心均可进行。热消融技术，无论是激光热消融还是射频消融，均可显著减少结节体积并改善无功能结节的压迫症状。此类技术需要专科培训，在甲状腺结节患者数量多的中心可适当开展。高强度聚焦超声是一种基于使用高强度超声波的无创治疗方法，很有前景，但尚未得到充分评估。微波消融对甲状腺结节的治疗尚处于试验阶段。

微创治疗方式多推荐用于无功能的甲状腺结节，而对于毒性甲状腺结节，只有在放射性同位素治疗或手术治疗存在禁忌时，才考虑使用。经皮乙醇注射和热消融治疗均可在门诊进行，并发症发生风险很低，且基本不会导致甲状腺功能异常。进行微创治疗之前，应通过重复的细胞学检查以排除恶性结节的风险，消融治疗后应进行超声随访。

在不久的将来，微创治疗可能会改变细胞学诊断良性但存在伴随症状的甲状腺结节的管理方式。通过在一些专业的大型医疗中心开展这些技术，为甲状腺良性病变患者提供以生活质量为中心的个体化管理或治疗模式[50]。

经济支持

该工作无经济支持。

利益冲突

作者声明没有利益冲突。

参考文献

[1] Gharib H, Papini E. Thyroid nodules: clinical importance, assessment, and treatment. Endocrinol Metab Clin N Am,2007,36:707–735.

[2] Hegedus L, Bonnema SJ, Bennedbaek FN. Management of simple nodular goiter: current status and future perspectives. Endocr Rev,2003,24:102–132.

[3] Gharib H, Papini E, Garber JR, et al. American Association of Clinical Endocrinologists, American College of Endocrinology, and Associazione Medici Endocrinologi medical Guidelines for clinical practice for the diagnosis and management of thyroid nodules: 2016 update. Endocr Pract,2016,22:622–639.

[4] Papini E, Guglielmi R, Bianchini A, et al. Risk of malignancy in nonpalpable thyroid nodules: predictive value of ultrasound and color-Doppler features. J Clin Endocrinol Metab, 2002,87:1941–1946.

[5] Kim EK, Park CS, Chung WY, et al. New sonographic criteria for recommending fine-needle aspiration biopsy of nonpalpable solid nodules of the thyroid. Am J Roentgenol, 2002, 178:687–691.

[6] Papini E, Petrucci L, Guglielmi R, et al. Long-term changes in nodular goiter: a 5-year prospective randomized trial of levothyroxine suppressive therapy for benign cold thyroid nodules. J Clin Endocrinol Metab,1998,83:780–783.

[7] Durante C, Costante G, Lucisano G, et al. The natural history of benign thyroid nodules. J Am Med Assoc,2015,313:926–935.

[8] Bergenfelz A, Jansson S, Kristoffersson A, et al. Complications to thyroid surgery: results as reported in a database from a multicenter audit comprising 3 660 patients. Langenbeck's Arch Surg,2008,393:667–673.

[9] Watt T, Groenvold M, Rasmussen AK, et al. Quality of life in patients with benign thyroid disorders. A review. Eur J Endocrinol,2006,154:501–510.

[10] Haugen BR, Alexander EK, Bible KC, et al. 2015 American Thyroid Association management guidelines for adult patients with thyroid nodules and differentiated thyroid cancer: the American Thyroid Association Guidelines task force on thyroid nodules and differentiated thyroid Cancer. Thyroid,2016,26:1–133.

[11] Gharib H, Hegedus L, Pacella CM, et al. Nonsurgical, image-guided, minimally invasive therapy for thyroid nodules. J Clin Endocrinol Metab, 2013,98:3949–3957.

[12] Papini E, Guglielmi R, Pacella CM. Laser, radiofrequency, and ethanol ablation for the management of thyroid nodules. Curr Opin Endocrinol Diabetes Obes,2016,23:400–406.

[13] Monzani F, Caraccio N, Basolo F, et al. Surgical and pathological changes after percutaneous ethanol injection therapy of thyroid nodules. Thyroid, 2000,10:1087–1092.

[14] Papini E, Pacella CM, Hegedus L. Thyroid ultrasound and US-assisted procedures. Eur J Endocrinol, 2014,170:R1–R15. www.eje-online.org

[15] Pacella CM, Bizzarri G, Guglielmi R, et al. Thyroid tissue: US-guided percutaneous interstitial laser ablation–a feasibility study. Radiology, 2000, 217:673–677.

[16] Kim YS, Rhim H, Tae K, et al. Radiofrequency ablation of benign cold thyroid nodules: initial clinical experience. Thyroid,2006,16:361–367.

[17] Esnault O, Rouxel A, Le Nestour E, et al. Minimally invasive ablation of a toxic thyroid nodule by high intensity focused ultrasound. Am J Neuroradiol, 2010,31:1967–1968.

[18] Feng B, Liang P, Cheng Z, et al. Ultrasound-guided percutaneous micro-wave ablation of benign thyroid nodules: experimental and clinical studies. Eur J Endocrinol, 2012, 166:1031–1037.

[19] Verde G, Papini E, Pacella CM, et al. Ultrasound guided percutaneous ethanol injection in the treatment of cystic thyroid nodules. Clin Endocrinol, 1994,41:719–724.

[20] Bennedbaek FN, Karstrup S, Hegedus L. Percutaneous ethanol injection therapy in the treatment of thyroid and parathyroid diseases. Eur J Endocrinol,1997,136:240–250.

[21] Bennedbaek FN, Hegedus L. Treatment of recurrent thyroid cysts with ethanol: a randomized doubleblind controlled trial. J Clin Endocrinol Metab,2003,88:5773–5777.

[22] Zingrillo M, Torlontano M, Chiarella R, et al. Percutaneous ethanol injection may be a deinitive treatment for symptomatic thyroid cystic nodules not treatable by surgery: five-year follow-up study. Thyroid,1999,9:763–767.

[23] Guglielmi R, Pacella CM, Bianchini A, et al. Percutaneous ethanol injection treatment in benign thyroid lesions: role and eficacy. Thyroid,2004,14:125–131.

[24] Bennedbaek FN, Hegedus L. Percutaneous ethanol injection therapy in benign solitary solid cold thyroid nodules: a randomized trial comparing one injection with three injections. Thyroid,1999,9:225–233.

[25] Dossing H, Bennedbaek FN, Karstrup S, et al. Benign solitary solid cold thyroid nodules: US-guided interstitial laser photocoagulation–initial experience. Radiology, 2002, 225:53–57.

[26] Pacella CM, Bizzarri G, Spiezia S, et al. Thyroid tissue: US-guided percutaneous laser thermal ablation. Radiology,2004,232:272–280.

[27] Papini E, Rago T, Gambelunghe G, et al. Long-term eficacy of ultrasound-guided laser ablation for benign solid thyroid nodules. Results of a three-year multicenter prospective randomized trial. J Clin Endocrinol Metab,2014,99(10):3653–3659.

[28] Pacella CM, Mauri G, Achille G, et al. Outcomes and risk factors for complications of laser ablation for thyroid nodules: a multicenter study on 1531 patients. J Clin Endocrinol Metab, 2015,100(10):3903–3910.

[29] Dossing H, Bennedbaek FN, Hegedus L. Interstitial laser photocoagulation (ILP) of benign cystic thyroid nodules–a prospective randomized trial. J Clin Endocrinol Metab, 2013, 98:E1213–1217.

[30] Papini E, Guglielmi R, Bizzarri G, et al. Treatment of benign cold thyroid nodules: a

randomized clinical trial of percutaneous laser ablation versus levothyroxine therapy or follow-up. Thyroid,2007,17:229–235.

[31] Rotondi M, Amabile G, Leporati P, et al. Repeated laser thermal ablation of a large functioning thyroid nodule restores euthyroidism and ameliorates constrictive symptoms. J Clin Endocrinol Metab,2009,94:382–383.

[32] Barbaro D, Orsini P, Lapi P, et al. Percutaneous laser ablation in the treatment of toxic and pretoxicnodular goiter. Endocr Pract,2007,13:30–36.

[33] Chianelli M, Bizzarri G, Todino V, et al. Laser ablation and 131-iodine: a 24-month pilot study of combined treatment for large toxic nodular goitre. J Clin Endocrinol Metab, 2014, 99(7):E1283–1286.

[34] Dossing H, Bennedbaek FN, Hegedus L. Beneicial effect of combined aspiration and inter-stitial laser therapy in patients with benign cystic thyroid nodules: a pilot study. Br J Radiol, 2006,79:943–947.

[35] Siperstein AE, Gitomirsky A. History and technological aspects of radio frequency term ablation. Cancer J Sci Am,2000,6:5293–5305.

[36] Jeong WK, Baek JH, Rhim H, et al. Radiofrequency ablation of benign thyroid nodules: safety and imaging follow-up in 236 patients. Eur Radiol, 2008, 18:1244–1250.

[37] Garberoglio R, Aliberti C, Appetecchia M, et al. Radiofrequency ablation for thyroid nodules: which indications? The irst Italian opinion statement. J Ultrasound, 2015, 18(4):4.

[38] Baek JH, Kim YS, Lee D, et al. Benign predominantly solid thyroid nodules: pro-spective study of eficacy of sonographically guided radiofrequency ablation versus control condition. Am J Roentgenol,2010,194:1137–1142.

[39] Faggiano A, Ramundo V, Assanti AP, et al. Thyroid nodules treated with percutaneous radio-frequency thermal ablation: a comparative study. J Clin Endocrinol Metab, 2012, 97:4439–4445.

[40] Lim HK, Lee JH, Ha EJ, et al. Radiofrequency ablation of benign non-functioning thyroid nodules: 4-year follow-up EJE 130917—14/2/2014—09:16—ROBINSON—473033—XML StyleD – pp.1–15 results for 111 patients. Eur Radiol,2013,23:1044–1109.

[41] Baek JH, Lee JH, Sung JY, et al. Complications encountered in the treatment of benign thyroid nodules with US-guided radiofrequency ablation: a multicenter study. Radiology, 2012, 262:335–342.

[42] Baek JH, Moon WJ, Kim YS, et al. Radiofrequency ablation for the treatment of autonomously functioning thyroid nodules. World J Surg,2009,33:1971–1977.

[43] Deandrea M, Limone P, Basso E, et al. US-guided percutaneous radiofrequency thermal ablation for the treatment of solid benign hyperfunctioning or compressive thyroid nodules. Ultrasound Med Biol,2008,34:784–791.

[44] Sung JY, Kim YS, Choi H, et al. Optimum first-line treatment technique for benign cystic thyroid nodules: ethanol ablation or radiofrequency ablation. Am J Roentgenol, 2011, 196:W210–214.

[45] Sung JY, Baek JH, Kim KS, et al. Single-session treatment of benign cystic thyroid nodules with ethanol versus radiofrequency ablation: a prospective randomized study. Radiology, 2013, 269:293–300.

[46] Esnault O, Franc B, Menegaux F, et al. High-intensity focused ultrasound ablation of thyroid nodules: irst human feasibility study. Thyroid,2011,21:965–973.

[47] Kovatcheva RD, Vlahov JD, Stoinov JI, et al. Benign solid thyroid nodules: US-guided

high-intensity focused ultrasound ablation—initial clinical outcomes. Radiology, 2015, 276(2): 597–605.

[48] Korkusuz H, Happel C, Heck K, et al. Percutaneous thermal microwave ablation of thyroid nodules. Preparation, feasibility, eficiency. Nuklearmedizin, 2014, 53:123–130.

[49] Yue W, Wang S, Wang B, et al. Ultrasound guided percutaneous microwave ablation of benign thyroid nodules: safety and imaging follow-up in 222 patients. Eur J Radiol, 2013, 82:e11–16.

[50] Papini E, Pacella CM, Misischi I, et al. The advent of ultrasound-guided ablation techniques in nodular disease: towards a patient-tailored approach. Best Pract Res Clin Endocrinol Metab, 2014,28(4):601–618.

第 14 章
儿童甲状腺结节

Siobhan Pittock

14.1 引　言

　　甲状腺结节是甲状腺内的不连续病变，可以通过影像学检查辨别病变与周围组织。儿童甲状腺结节常表现为颈部肿块，也可不伴有临床症状，多因常规体格检查或其他原因行颈部影像学检查而被发现。

　　甲状腺结节在儿童中的发病率远低于成人。超声检查和尸检研究表明：1%~5% 的儿童存在甲状腺结节[1-6]，而成人为 19%~68%[7,8]。儿童甲状腺结节恶性可能性更大，在儿童结节性甲状腺疾病的评估中，22%~26% 为恶性肿瘤，而成人这一比例为 5%~10%[2,9-13]。迄今为止，儿童和青少年中最常见的甲状腺恶性肿瘤类型为甲状腺乳头状癌（PTC），占所有儿童甲状腺癌的 90% 以上[10,14-18]。

　　甲状腺结节的治疗以手术为主，但是否手术取决于结节的恶性可能性，因此明确其恶性风险是临床评估中的首要任务。儿童甲状腺结节的诊断应包括全面的病史采集（以确定与甲状腺恶性肿瘤相关的任何危险

S. Pittock, MB BCh
Division of Pediatric Endocrinology, Department of Pediatric and Adolescent Medicine,
Mayo Clinic, 200 1st St SW, Rochester, MN 55905, USA
e-mail: pittock.siobhan@mayo.edu

© Springer International Publishing AG 2018
H. Gharib (ed.), *Thyroid Nodules*, Contemporary Endocrinology,
DOI 10.1007/978-3-319-59474-3_14

因素）、临床体格检查、甲状腺功能检查、甲状腺超声，必要时需行细针穿刺活检（FNA）。由于儿童甲状腺恶性肿瘤的分子标志物与成人有所差异，因此分子检测在儿童甲状腺结节的临床诊断与治疗中并不常用。

14.2　儿童甲状腺结节的流行病学特征

Rallison 等 [2,19] 在美国西南部进行的一项研究发现，在可能受到辐射暴露的 5 179 名学生中 [2]，有 1.8% 的学生存在甲状腺结节。约 20 年后，一项后续研究重新回访了该研究队列中 2/3 的人，发现约 78% 患有甲状腺结节性疾病 [12]。最近日本基于高分辨率超声的一项大型系列研究显示，儿童中实性结节的发病率为 1.65%，而在 57% 的儿童和青少年中发现了甲状腺囊性病变 [20]。由于目前这种高分辨超声技术还未在其他儿科研究中应用，因此尚不清楚在其他人群中甲状腺成像异常的发生率是否也如此之高。

14.3　危险因素

儿童甲状腺结节发病的危险因素包括辐射暴露，甲状腺癌家族史，碘缺乏，既往甲状腺疾病，可能的 TSH 升高，以及一些遗传综合征。

14.3.1　核事故中的辐射暴露

早在 1950 年，儿童期的电离辐射与甲状腺癌之间的联系就已被发现，当时研究人员注意到儿童甲状腺癌患者中很大一部分有放疗史 [21]。Ron 等对 7 项临床研究进行了分析，证实儿童期接受放射治疗的患者患甲状腺癌的风险很高。当辐射暴露发生在较小的年龄（<15 岁）时，患甲状腺癌的风险增加；这种风险在暴露 40 多年后仍然存在，在暴露后15~30 年达到高峰 [22]。

更多关于辐射和甲状腺癌相关的证据来自核事故，特别是切尔诺贝利核事故后的一些研究 [23,24]。事故发生 10 年后（1996 年），白俄罗斯儿童甲状腺癌的发病率比事故前高出 40 倍；暴露的年龄越小，恶性肿瘤的患病风险就越大；然而，1996 年以后，发病率开始呈现出逐渐下降的趋势 [16,25,26]。然而，2011 年 3 月的福岛核事故后，通过广泛的筛查却并未发现甲状腺癌发病率增加，但这仍需要进行持续的随访，以确定目前是否处于潜伏期 [27,28]。

14.3.2 医疗干预中的辐射暴露

在许多儿科医疗、诊断和治疗过程中都易接触射线；例如在儿童口腔射线检查 [29] 或颈部 CT 检查过程中，甲状腺会遭受 X 线暴露，即使此种暴露与甲状腺癌发生的风险相关性很低 [30,31]，但也不能忽略不计。研究发现儿童恶性肿瘤幸存者中，在接受放疗后甲状腺结节和恶性肿瘤的风险增加 [32,33]。辐射暴露后，甲状腺结节发生率以每年约 2% 的速度增长，在 15~25 年达到高峰 [34-36]。在年龄越小且接受较高剂量（20~29Gy）辐射的患者中，风险最高 [22,33,37]。确诊霍奇金淋巴瘤后随访长达 30 年的患者，甲状腺癌（主要是 PTC）累计发病率为 4.4%，平均发病时间为霍奇金淋巴瘤确诊后 13.2 年（4~29.2 年）[38-40]。虽然高分辨率成像技术在该研究队列中可识别出较小的甲状腺病变 [41,42]，但尚不清楚这些敏感技术及病变的早期发现是否会对患者的生活质量或寿命产生任何长期的影响。此外因超声分辨率过高而获得的一些偶然发现可能混淆临床影像诊断，进而导致一些额外的不必要的检查 [20]。

14.3.3 甲状腺癌家族史

有分化型甲状腺癌（differentiated thyroid cancer, DTC）家族史的儿童患 DTC 的风险要高出 4 倍 [43-47]，且肿瘤更具侵袭性 [45]。一项研究对明显散发性 DTC 患者的一级亲属进行常规超声筛查，发现无家族史的患者肿瘤体积更小，淋巴结转移率更低（23.2% vs. 65.6%），诊断时肿瘤分期更早，并且甲状腺外侵发生率也更低（20.9% vs. 56.2%）[48]。然而，由于儿童 DTC 的预后好，目前的 ATA 指南不建议对 DTC 患者的家庭成员进行常规筛查。

14.3.4 碘缺乏

碘缺乏与甲状腺功能障碍、甲状腺结节和甲状腺癌的风险增加有关。碘缺乏会导致甲状腺细胞受到 TSH 的慢性刺激，可能是诱发结节和分化型癌形成的潜在机制。在波兰，地方性碘缺乏地区的儿童甲状腺结节和甲状腺癌的发病率高于碘充足地区的儿童 [49]。近期一篇对人类和动物相关研究的综述表明，碘缺乏的动物甲状腺癌（尤其是滤泡癌）

发病率较高 [50]。碘缺乏也会影响甲状腺癌的形态学特征，其中滤泡癌在碘缺乏的情况下发生率更高 [51]，而在进行碘预防后发生率降低 [52-54]。

14.3.5 自身免疫性甲状腺疾病

关于自身免疫性甲状腺疾病（autoimmune thyroid disease，AITD）对甲状腺癌造成的风险，数据有限且稍显复杂。Corrias 等在意大利进行的一项研究显示，在患有 AITD 的儿童和青少年中甲状腺结节患病率很高（365 例患者中比例为 31.5%），而美国的两项研究发现，患有甲状腺肿的儿童中甲状腺结节患病率为 12%~13%，其中一部分也同时患有 AITD [55-57]。这 3 项研究都表明，超声发现的大多数结节都不可触及，有 8%~20% 的结节为 PTC。对于 AITD 和甲状腺癌的潜在关联性仍需进一步研究；意大利和美国所报道的患病率差异可能是由于不同的碘摄入量造成的，因为在意大利轻至中度的碘缺乏较为常见。

尽管在 AITD 儿童患者中甲状腺结节（可触及和不可触及）和 DTC 的发病率较高，但目前的 ATA 指南建议，只有在怀疑有结节或体格检查发现异常颈部淋巴结时，才建议对 AITD 儿童患者进行超声检查 [58]。

14.3.6 甲状腺功能异常

几项对成人的研究表明，TSH 水平位于较高三分位组的甲状腺结节患者患甲状腺癌的风险较高 [59]。一项大型的成人研究表明，TSH 升高（即使在正常范围内）是恶性肿瘤发生的独立预测因素 [60]。然而，一项来自欧洲的研究（European Prospective Investigation into Cancer and Nutrition Cohort，EPIC）却并未发现这种关联，该研究表明低 TSH 水平可能与甲状腺癌的发病有关 [61]。虽然对儿童的研究更为有限，但 Chiu 等的研究表明，TSH 水平升高 ≥ 2.5mIU/L 与儿童患者的恶性肿瘤风险呈正相关 [62]。Mussa 等的研究也显示，甲状腺癌患儿的 TSH 水平在统计学上高于良性结节儿童，但需注意的是，两组之间的 TSH 水平存在很大程度的重叠，因此临床意义有限 [63]。

14.3.7 遗传危险因素

除了公认的与 RET 基因胚系突变相关的甲状腺髓样癌之外，还有一些遗传综合征也与甲状腺结节和分化型甲状腺癌有关。表 14-1 列出了与甲状腺癌相关的主要遗传综合征。

表 14-1　与甲状腺结节和甲状腺瘤相关的遗传综合征

综合征	基因	染色体定位	遗传方式	癌症类型	其他特征
单独的 FMTC[151]	*RET*	10q11.2	AD	MTC	
MEN2A[151]	*RET*	10q11.3	AD	MTC	嗜铬细胞瘤、甲状旁腺功能亢进
MEN2B[151]	*RET*	10q11.4	AD	MTC	嗜铬细胞瘤、神经瘤和神经节瘤、马凡体型
单独的 FNMTC[152]		2q21		PTC	
DICER 1[153]	*DICER 1*	14q32.13	AD	PTC（仅在化疗后出现）	结节性甲状腺肿、胸膜肺母细胞瘤、卵巢 Sertoli-leydig 间质瘤
Pendred 综合征[154]	*SLC26A4*	7q31	AR	FTC/PTC	甲状腺肿、甲状腺功能减退、感觉神经性听觉丧失
Carney 复合征[155]	*PPRKAR1a*	17q23~24（CNC1 位点）2p16（CNC2 位点）	AD	FTC/PTC	皮肤和黏膜的色素病变；心脏、皮肤和其他黏液瘤
Werner 综合征[156]	*WRN*	8p11~12	AR	FTC/PTC/ATC	早衰综合征：白内障、头皮变薄、头发过早变白和身材矮小、糖尿病、性腺功能减退、骨质疏松症、过早动脉粥样硬化

（续）表 14-1

综合征	基因	染色体定位	遗传方式	癌症类型	其他特征
肠息肉综合征 [157]					
家族性腺瘤性息肉病 [157]	APC	5q21	AD	FTC/PTC	多发性结直肠腺瘤、肝母细胞瘤、髓母细胞瘤
Gardner 综合征	APC	5q22	AD	FTC/PTC	除了 FAP 特征外：硬纤维瘤、皮脂腺或表皮样囊肿、脂肪瘤、骨瘤、纤维瘤、鼻咽血管纤维瘤和肾上腺瘤、多生牙、幼年
Peutz-Jeghers 综合征 [158]	STK11	19p13.3	AD	PTC	色素性皮肤黏膜斑和多发错构瘤性胃肠息肉
PTEN 错构瘤综合征					
Cowden 病 [159]	PTEN	10q23.2	AD	FTC/PTC	错构瘤、毛状腺瘤、肢端角化病、面部丘疹和口腔乳头状瘤、发育迟缓、乳腺癌
Bannayan-Riley-Ruvalcaba 综合征 (BRRS) [160, 161]	PTEN	10q23.2	AD	FTC/PTC	错构瘤、巨头畸形、阴茎皮疹、发育迟缓、肌病

MTC: medullary thyroid carcinoma, 甲状腺髓样癌；FMTC: familial medullary thyroid carcinoma, 家族性甲状腺髓样癌；FNMTC: familial nonmedullary thyroid carcinoma, 家族性非髓样甲状腺癌；FTC: follicular thyroid carcinoma, 甲状腺滤泡癌；ATC: anaplastic thyroid carcinoma, 甲状腺未分化癌；AD: autosomal dominant, 常染色体显性遗传；AR: autosomal recessive, 常染色体隐性遗传

14.4 甲状腺结节的评估

甲状腺结节的评估包括病史采集、体格检查、甲状腺超声、实验室检查、可能的 FNA 和核素扫描。图 14-1 概述了当前的 ATA 建议。当儿童或青少年通过自查发现或在体格检查 / 影像学检查中偶然发现甲状腺结节时，需在病史中明确是否存在患癌的高风险因素。甲状腺癌通常是无痛的，并且与任何颈部炎症无关。绝大多数甲状腺癌患者的甲状腺功能正常。应明确患儿是否有辐射暴露史或甲状腺癌家族史。体格检查应包括颈部和甲状腺触诊，以确定是否存在相关的淋巴结肿大。虽然表 14-1 中列出的遗传性综合征较为少见，但在进行体格检查时仍需留意，例如 Carney 复合征和 Peutz-Jeghers 综合征所表现出的异常色素沉着（图 14-2）以及 PTEN 错构瘤综合征中的错构瘤病变。此外，还须考虑到一些可能会误诊为甲状腺结节的非甲状腺疾病，包括脓肿，淋巴系统、

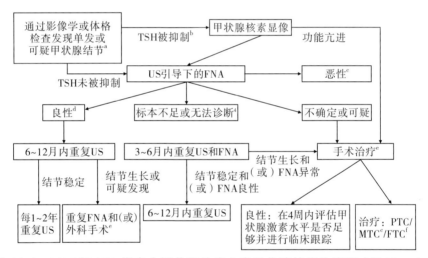

图 14-1 2015 年 ATA 指南中评估和治疗儿童甲状腺结节的流程（经 Mary Ann Liebert 公司许可使用[71]）（US：超声；FNA：细针穿刺活检；TSH：促甲状腺激素；PTC：甲状腺乳头状癌；MTC：甲状腺髓样癌；FTC：滤泡性甲状腺癌）
a：在无甲状腺恶性肿瘤危险因素的患者中出现具有可疑 US 特征的结节。b：游离 T4 可能正常或偏低。c：Bethesda 细胞学分级Ⅵ级，需行甲状腺全切术，颈部淋巴结清扫的必要性或范围取决于病变的范围（甲状腺腺外侵犯 / 颈部淋巴结受累）。d：Bethesda Ⅰ类和Ⅱ类，对于伴有压迫症状、US 特征可疑，病变直径 >4cm，或家人对诊断和密切随访的不明确性感到不安时可以考虑手术治疗。e：手术应至少包括腺叶切除术，并行术中冰冻病理检查，如果诊断为分化型甲状腺癌，则应进行甲状腺全切术。f：考虑行甲状腺全切术，可能需要放射性碘治疗

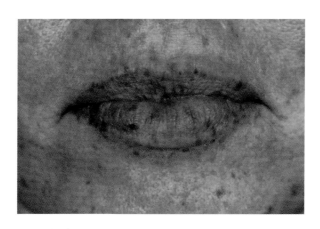

图 14-2　在 Carney 复合征中见到的嘴唇异常色素沉着（照片由 J. Aidan Carney 博士提供）

血管畸形、异位胸腺或甲状舌管囊肿。甲状腺结节性疾病可以是单发甲状腺结节、结节性甲状腺肿或慢性淋巴细胞性甲状腺炎引起的甲状腺结节，也可能是偶然发现的不可触及结节。

14.4.1　甲状腺超声

甲状腺超声（US）是甲状腺结节的首选影像学检查方法。之前的指南不建议对直径 <1cm 的结节进行活检，除非患者存在恶性肿瘤的高风险因素（既往有辐射暴露、有风险的遗传综合征或区域淋巴结异常病变）[13]。在成人中，考虑到甲状腺微小乳头状癌（PTMC；直径 < 1cm 的 PTC）的惰性特征，仅 3.5% 的 PTMC 会继续生长，越来越多的证据支持上述指南建议[64]。

由于儿童的甲状腺比成人小，因此肿瘤直径 <1cm 在儿童和成人可能不具有可比性。直径 <1cm 的甲状腺癌在儿童中较少见，通常不使用 PTMC 这一术语进行诊断。在各项研究中，直径 <1cm 的儿童和青少年甲状腺乳头状癌的发病率为 1%~37%，且在儿童年龄范围内，发病率随着年龄的增长而增加[14,65-70]；儿童甲状腺癌可能也并不像成人那样存在惰性。一项研究提示肿瘤直径 ≤ 1cm 的儿童患者淋巴结转移率高达 66.7%（12/18），明显高于成人 PTMC 淋巴结转移率[69]；另一项同时纳入了成人和儿童的研究发现，儿童患者淋巴结转移率为 41%（14/34），而成人患者为 19%（85/584）[70]。

最新的 ATA 儿童甲状腺癌指南[71] 建议对具有可疑超声特征的任何大小的结节进行活检。如存在低回声、边缘不规则、血流增加、微钙化和颈部淋巴结异常等常见可疑恶性特征，应考虑立即活检[72,73]（图14-3）。最近的一项荟萃分析和系统评价表明，结节内部钙化或颈部淋巴结肿大两项超声特征对提示甲状腺癌具有最大似然比（分别为 4:46和 4:96）。囊性结节对提示良性病变具有最大似然比，为 1:96[74]。所有可疑甲状腺结节的儿童应该对颈部淋巴结进行全面的超声评估。甲状腺结节也可能在 CT 检查或者因其他原因行 ^{18}FDG-PET 检查时被意外发现。当通过这些检查意外发现甲状腺结节时，仍应对其进行超声评估以排除 PTC，因为 ^{18}FDG-PET 检查中摄取增高的结节恶性风险较高[75]。

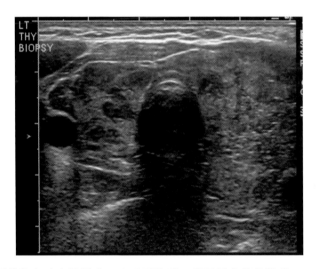

图 14-3　甲状腺左叶实性结节，右叶不均质，提示桥本甲状腺炎

14.4.2　实验室检查

所有甲状腺结节患者都应进行甲状腺功能检查，如果没有甲状腺功能亢进，任何有可疑特征的结节都应在超声引导下进行细针穿刺活检。目前，临床中并未通过 TSH 水平的升高来帮助预测是否为恶性肿瘤，因为关于其临床获益的相关研究结果还存在争议[59-62]。

在甲状腺髓样癌（MTC）和 C 细胞增生中降钙素水平会升高。而在没有 MTC 相关危险因素（MTC 或 MEN2 阳性家族史、嗜铬细胞瘤

病史）的情况下不推荐常规检测降钙素水平，主要是因为儿童散发性
MTC 的患病率非常低。甲状腺疾病患者的甲状腺球蛋白水平通常会升
高，但这在甲状腺癌中没有任何特异性 [76-78]，因此，在甲状腺结节的
诊断过程中不推荐行甲状腺球蛋白检测。

14.4.3　甲状腺核素显像

在患有甲状腺结节的儿童中可能会出现 TSH 抑制现象。在这种情
况下，应行放射性同位素扫描（ ^{123} I 或 ^{99m} Tc） [79,80]。毒性腺瘤会在扫描
中表现为结节特异性摄取增加（"热"结节）。在成人中，存在自主
功能或"热"结节通常被预测为良性病变，这部分患者不需要活检 [13]。
关于儿童"热"结节的研究较少，而且结果不一。Niedziela 等在 2002
年的一项研究表明，在缺碘和近期使用碘补充剂的地区，儿童"热"
结节的患病率有所增加。对 31 名患有"热"结节的儿童进行了随访，
其中 9/31（29%）最终被诊断为分化型甲状腺癌 [79]。Hodax 的一项独
立研究发现，在年龄 <21 岁的甲状腺结节患者中，17/242 具有自主功
能结节，其中 6 例患者接受了手术，只有 1 例被诊断为甲状腺乳头状
癌 [81]。在 Ly 及其同事最近的一项研究中，在 31 例患有自主功能结节
的儿童中（严格把握自主功能结节标准），21 人接受了活检或手术切
除及病理检查，其中无一例甲状腺癌，而在患有非自主功能结节的对
照组儿童患者中有 28/125（22%）被诊断为甲状腺癌 [82]。由于缺乏对
进行替代治疗的"热"结节儿童的长期随访，目前 ATA 指南建议对
所有伴有甲状腺功能亢进症状的儿童进行治疗，因为自主功能结节需
要进行手术切除 [71]；而对于无症状或亚临床甲状腺功能亢进儿童可以
选择观察。

14.4.4　细针穿刺活检（FNA）

最新的 ATA 指南建议所有儿童的 FNA 均应在超声引导下进行 [71]；
该建议的主要依据是儿童甲状腺结节的恶性可能性高于成人 [10]，且很
难在儿童患者中进行重复的穿刺活检操作。儿童的细胞病理学结果分
类方式与成人相同，均使用甲状腺细胞病理学 Bethesda 报告系统 [83,84]，
包含的 6 种分类如下：

- Ⅰ类　无法诊断或标本不满意（标本的细胞量有限、没有滤泡细胞或细胞保存质量较差）。
- Ⅱ类　良性。
- Ⅲ类　意义不明的非典型或滤泡性病变（AUS/FLUS）。
- Ⅳ类　滤泡性/Hürthle 细胞肿瘤或可疑滤泡性/Hürthle 细胞肿瘤。
- Ⅴ类　可疑恶性肿瘤。
- Ⅵ类　恶性肿瘤。

儿童 FNA 的敏感度、特异度和总体准确性与成人相似[85-90]。表14-2 显示了 21 年间儿科相关文献中报告的甲状腺 FNA 的细胞学结果。由于在这段时间内 Bethesda 的 6 种分类结果并没有被一直使用，因此为了进行比较，Bethesda Ⅲ类和Ⅳ类被归为"非典型性"，有时Ⅲ~Ⅴ类也被归为一组（被称为不确定性病变）。Bethesda Ⅰ类的概率为 4%~28%，Ⅱ类为 46%~82%，Ⅲ~Ⅴ类为 3%~38%，Ⅵ类为3%~20%。结果间的较大差异可能是由于不同研究之间的地域差异，以及对活检指征把握的差异所造成的。当所有数据汇总后（1 551 例结节），Bethesda Ⅰ类的概率为 16%，Bethesda Ⅱ类为 57%，Bethesda Ⅲ~Ⅴ类为 18%，Bethesda Ⅵ类为 10%。

在成人，样本不足的恶性风险为 1%~4%；不确定性结节的恶性风险为 5%~30%（其中意义不明的非典型或滤泡性病变风险较低，而滤泡性肿瘤或可疑滤泡性肿瘤风险较高）[84]。相关的一些儿科研究见表14-3。通过汇总这些数据结果表明，在最终经组织病理证实的 561 例患者中，Bethesda Ⅰ类的恶性概率为 4%（0~10%），Bethesda Ⅱ类为 8%（0~33%），Bethesda Ⅲ~Ⅴ类的不确定性结节为 48%，Bethesda Ⅵ类为 100%。由于大多数细胞学诊断为良性的结节都没有进行手术治疗，因此在这些只针对手术病例进行的回顾性研究中 Bethesda Ⅱ类的恶性风险肯定被高估了：在不同研究中，从 0 至 33% 不等（汇总数据为 8%）。这些细针穿刺结果为阴性的结节仍然进行了手术治疗，很可能是由于在体格检查或超声评估中具有一些可疑的恶性特征，所以在这些手术病例中高风险的结节就会更多。如果假设所有未进行手术的 Bethesda Ⅱ类结节都为良性，那么加上进行手术的这部分病例，总的恶性概率

表 14-2　儿童甲状腺结节细针穿刺活检（FNA）的细胞学结果

作者	发表时间（年）	结节数（个）	平均年龄（岁）	标本不足（I类）	良性（II类）	非典型性（III/IV类）	可疑恶性（V类）	恶性（VI类）
Raab[162]	1995	66	13.1（1~18）	3（5%）	51（77%）	8（12%）		4（6%）
Lugo-Vicente[163]	1998	18	14.9（9~18）	3（17%）	11（61%）	2（11%）		2（11%）
Khurana[164]	1999	57	16.5	3（7%）	36（63%）	14（25%）		7（12%）
Al-Shaikh[165]	2001	41	13.3	3（7%）	30（73%）	6（15%）		2（5%）
Arda[166]	2001	46	9（5~11.6）	2（4%）	33（72%）	5（11%）	3（7%）	3b（7%）
Amrikachi[86]	2005	218	10~21	62（28%）	119（55%）	20（9%）		17（8%）
Hosler[167]	2006	101	14.6（8~18）	13（13%）	48（47%）	13（13%）	5（5%）	22c（22%）
Altincik[168]	2010	30		4（13%）	24（80%）	1（3%）		1（3%）
Corrias[169]	2010	104	11.5	7a（7%）	77（76%）	8（8%）		19（19%）
Monaco[17]	2012	179	16.5（4~20）	21（12%）	82（46%）	62（35%）	6（3%）	8（4%）
Gupta[10]	2013	136		13（10%）	86（63%）	16（12%）	10（7%）	11（8%）
Norlen[170]	2015	66	13.6	7（11%）	38（58%）	15（23%）	3（4%）	3（4%）
Lale[171]	2015	282		59（21%）	136（48%）	46（16%）	6（2%）	35（12%）
Amirazodi[172]	2015	207	2~18	54（26%）	108（52%）	17（8%）	10（5%）	18（9%）
合计		1 551		251（16%）	879（57%）	276（18%）		152（10%）

a：不确定的标本会被重复报告在其他类别中；b：包括 1 例活检显示转移性非霍奇金淋巴瘤；c：包括 2 例非甲状腺恶性肿瘤

表 14–3　儿童患者中组织病理与细胞学结果的关系（报告为每个细胞学类别中证实为恶性肿瘤的数量）

作者	有组织学结果的结节数量	标本不足（Ⅰ类）	良性（Ⅱ类）假设所有非手术结节均为良性		非典型性/FLUS（Ⅲ类）	滤泡性肿瘤/可疑滤泡性肿瘤（Ⅳ类）	可疑恶性	恶性
Raab[162]	25		1/13 (8%)	1/51 (2%)		4/8 (50%)		4/4 (100%)
Lugo-Vicente[163]	15		2/11 (18%)	2/11 (18%)		1/2 (50%)		2/2 (100%)
Gupta[10]	63	1/13 (8%)	2/14 (14%)	2/63 (3%)	4/9 (44%)	6/6 (100%)	4/10 (40%)	11/11 (100%)
Corrias[169]	55		0/30 (0)	0/77 (0)		0/6 (0)		
Khurana[164]	24		1/3 (33%)	1/36 (3%)		6/14 (43%)		
Altincik[168]	5		1/4 (25%)	1/24 (4%)				1/1 (100%)
Arda[166]	31	0/2 (0)	0/18 (0)	0/33 (0)	0/5 (0)		1/3 (33%)	3/3[a] (100%)
Amrikachi[86]	32	0/1 (0)	0/11 (0)	0/119 (0)	4/9 (44%)			11/11 (100%)
Hosler[167]	45	0/1 (0)	4/15 (27%)	4/48 (8%)	3/8 (38%)	2/5 (40%)		13/16 (100%)
Monaco[17]	96	0/8 (0)	2/30 (7%)	2/82 (2%)	7/25 (28%)	11/19 (58%)	6/6 (100%)	8/8 (100%)
Norlen[170]	31	0/3 (0)	0/9 (0)	0/38 (0)	2/9 (22%)	4/4 (100%)	3/3 (100%)	3/3[a] (100%)
Lale[171]	74	1/10 (10%)	0/17 (0)	0/136 (0)	2/4 (50%)	7/18 (39%)	4/4 (100%)	24/24 (100%)
Amirazodi[172]	65	0/12 (0)	3/19 (16%)	3/108 (3%)	6/9 (67%)		5/7 (71%)	18/18 (100%)
合计	561	2/50 (4%)	16/194 (8%)	16/826 (2%)		92/193 (48%)		124/124 (100%)

a：包含 1 例非霍奇金淋巴瘤

223

就从 8% 下降至 2%。因此，Bethesda Ⅱ类结节的真实恶性概率应该就在这个区间。

根据上述结果，彩超发现可疑恶性结节的儿童即使细针穿刺诊断为标本不足或良性，仍应继续随访。当细胞学诊断为标本不足时，应在 3~6 个月后再次进行彩超检查及 FNA。再次评估的时机不宜过早，因为 FNA 可能导致结节超声特征改变[91]以及在穿刺后愈合过程中出现一些非典型细胞特征[92]。

14.4.5 分子遗传检测

在成人中帮助区分良恶性病变的另一种方法是分子遗传学检测[93-98]，该检测在本书其他章节已经详细阐述。多项研究表明，儿童甲状腺癌与成人甲状腺癌的突变基因不同[99]，且辐射暴露导致的甲状腺癌和散发性甲状腺癌的基因改变也有很大差异[99-101]。与成人相比，甲状腺乳头状癌的 *RET/PTC* 基因重排在儿童中更为常见，特别是辐射暴露导致的儿童甲状腺癌。研究表明，在辐射暴露导致的儿童 PTC 中，*RET/PTC* 重排的总体突变概率为 58%（33%~76%）[101-109]，在散发性儿童 PTC 中为 41%（15%~65%）[99-101,107,108,110-122]，而成人 PTC 中这一比例为 10%~20%。

BRAF 突变在成人 PTC 中是最常见的基因突变类型，突变概率约 61.7%（29%~83%）[126-129]，但该突变在儿童中却不太常见，在散发性儿童乳头状癌中 *BRAF V600E* 总体突变概率为 13%[99]，但此项数据在各研究之间存在较大差异，范围为 0~63%[99-101,107,108,110-122]。在辐射暴露导致的 PTC 中，少数几项研究表明 *BRAF* 突变概率很低，仅为 3%，范围为 0~8%，并且在 10 岁以下的儿童中未发现 *BRAF* 突变。

对细胞学样本进行突变分析的目的是辅助区分甲状腺结节的良恶性。使用 Bethesda 细胞学分类系统，一些儿科研究表明 Bethesda Ⅵ类对恶性肿瘤具有高度预测性（在表 14-3 中汇总的研究中为 100%），而在不确定性类别（Ⅲ、Ⅳ和Ⅴ类）中的恶性率仍然为 48%，提示分子检测对于不确定性类别可能是有用的。研究表明儿童患者中细胞学突变对恶性肿瘤具有高度预测性[17,130]；然而，在迄今为止最大的研究中，突变阴性的细针穿刺活检样本仍然有 48.5% 的恶性概率[17]，因此，细胞学样本的分子检测目前不建议用于儿童诊断[71]。

由于儿童甲状腺结节中恶性病变更为常见，因此即便是良性结节，随访也非常重要。在初次 FNA 诊断为良性后，需 6~12 个月后再行超声检查。

14.5　甲状腺结节的管理

甲状腺结节的管理措施取决于诊断检查，包括手术或可能的左甲状腺素治疗。主要成分为囊性且无可疑超声特征的结节既不需要 FNA 也不需要其他治疗。

14.5.1　甲状腺结节的手术治疗

甲状腺结节手术的风险和获益取决于 FNA 后 Bethesda 分类所评估的甲状腺癌的风险[71]。恶性风险越高，手术的必要性越大，手术范围越大。儿童甲状腺手术应该由高手术量甲状腺外科医生进行，以减少潜在的并发症风险[131-133]。所有接受甲状腺手术的儿童都应进行全面的颈部超声检查，以确定病变范围，从而确定手术范围。患有甲状腺乳头状癌（迄今为止儿童中最常见的甲状腺癌）的儿童应该接受甲状腺全切或近全切术，因为在儿童中，双侧（30%）和多灶性（65%）病变的发病率较高[134-136]。研究显示甲状腺全切或近全切术后复发率更低[135-137]。在一项对 215 名儿童和青少年随访 40 年的研究中，双侧腺叶切除术比单侧腺叶切除术更有利：可将复发风险从 35% 降到 6%[137]。根据甲状腺外侵程度或是否存在淋巴结转移，儿童甲状腺癌也可能需要进行中央区及颈侧方淋巴结清扫术[71]。

在某些情况下，即使未确诊为分化型甲状腺癌也可能需要手术治疗。最新的 ATA 指南建议对任何细胞学诊断为不确定性的结节（Bethesda Ⅲ~Ⅴ类）进行手术治疗（至少一侧腺叶和峡部切除），因为这部分患者的恶性风险较高（表 14-3 中的汇总数据为 48%）。我们建议使用术中冰冻病理检查来确定是否需要行甲状腺全切，这对经典的乳头状癌非常有帮助，而对滤泡变异型乳头状癌帮助较小，对滤泡状癌没有帮助，这是由于后两者的诊断依赖于对整个病灶进行组织学评估，判断是否存在血管或包膜侵犯[138-140]。

对穿刺细胞学诊断为良性的儿童甲状腺结节同样需要密切的随访，因为仍存在恶性可能（估计 2%~8%；表 14-3）。对正在生长或出现可能由分化型甲状腺癌引起的可疑超声特征的病变，无论细胞学检查结果如何都应切除[63,141,142]。如果良性结节出现压迫症状、可疑的超声特征，或者家人不能接受无法确定的恶性风险时，可以考虑行单侧腺叶及峡部切除[71]。

由于儿童中 FNA 样本不足的恶性风险尚不清楚，应该在 3~6 个月后再行超声检查和 FNA。

直径 >4cm 的良性结节常规推荐手术治疗，因为在大结节中 FNA 的假阴性率比较高[10,143-145]。如前所述，直径 <1cm 的儿童甲状腺癌并不一定像成人 PTMC 一样具有惰性[70]，所以应该根据细胞学结果而不是结节大小来决定是否需要手术治疗。

目前 ATA 指南建议所有自主功能性甲状腺结节的儿童都需要进行治疗。对那些有症状的甲状腺功能亢进儿童，推荐手术切除而不是其他替代治疗，而对于没有症状的亚临床甲状腺功能亢进儿童，则可以进行观察[71]。该建议主要是基于一些缺乏随访数据接受替代方法治疗的儿童患者的研究，以及一项来自意大利的研究，该研究显示在 31 例诊断为"热"结节的儿童中，有 29% 诊断为分化型甲状腺癌。

14.5.2 左甲状腺素治疗

对儿童甲状腺结节应用左甲状腺素治疗存在争议，目前的 ATA 指南既不推荐也不反对[71]。一部分小的甲状腺结节会自发消退，在一些小的囊性病变中更为常见[12,146,147]。在一项对 75 例儿童甲状腺良性结节的回顾性研究中，30.6% 的儿童接受左甲状腺素治疗后结节的直径缩小了一半以上，且结节缩小的程度与 TSH 抑制的程度相关[148]。

左甲状腺素治疗已被证明可以减少辐射诱发的儿童甲状腺结节的形成，但对这些患者甲状腺癌的发病率并没有影响[149,150]。

14.6 总 结

儿童甲状腺结节比成人少见，但一旦发现，恶性可能性却更大。发现结节后的首要目标是确定结节的良恶性，进而评估是否需要手术治疗。评估的方法包括详细的病史采集、专科查体、超声检查，部分患儿还需要进行甲状腺核素扫描及 FNA。

参考文献

[1] Kirkland RT, Kirkland JL, Rosenberg HS, et al. Solitary thyroid nodules in 30 children and report of a child with a thyroid abscess. Pediatrics, 1973,51(1):85–90.

[2] Rallison ML, Dobyns BM, Keating FR Jr, et al. Thyroid nodularity in children. JAMA, 1975, 233(10):1069–1072.

[3] Scott MD, Crawford JD. Solitary thyroid nodules in childhood: is the incidence of thyroid carcinoma declining. Pediatrics,1976,58(4):521–525.

[4] Yip FW, Reeve TS, Poole AG, et al. Thyroid nodules in childhood and adolescence. Aust N Z J Surg,1994,64(10):676–678.

[5] Millman B, Pellitteri PK. Nodular thyroid disease in children and adolescents. Otolaryngol Head Neck Surg,1997,116(6 Pt 1):604–609.

[6] Aghini-Lombardi F, Antonangeli L, Martino E, et al. The spectrum of thyroid disorders in an iodine-deicient community: the Pescopagano survey. J Clin Endocrinol Metab, 1999, 84(2):561–566.

[7] Tan GH, Gharib H. Thyroid incidentalomas: management approaches to nonpalpable nodules discovered incidentally on thyroid imaging. Ann Intern Med,1997,126(3): 226–231.

[8] Guth S, Theune U, Aberle J, et al. Very high prevalence of thyroid nodules detected by high frequency (13MHz) ultrasound examination. Eur J Clin Investig,2009,39(8):699–706.

[9] Gharib H, Papini E, Garber JR, et al. American Association of Clinical Endocrinologists, American College of Endocrinology, and Associazione Medici Endocrinologi Medical Guidelines for Clinical Practice for the Diagnosis and Management of Thyroid Nodules-2016 Update. Endocr Pract,2016,22(5):622–639.

[10] Gupta A, Ly S, Castroneves LA, et al. A standardized assessment of thyroid nodules in children conirms higher cancer prevalence than in adults. J Clin Endocrinol Metab, 2013, 98(8): 3238–3245.

[11] Niedziela M. Pathogenesis, diagnosis and management of thyroid nodules in children. Endocr Relat Cancer,2006,13(2):427–53.

[12] Rallison M, Dobyns B, Meikle A, et al. Natural history of thyroid abnormalities: prevalence, incidence, and regression of thyroid diseases in adolescents and young adults. Am J Med,1991,91(4):363–370.

[13] Haugen BR, Alexander EK, Bible KC, et al. 2015 American Thyroid Association management guidelines for adult patients with thyroid nodules and differentiated thyroid cancer: the American Thyroid Association guidelines task force on thyroid nodules and differentiated thyroid cancer. Thyroid,2016,26(1):1–133.

[14] Demidchik YE, Demidchik EP, Reiners C, et al. Comprehensive clinical assessment of

740 cases of surgically treated thyroid cancer in children of Belarus. Ann Surg, 2006, 243(4):525–532.

[15] Harness JK, Thompson NW, McLeod MK, et al. Differentiated thyroid carcinoma in children and adolescents. World J Surg,1992,16(4):547–553;discussion 53-54.

[16] Demidchik YE, Saenko VA, Yamashita S. Childhood thyroid cancer in Belarus, Russia, and Ukraine after Chernobyl and at present. Childhood Thyroid Cancer,2007,51(5):748–762.

[17] Monaco SE, Pantanowitz L, Khalbuss WE, et al. Cytomorphological and molecular genetic findings in pediatric thyroid fine-needle aspiration. Cancer Cytopathol, 2012, 120(5):342–350.

[18] Popovtzer A, Shpitzer T, Bahar G, et al. Thyroid cancer in children: management and outcome experience of a referral center. Otolaryngol Head Neck Surg,2006,135(4):581–584.

[19] Weiss ES, Rallison ML, London WT, et al. Thyroid nodularity in southwestern Utah school children exposed to fallout radiation. Am J Public Health, 1971,61(2):241–249.

[20] Hayashida N, Imaizumi M, Shimura H, et al. Thyroid ultrasound findings in children from three Japanese prefectures: Aomori, Yamanashi and Nagasaki. PLoS One, 2013, 8(12):e83220.

[21] Duffy BJ Jr, Fitzgerald PJ. Thyroid cancer in childhood and adolescence; a report on 28 cases. Cancer, 1950,3(6):1018–1032.

[22] Ron E, Lubin JH, Shore RE, et al. Thyroid cancer after exposure to external radiation: a pooled analysis of seven studies. Radiat Res, 1995,141(3):259–277.

[23] Williams D. Cancer after nuclear fallout: lessons from the Chernobyl accident. Nat Rev Cancer, 2002,2(7):543–549.

[24] Cardis E, Kesminiene A, Ivanov V, et al. Risk of thyroid cancer after exposure to 131I in childhood. J Natl Cancer Inst,2005,97(10):724–732.

[25] Williams D. Radiation carcinogenesis: lessons from Chernobyl. Oncogene,2008,27(Suppl 2): S9–18.

[26] Tuttle RM, Vaisman F, Tronko MD. Clinical presentation and clinical outcomes in Chernobyl-related paediatric thyroid cancers: what do we know now? What can we expect in the future? Clin Oncol (R Coll Radiol),2011,23(4):268–275.

[27] Yamashita S, Takamura N. Post-crisis efforts towards recovery and resilience after the Fukushima Daiichi Nuclear Power Plant accident. Jpn J Clin Oncol, 2015,45(8):700–707.

[28] Iwaku K, Noh JY, Sasaki E, et al. Changes in pediatric thyroid sonograms in or nearby the Kanto region before and after the accident at the Fukushima Daiichi nuclear power plant. Endocr J,2014,61(9):875–881.

[29] Memon A, Godward S, Williams D, et al. Dental X-rays and the risk of thyroid cancer: a case-control study. Acta Oncol,2010,49(4):447–453.

[30] Mazonakis M, Tzedakis A, Damilakis J, et al. Thyroid dose from common head and neck CT examinations in children: is there an excess risk for thyroid cancer induction. Eur Radiol, 2007,17(5):1352–1357.

[31] Pellegriti G, Frasca F, Regalbuto C, et al. Worldwide increasing incidence of thyroid cancer: update on epidemiology and risk factors. J Cancer Epidemiol, 2013, 2013: 965212.

[32] Sklar C, Whitton J, Mertens A, et al. Abnormalities of the thyroid in survivors of Hodgkin's disease: data from the Childhood Cancer Survivor Study. J Clin Endocrinol Metab, 2000,85(9):3227–3232.

[33] Meadows AT, Friedman DL, Neglia JP, et al. Second neoplasms in survivors of childhood

cancer: findings from the Childhood Cancer Survivor Study cohort. J Clin Oncol, 2009, 27(14):2356–2362.

[34] Mazzaferri EL. Management of a solitary thyroid nodule. N Engl J Med,1993,328(8): 553–559.

[35] Schneider AB, Bekerman C, Leland J, et al. Thyroid nodules in the follow-up of irradiated individuals: comparison of thyroid ultrasound with scanning and palpation. J Clin Endocrinol Metab,1997,82(12):4020–4027.

[36] Ito M, Yamashita S, Ashizawa K, et al. Childhood thyroid diseases around Chernobyl evaluated by ultrasound examination and ine needle aspiration cytology. Thyroid, 1995, 5(5):365–368.

[37] Ronckers CM, Sigurdson AJ, Stovall M, et al. Thyroid cancer in childhood cancer survivors: a detailed evaluation of radiation dose response and its modiiers. Radiat Res, 2006, 166(4):618–628.

[38] Dorffel WV, Reitzig P, Dorffel Y, et al. Secondary malignant neoplasms in patients with breast cancer. Zentralbl Gynakol,2000,122(8):419–427.

[39] Levy GH, Marti JL, Cai G, et al. Pleomorphic ade-noma arising in an incidental midline isthmic thyroid nodule: a case report and review of the literature. Hum Pathol, 2012, 43(1):134–137.

[40] Marti JL, Clark VE, Harper H, et al. Optimal surgical manage-ment of well-differentiated thyroid cancer arising in struma ovarii: a series of 4 patients and a review of 53 reported cases. Thyroid,2012,22(4):400–406.

[41] Brignardello E, Corrias A, Isolato G, et al. Ultrasound screening for thyroid carcinoma in childhood cancer survivors: a case series. J Clin Endocrinol Metab, 2008,93(12):4840–4843.

[42] Metzger ML, Howard SC, Hudson MM, et al. Natural history of thyroid nodules in survivors of pediatric Hodgkin lymphoma. Pediatr Blood Cancer, 2006,46(3):314–319.

[43] Capezzone M, Marchisotta S, Cantara S, et al. Familial non-medullary thyroid carcinoma displays the features of clinical anticipation suggestive of a distinct biological entity. Endocr Relat Cancer,2008,15(4):1075–1081.

[44] Charkes ND. On the prevalence of familial nonmedullary thyroid cancer in multiply affected kindreds. Thyroid,2006,16(2):181–186.

[45] Mazeh H, Benavidez J, Poehls JL, et al. In patients with thyroid cancer of follicular cell origin, a family history of nonmedullary thyroid cancer in one irst-degree relative is associated with more aggressive disease. Thyroid,2012,22(1):3–8.

[46] Moses W, Weng J, Kebebew E. Prevalence, clinicopathologic features, and somatic genetic mutation proile in familial versus sporadic nonmedullary thyroid cancer. Thyroid, 2011, 21(4):367–371.

[47] Mihailovic J, Nikoletic K, Srbovan D. Recurrent disease in juvenile differentiated thyroid carcinoma: prognostic factors, treatments, and outcomes. J Nucl Med,2014,55(5):710–717.

[48] Rosario PW, Mineiro Filho AF, Prates BS, et al. Ultrasonographic screening for thyroid cancer in siblings of patients with apparently sporadic papillary carcinoma. Thyroid, 2012, 22(8):805–808.

[49] Niedziela M, Korman E, Breborowicz D, et al. A prospective study of thyroid nodular disease in children and adolescents in western Poland from 1996 to 2000 and the incidence of thyroid carcinoma relative to iodine deiciency and the Chernobyl disaster. Pediatr Blood Cancer,2004,42(1):84–92.

[50] Zimmermann MB, Galetti V. Iodine intake as a risk factor for thyroid cancer: a comprehensive review of animal and human studies. Thyroid Res,2015,8:8.

[51] Williams ED, Abrosimov A, Bogdanova T, et al. Morphologic characteristics of Chernobyl-related childhood papillary thyroid carcinomas are independent of radiation exposure but vary with iodine intake. Thyroid,2008,18(8):847–852.

[52] Lind P, Langsteger W, Molnar M, et al. Epidemiology of thyroid diseases in iodine suficiency. Thyroid,1998,8(12):1179–1183.

[53] Lind P, Kumnig G, Heinisch M, et al. Iodine supplementation in Austria: methods and results. Thyroid,2002,12(10):903–907.

[54] Hedinger C. Geographic pathology of thyroid diseases. Pathol Res Pract, 1981,171(3–4):285–292.

[55] Corrias A, Cassio A, Weber G, et al. Thyroid nodules and cancer in children and adolescents affected by autoimmune thyroiditis. Arch Pediatr Adolesc Med, 2008,162(6):526–531.

[56] Lee SJ, Lim GY, Kim JY, et al. Diagnostic performance of thyroid ultrasonography screening in pediatric patients with a hypothyroid, hyperthyroid or euthyroid goiter. Pediatr Radiol,2016,46(1):104–111.

[57] Kambalapalli M, Gupta A, Prasad UR, et al. Ultrasound characteristics of the thyroid in children and adolescents with goiter: a single center experience. Thyroid, 2015,25(2):176–182.

[58] Management Guidelines for Children with Thyroid Nodules and Differentiated Thyroid Cancer. The American Thyroid Association Guidelines Task Force on Pediatric Thyroid Cancer. 25(Number 7):44.

[59] McLeod DS, Watters KF, Carpenter AD, et al. Thyrotropin and thyroid cancer diagnosis: a systematic review and dose-response meta-analysis. J Clin Endocrinol Metab, 2012, 97(8):2682–2692.

[60] Boelaert K, Horacek J, Holder RL, et al. Serum thyrotropin concentration as a novel predictor of malignancy in thyroid nodules investigated by fine-needle aspiration. J Clin Endocrinol Metab,2006,91(11):4295–4301.

[61] Rinaldi S, Plummer M, Biessy C, et al. Thyroid-stimulating hormone, thyroglobulin, and thyroid hormones and risk of differentiated thyroid carcinoma: the EPIC study. J Natl Cancer Inst, 2014,106(6):dju097.

[62] Chiu HK, Sanda S, Fechner PY, et al. Correlation of TSH with the risk of paediatric thyroid carcinoma. Clin Endocrinol,2012,77(2):316–322.

[63] Mussa A, De Andrea M, Motta M, et al. Predictors of malignancy in children with thyroid nodules. J Pediatr,2015,167(4):886–892.e1.

[64] Ito Y, Miyauchi A, Kihara M, et al. Patient age is signiicantly related to the progression of papillary microcarcinoma of the thyroid under observation. Thyroid,2014,24(1):27–34.

[65] Zimmerman D, Hay ID, Gough IR, et al. Papillary thyroid carcinoma in children and adults: long-term follow-up of 1039 patients conservatively treated at one institution during three decades. Surgery,1988,104(6):1157–1166.

[66] Dottorini ME, Vignati A, Mazzucchelli L, et al. Differentiated thyroid carcinoma in children and adolescents: a 37-year experience in 85 patients. J Nucl Med, 1997, 38(5):669–675.

[67] Chow SM, Law SC, Mendenhall WM, et al. Differentiated thyroid carcinoma in childhood and adolescence-clinical course and role of radioiodine. Pediatr Blood Cancer, 2004, 42(2):176–183.

[68] Farahati J, Reiners C, Demidchik EP. Is the UICC/AJCC classiication of primary tumor in childhood thyroid carcinoma valid. J Nucl Med,1999,40(12):2125.

[69] Park S, Jeong JS, Ryu HR, et al. Differentiated thyroid carcinoma of children and adolescents: 27-year experience in the yonsei university health system. J Korean Med Sci,2013,28(5):693–699.

[70] Pazaitou-Panayiotou K, Iliadou PK, Mandanas S, et al. Papillary thyroid carcinomas in patients under 21 years of age: clinical and histologic characteristics of tumors ≤ 10mm. J Pediatr,2015,166(2):451–456.e2.

[71] Francis GL, Waguespack SG, Bauer AJ, et al. Management guidelines for children with thyroid nodules and differentiated thyroid cancer. Thyroid, 2015,25(7):716–759.

[72] Lyshchik A, Drozd V, Demidchik Y, et al. Diagnosis of thyroid cancer in children: value of gray-scale and power doppler US. Radiology,2005,235(2):604–613.

[73] Leboulleux S, Girard E, Rose M, et al. Ultrasound criteria of malignancy for cervical lymph nodes in patients followed up for differentiated thyroid cancer. J Clin Endocrinol Metab, 2007,92(9):3590–3594.

[74] Al Nofal A, Gionfriddo MR, Javed A, et al. Accuracy of thyroid nodule sonography for the detection of thyroid cancer in children: systematic review and meta-analysis. Clin Endocrinol, 2016,84(3):423–430.

[75] Soelberg KK, Bonnema SJ, Brix TH, et al. Risk of malignancy in thyroid inciden-talomas detected by 18F-luorodeoxyglucose positron emission tomography: a systematic review. Thyroid, 2012,22(9):918–925.

[76] Repplinger D, Bargren A, Zhang YW, et al. Is Hashimoto's thyroiditis a risk factor for papillary thyroid cancer. J Surg Res,2008,150(1):49–52.

[77] Suh I, Vriens MR, Guerrero MA, et al. Serum thyroglobulin is a poor diagnostic biomarker of malignancy in follicular and Hürthle-cell neoplasms of the thyroid. Am J Surg, 2010,200(1):41–46.

[78] Lee EK, Chung KW, Min HS, et al. Preoperative serum thyroglobulin as a useful predictive marker to differentiate follicular thyroid cancer from benign nodules in indeterminate nodules. J Korean Med Sci,2012,27(9):1014–1018.

[79] Niedziela M, Breborowicz D, Trejster E, et al. Hot nodules in children and adolescents in western Poland from 1996 to 2000: clinical analysis of 31 patients. J Pediatr Endocrinol Metab, 2002,15(6):823–830.

[80] Schwab KO, Pfarr N, van der Werf-Grohmann N, et al. Autonomous thyroid adenoma: only an adulthood disease. J Pediatr,2009,154(6):931–933.e2.

[81] Hodax JK, Reinert SE, Quintos JB. Autonomously functioning thyroid nodules in patients < 21 years of age: the Rhode Island Hospital experience from 2003–2013. Endocr Pract, 2016, 22(3):328–337.

[82] Ly S, Frates MC, Benson CB, et al. Features and outcome of autonomous thyroid nodules in children: 31 consecutive patients seen at a single center. J Clin Endocrinol Metab, 2016, 101(10):3856–3862.

[83] Cibas ES, Ali SZ. The Bethesda system for reporting thyroid cytopathology. Thyroid, 2009, 19(11):1159–1165.

[84] Baloch ZW, LiVolsi VA, Asa SL, et al. Diagnostic terminology and morphologic criteria for cytologic diagnosis of thyroid lesions: a synopsis of the National Cancer Institute Thyroid Fine-Needle Aspiration State of the Science Conference. Diagn Cytopathol, 2008, 36(6):425–437.

[85] Stevens C, Lee JK, Sadatsafavi M, et al. Pediatric thyroid fine-needle aspiration cytology:

a meta-analysis. J Pediatr Surg,2009,44(11):2184–2191.

[86] Amrikachi M, Ponder TB, Wheeler TM, et al. Thyroid fine-needle aspiration biopsy in children and adolescents: experience with 218 aspirates. Diagn Cytopathol, 2005, 32(4):189–192.

[87] Liel Y, Ariad S, Barchana M. Long-term follow-up of patients with initially benign thyroid fine-needle aspirations. Thyroid,2001,11(8):775–778.

[88] Yokozawa T, Fukata S, Kuma K, et al. Thyroid cancer detected by ultrasound-guided fine-needle aspiration biopsy. World J Surg,1996,20(7):848–853; discussion 53

[89] Izquierdo R, Shankar R, Kort K, et al. Ultrasound-guided fine-needle aspiration in the management of thyroid nodules in children and adolescents. Thyroid, 2009,19(7):703–705.

[90] Corrias A, Einaudi S, Chiorboli E, et al. Accuracy of ine needle aspiration biopsy of thyroid nodules in detecting malignancy in childhood: comparison with conventional clinical, laboratory, and imaging approaches. J Clin Endocrinol Metab, 2001, 86(10):4644–4648.

[91] Sohn YM, Kim EK, Moon HJ, et al. Suspiciously malignant findings on ultra-sound after ine needle aspiration biopsy in a thyroid nodule with initially benign ultrasound and cytologic result: to repeat or to follow-up. Clin Imaging, 2011,35(6):470–475.

[92] Baloch ZW, LiVolsi VA. Post fine-needle aspiration histologic alterations of thyroid revisited. Am J Clin Pathol,1999,112(3):311–316.

[93] Nikiforov YE, Ohori NP, Hodak SP, et al. Impact of mutational testing on the diagnosis and management of patients with cytologically indeterminate thyroid nodules: a prospective analysis of 1056 FNA samples. J Clin Endocrinol Metab, 2011,96(11):3390–3397.

[94] Alexander EK, Kennedy GC, Baloch ZW, et al. Preoperative diagnosis of benign thyroid nodules with indeterminate cytology. N Engl J Med, 2012,367(8):705–715.

[95] Cerutti JM. Employing genetic markers to improve diagnosis of thyroid tumor ine needle biopsy. Curr Genomics,2011,12(8):589–596.

[96] Duick DS. Overview of molecular biomarkers for enhancing the management of cytologically indeterminate thyroid nodules and thyroid cancer. Endocr Pract, 2012,18(4):611–615.

[97] Ferraz C, Eszlinger M, Paschke R. Current state and future perspective of molecular diagnosis of fine-needle aspiration biopsy of thyroid nodules. J Clin Endocrinol Metab,2011,96(7):2016–2026.

[98] Nikiforov YE, Nikiforova MN. Molecular genetics and diagnosis of thyroid cancer. Nat Rev Endocrinol,2011,7(10):569–580.

[99] Cordioli MI, Moraes L, Cury AN, et al. Are we really at the dawn of understanding sporadic pediatric thyroid carcinoma. Endocr Relat Cancer, 2015,22(6):R311–324.

[100] Ricarte-Filho JC, Li S, Garcia-Rendueles ME, et al. Identiication of kinase fusion oncogenes in post-Chernobyl radiation-induced thyroid cancers. J Clin Invest, 2013, 123(11):4935–4944.

[101] Nikiforov YE, Rowland JM, Bove KE, et al. Distinct pattern of ret oncogene rearrangements in morphological variants of radiation-induced and sporadic thyroid papillary carcinomas in children. Cancer Res,1997,57(9):1690–1694.

[102] Klugbauer S, Lengfelder E, Demidchik EP, et al. High prevalence of RET rear-rangement in thyroid tumors of children from Belarus after the Chernobyl reactor accident. Oncogene,1995,11(12):2459–2467.

[103] Pisarchik AV, Ermak G, Demidchik EP, et al. Low prevalence of the ret/PTC3r1 rearrangement in a series of papillary thyroid carcinomas presenting in Belarus ten years post-Chernobyl. Thyroid,1998,8(11):1003–1008.

[104] Suchy B, Waldmann V, Klugbauer S, et al. Absence of RAS and p53 mutations in thyroid carcinomas of children after Chernobyl in contrast to adult thyroid tumours. Br J Cancer, 1998,77(6):952–955.

[105] Thomas GA, Bunnell H, Cook HA, et al. High prevalence of RET/PTC rearrangements in Ukrainian and Belarussian post-Chernobyl thyroid papillary carcinomas: a strong correlation between RET/PTC3 and the solid-follicular variant. J Clin Endocrinol Metab, 1999,84(11):4232–4238.

[106] Rabes HM, Demidchik EP, Sidorow JD, et al. Pattern of radiation-induced RET and NTRK1 rearrangements in 191 post-chernobyl papillary thyroid carcinomas: biological, phenotypic, and clinical implications. Clin Cancer Res,2000,6(3):1093–1103.

[107] Elisei R, Romei C, Vorontsova T, et al. RET/PTC rearrangements in thyroid nodules: studies in irradiated and not irradiated, malignant and benign thyroid lesions in children and adults. J Clin Endocrinol Metab,2001,86(7):3211–3216.

[108] Kumagai A, Namba H, Saenko VA, et al. Low frequency of BRAFT1796A mutations in childhood thyroid carcinomas. J Clin Endocrinol Metab, 2004,89(9):4280–4284.

[109] Nikiforova MN, Ciampi R, Salvatore G, et al. Low prevalence of BRAF mutations in radiation-induced thyroid tumors in contrast to sporadic papillary carcinomas. Cancer Lett, 2004,209(1):1–6.

[110] Lima J, Trovisco V, Soares P, et al. BRAF mutations are not a major event in post-Chernobyl childhood thyroid carcinomas. J Clin Endocrinol Metab, 2004,89(9):4267–4271.

[111] Williams GH, Rooney S, Thomas GA, et al. RET activation in adult and childhood papillary thyroid carcinoma using a reverse transcriptase-n-polymerase chain reaction approach on archival-nested material. Br J Cancer,1996,74(4):585–589.

[112] Givens DJ, Buchmann LO, Agarwal AM, et al. BRAF V600E does not predict aggressive features of pediatric papillary thyroid carcinoma. Laryngoscope,2014,124(9): E389–393.

[113] Penko K, Livezey J, Fenton C, et al. *BRAF* mutations are uncommon in papillary thyroid cancer of young patients. Thyroid,2005,15(4):320–325.

[114] Rosenbaum E, Hosler G, Zahurak M, et al. Mutational activation of BRAF is not a major event in sporadic childhood papillary thyroid carcinoma. Mod Pathol, 2005,18(7):898–902.

[115] Fenton CL, Lukes Y, Nicholson D, et al. The ret/PTC muta-tions are common in sporadic papillary thyroid carcinoma of children and young adults. J Clin Endocrinol Metab, 2000,85(3):1170–1175.

[116] Espadinha C, Santos JR, Sobrinho LG, et al. Expression of iodine metabolism genes in human thyroid tissues: evidence for age and *BRAFV600E* mutation dependency. Clin Endocrinol, 2009,70(4):629–635.

[117] Motomura T, Nikiforov YE, Namba H, et al. RET rearrangements in Japanese pediatric and adult papillary thyroid cancers. Thyroid, 1998,8(6):485–489.

[118] Sassolas G, Hafdi-Nejjari Z, Ferraro A, et al. Oncogenic alterations in papillary thyroid cancers of young patients. Thyroid, 2012,22(1):17–26.

[119] Prasad ML, Vyas M, Horne MJ, et al. NTRK fusion oncogenes in pediatric papillary thyroid carcinoma in northeast United States. Cancer, 2016, 122(7):1097–1107.

[120] Henke LE, Perkins SM, Pfeifer JD, et al. BRAF V600E mutational status in pediatric thyroid cancer. Pediatr Blood Cancer,2014,61(7):1168–1172.

[121] Gertz RJ, Nikiforov Y, Rehrauer W, et al. Mutation in BRAF and other members of the MAPK pathway in papillary thyroid carcinoma in the pediatric population. Arch Pathol Lab Med,2016,140(2):134–139.

[122] Nikita ME, Jiang W, Cheng SM, et al. Mutational analysis in pediatric thyroid cancer and correlations with age, ethnicity, and clinical presentation. Thyroid,2016,26(2):227–234.

[123] Nikiforov YE. RET/PTC rearrangement in thyroid tumors. Endocr Pathol, 2002,13(1):3–16.

[124] Nikiforov YE. Molecular diagnostics of thyroid tumors. Arch Pathol Lab Med, 2011, 135(5):569–577.

[125] Romei C, Elisei R. RET/PTC translocations and clinico-pathological features in human papillary thyroid carcinoma. Front Endocrinol,2012,3:54.

[126] Cancer Genome Atlas Research Network. Integrated genomic characterization of papillary thyroid carcinoma. Cell,2014,159(3):676–690.

[127] Elisei R, Ugolini C, Viola D, et al. *BRAF(V600E)* mutation and outcome of patients with papillary thyroid carcinoma: a 15-year median follow-up study. J Clin Endocrinol Metab, 2008,93(10):3943–3949.

[128] Fagin JA, Mitsiades N. Molecular pathology of thyroid cancer: diagnostic and clinical implications. Best Pract Res Clin Endocrinol Metab, 2008,22(6):955–969.

[129] Xing M. *BRAF* mutation in thyroid cancer. Endocr Relat Cancer, 2005,12(2):245–262.

[130] Buryk MA, Monaco SE, Witchel SF, et al. Preoperative cytology with molecular analysis to help guide surgery for pediatric thyroid nodules. Int J Pediatr Otorhinolaryn gol,2013,77(10):1697–1700.

[131] Sosa JA, Tuggle CT, Wang TS, et al. Clinical and economic outcomes of thyroid and parathyroid surgery in children. J Clin Endocrinol Metab, 2008,93(8):3058–3065.

[132] Tuggle CT, Roman SA, Wang TS, et al. Pediatric endocrine surgery: who is operating on our children? Surgery,2008,144(6):869–877; discussion 77.

[133] Kundel A, Thompson GB, Richards ML, et al. Pediatric endocrine surgery: a 20-year experience at the Mayo Clinic. J Clin Endocrinol Metab, 2014,99(2):399–406.

[134] Welch Dinauer CA, Tuttle RM, Robie DK, et al. Clinical features associated with metastasis and recurrence of differentiated thyroid cancer in chil-dren, adolescents and young adults. Clin Endocrinol,1998,49(5):619–628.

[135] Handkiewicz-Junak D, Wloch J, Roskosz J, et al. Total thyroidectomy and adjuvant radioiodine treatment independently decrease locoregional recurrence risk in childhood and adolescent differentiated thyroid cancer. J Nucl Med, 2007,48(6):879–888.

[136] Jarzab B, Handkiewicz Junak D, Wloch J, et al. Multivariate analysis of prognostic factors for differentiated thyroid carcinoma in children. Eur J Nucl Med, 2000, 27(7):833–841.

[137] Hay ID, Gonzalez-Losada T, Reinalda MS, et al. Long-term outcome in 215 children and adolescents with papillary thyroid cancer treated during 1940 through 2008. World J Surg, 2010,34(6):1192–1202.

[138] Antic T, Taxy JB. Thyroid frozen section: supplementary or unnecessary. Am J Surg Pathol, 2013,37(2):282–286.

[139] Kesmodel SB, Terhune KP, Canter RJ, et al. The diagnostic dilemma of follicular variant of papillary thyroid carcinoma. Surgery,2003,134(6):1005–1012; discussion 12.

[140] Lin HS, Komisar A, Opher E, et al. Follicular variant of papillary carcinoma: the

diagnostic limitations of preoperative fine-needle aspiration and intraoperative frozen section evaluation. Laryngoscope,2000,110(9):1431–1436.

[141] Kwak JY, Koo H, Youk JH, et al. Value of US correlation of a thyroid nodule with initially benign cytologic results. Radiology,2010,254(1):292–300.

[142] Rosario PW, Purisch S. Ultrasonographic characteristics as a criterion for repeat cytology in benign thyroid nodules. Arq Bras Endocrinol Metabol, 2010,54(1):52–55.

[143] Pinchot SN, Al-Wagih H, Schaefer S, et al. Accuracy of fine-needle aspiration biopsy for predicting neoplasm or carcinoma in thyroid nodules 4cm or larger. Arch Surg, 2009,144(7):649–655.

[144] McCoy KL, Jabbour N, Ogilvie JB, et al. The incidence of cancer and rate of false-negative cytology in thyroid nodules greater than or equal to 4 cm in size. Surgery, 2007, 142(6):837–844; discussion 44.e1-3

[145] Wharry LI, McCoy KL, Stang MT, et al. Thyroid nodules (≥4 cm): can ultrasound and cytology reliably exclude cancer. World J Surg, 2014,38(3):614–621.

[146] Burch HB. Evaluation and management of the solid thyroid nodule. Endocrinol Metab Clin N Am, 1995,24(4):663–710.

[147] Lawrence W Jr, Kaplan BJ. Diagnosis and management of patients with thyroid nodules. J Surg Oncol, 2002,80(3):157–170.

[148] Corrias A, Mussa A, Wasniewska M, et al. Levothyroxine treatment in pediatric benign thyroid nodules. Horm Res Paediatr,2011,75(4):246–251.

[149] Fogelfeld L, Wiviott MB, Shore-Freedman E, et al. Recurrence of thyroid nodules after surgical removal in patients irradiated in childhood for benign conditions. N Engl J Med,1989,320(13):835–840.

[150] Subbiah S, Collins BJ, Schneider AB. Factors related to the recurrence of thyroid nodules after surgery for benign radiation-related nodules. Thyroid, 2007,17(1):41–47.

[151] Wells SA Jr, Pacini F, Robinson BG, et al. Multiple endocrine neoplasia type 2 and familial medullary thyroid carcinoma: an update. J Clin Endocrinol Metab, 2013, 98(8): 3149–3164.

[152] Navas-Carrillo D, Rios A, Rodriguez JM, et al. Familial nonmedullary thyroid cancer: screening, clinical, molecular and genetic findings. Biochim Biophys Acta,2014,1846(2):468–476.

[153] de Kock L, Sabbaghian N, Soglio DB, et al. Exploring the association between DICER1 mutations and differentiated thyroid carcinoma. J Clin Endocrinol Metab, 2014, 99(6):E1072–1077.

[154] Richards ML. Familial syndromes associated with thyroid cancer in the era of personalized medicine. Thyroid,2010,20(7):707–713.

[155] Stratakis CA, Kirschner L, Carney JA. Clinical and molecular features of the carney complex: diagnostic criteria and recommendations for patient evaluation. J Clin Endocrinol Metab,2001,86(9):4041–4046.

[156] Lauper JM, Krause A, Vaughan TL, et al. Spectrum and risk of neoplasia in Werner syndrome: a systematic review. PLoS One,2013,8(4):e59709.

[157] Septer S, Slowik V, Morgan R, et al. Thyroid cancer complicating familial adenomatous polyposis: mutation spectrum of at-risk individuals. Hereditary Cancer Clin Pract, 2013, 11(1):13.

[158] Triggiani V, Guastamacchia E, Renzulli G, et al. Papillary thyroid carcinoma in Peutz-Jeghers syndrome. Thyroid,2011,21(11):1273–1277.

[159] Pilarski R, Burt R, Kohlman W, et al. Cowden syndrome and the PTEN hamartoma

tumor syndrome: systematic review and revised diagnostic criteria. J Natl Cancer Inst, 2013, 105(21):1607–1616.

[160] Cohen MM Jr. Bannayan-Riley-Ruvalcaba syndrome: renaming three formerly recognized syndromes as one etiologic entity. Am J Med Genet,1990,35(2):291–292.

[161] Zori RT, Marsh DJ, Graham GE, et al. Germline PTEN mutation in a family with Cowden syndrome and Bannayan-Riley-Ruvalcaba syndrome. Am J Med Genet, 1998, 80(4):399–402.

[162] Raab SS, Silverman JF, Elsheikh TM, et al. Pediatric thyroid nodules: disease demographics and clinical management as determined by ine needle aspiration biopsy. Pediatrics, 1995,95(1):46–49.

[163] Lugo-Vicente H, Ortiz VN, Irizarry H, et al. Pediatric thyroid nodules: man-agement in the era of ine needle aspiration. J Pediatr Surg,1998,33(8):1302–1305.

[164] Khurana KK, Labrador E, Izquierdo R, et al. The role of fine-needle aspiration biopsy in the management of thyroid nodules in children, adolescents, and young adults: a multi-institutional study. Thyroid,1999,9(4):383–386.

[165] Al-Shaikh A, Ngan B, Daneman A, et al. Fine-needle aspiration biopsy in the management of thyroid nodules in children and adolescents. J Pediatr, 2001,138(1):140–142.

[166] Arda IS, Yildirim S, Demirhan B, et al. Fine needle aspiration biopsy of thyroid nodules. Arch Dis Child, 2001,85(4):313–317.

[167] Hosler GA, Clark I, Zakowski MF, et al. Cytopathologic analysis of thyroid lesions in the pediatric population. Diagn Cytopathol,2006,34(2):101–105.

[168] Altincik A, Demir K, Abaci A, et al. Fine-needle aspiration biopsy in the diagnosis and follow-up of thyroid nodules in childhood. J Clin Res Pediatr Endocrinol, 2010,2(2):78–80.

[169] Corrias A, Mussa A, Baronio F, et al. Diagnostic features of thyroid nodules in pediatrics. Arch Pediatr Adolesc Med,2010,164(8):714–719.

[170] Norlen O, Charlton A, Sarkis LM, et al. Risk of malignancy for each Bethesda class in pediatric thyroid nodules. J Pediatr Surg,2015,50(7):1147–1149.

[171] Lale SA, Morgenstern NN, Chiara S, et al. Fine needle aspiration of thyroid nodules in the pediatric population: a 12-year cyto-histological correlation experience at North Shore-Long Island Jewish Health System. Diagn Cytopathol,2015,43(8):598–604.

[172] Amirazodi E, Propst EJ, Chung CT, et al. Pediatric thyroid FNA biopsy: outcomes and impact on management over 24 years at a tertiary care center. Cancer Cytopathol, 2016, 124(11): 801–810.